Melzer/Walter
Arzneimittellehre

Melzer / Walter

Arzneimittellehre

unter Mitarbeit von Arndt Köbler
9., vollständig überarbeitete und erweiterte Auflage

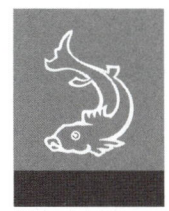

URBAN & FISCHER München • Jena

Zuschriften und Kritik an:
Urban & Fischer Lektorat Pflege, Karlstraße 45, 80333 München
Dr. med. Hans Melzer, Klugstraße 29, 80638 München
Fr. Monika Walter, Döbrastraße 6, 81549 München
Dr. med. Arndt Köbler, Sonnenstraße 4, 97299 Zell am Main

Wichtiger Hinweis für den Benutzer
Die Erkenntnisse in der Medizin unterliegen laufendem Wandel durch Forschung und klinische Erfahrungen. Herausgeber und Autoren dieses Werkes haben große Sorgfalt darauf verwendet, dass die in diesem Werk gemachten therapeutischen Angaben (insbesondere hinsichtlich Indikation, Dosierung und unerwünschten Wirkungen) dem derzeitigen Wissensstand entsprechen. Das entbindet den Nutzer dieses Werkes aber nicht von der Verpflichtung, anhand der Beipackzettel zu verschreibender Präparate zu überprüfen, ob die dort gemachten Angaben von denen in diesem Buch abweichen und seine Verordnung in eigener Verantwortung zu treffen.

Die Deutsche Bibliothek - CIP-Einheitsaufnahme
Ein Titeldatensatz dieser Publikation ist bei
Der Deutschen Bibliothek erhältlich

Lektorat: Hilke Nüssler
Herstellung: Wolfram Friedrich
Zeichnungen: Henriette Rintelen
Karikaturen: Karin Liedke-Kern
Satz: med4you, Saarbrücken
Druck und Bindung: Sellier, Freising
Umschlaggestaltung: prepress l ulm GmbH, Ulm

Aktuelle Informationen finden Sie im Internet unter der Adresse:
http://www.urbanfischer.de

Vorwort zur 9. Auflage

Auch in dieser Auflage wurden neue therapeutische Entwicklungen und die Veränderung der medizinischen Lehrmeinung berücksichtigt. Auf fast allen Gebieten ist es mittlerweile wieder zu Neuerungen und zu einem besseren Verständnis dafür gekommen, wie Arzneimittel wirken. Diese Erkenntnisse erfordern ein vertieftes Wissen über zellbiologische Abläufe, das nicht selbstverständlich vorausgesetzt werden kann. Die Autoren haben sich deshalb bemüht, komplizierte Sachverhalte möglichst anschaulich und verständlich darzustellen.

Das Kapitel „Virustatika" musste völlig neu geschrieben werden. Auf diesem Gebiet hat sich im Gefolge der weltweiten HIV-Infektion mit beispielloser Schnelligkeit eine neue Therapierichtung entwickelt. Besonders hier wurde Wert darauf gelegt, Substanzen nicht nur aufzulisten und zu klassifizieren, sondern Verständnis für die Logik ihrer Wirkungsweise zu wecken.

Weil sich durch Neuentwicklungen die Schwerpunkte und Möglichkeiten der Behandlung verändert oder verbessert haben, wurden bisher versprengt besprochene Substanzen in den neuen Kapiteln „Hirnstoffwechsel" und „Osteoporose" zusammengefasst. Auch bei zahlreichen anderen Indikationen und pharmakologischen Klassen wurde der aktuelle Stand berücksichtigt (Ulkustherapie, orale Antidiabetika, Tumorbehandlung, Hepatitis, monoklonale Antikörper).

Dem Trend folgend, Arzneimittel nach Wunsch des Verbrauchers und nicht aus medizinischer Notwendigkeit zu verordnen, wurden Substanzen wie Sildenafil oder Orlistat aufgenommen und besprochen. In diesem Sinn gibt es jetzt auch eine ausführliche Erläuterung der Wirkungen und Gefahren von Designerdrogen wie Ecstasy.

Allen Unterrichtenden im Fach Arzneimittellehre ist die Schwierigkeit der systemischen Einteilung einerseits nach Anwendungsgebieten, andererseits nach Stoffklassen bekannt, da sich die beiden überschneiden. Unter Berücksichtigung der auch nicht immer präzisen Lernzielkataloge wurde die bisherige Systematik beibehalten. Es wurde jetzt aber nach dem Prinzip verfahren, Substanzklassen wie z.B. Beta-Blocker, Steroide oder SRI Inhibitoren an einer Stelle des Buches so zu besprechen, dass die Anwendung auch an anderer Stelle verständlich wird. Dies wurde insbesondere durch die Verwendung von Querverweisen erreicht.

Insgesamt gesehen haben sich nicht nur die Arzneimittel verändert, sondern fast das ganze Buch, mit der Gewinnung von Herrn Dr. Köbler auch die Autorenriege und schließlich auch der Verlag und die Farbe des Einbandes. Außerdem danken wir dem homöopathisch und anthroposophisch tätigen Arzt Dr. med. Heinrich Roßmann für die kritische Durchsicht des Kapitels „Homöopathika". Wir alle geben diesem kleinen Werk die besten Wünsche mit auf den Weg.

München, im Sommer 2001 Die Herausgeber

Vorwort zur ersten Auflage

Auf dem Arzneimittelmarkt der Bundesrepublik Deutschland gibt es zur Zeit etwa 23 000 verschiedene Handelspräparate. Niemand wird im Ernst annehmen, dass jeder Arzt alle diese Medikamente kennt. Er hat, wie Umfragen ergeben haben, einen Stamm von einigen hundert Arzneimittelspezialitäten, aus denen er seinen therapeutischen Bedarf deckt. Unser Nachbarland Dänemark kommt überhaupt mit nur 1 600 Präparaten aus, und es werden in diesem Land die Patienten sicher nicht schlechter behandelt als bei uns. In der Klinik erhöht sich die Zahl der verschiedenen Medikamente durch spezielle Behandlungsmethoden, die größere Anzahl von Ärzten mit wechselndem individuellem Verordnungsspektrum und die intensivere Konfrontation mit neuen und noch wenig verbreiteten Mitteln.

Im Brennpunkt der Verbindung Arzt – Patient steht in der Klinik, was das Austeilen und Anwenden von Medikamenten betrifft, die Krankenschwester. Sie ist durch die Flut von Medikamenten häufig einfach überfordert. Es werden zwar während der Ausbildung pharmakologische Kenntnisse vermittelt, die der Schwester in der Regel aber nicht erlauben, die komplizierten chemischen Bezeichnungen auf den Medikamentenpackungen zu entschlüsseln. Viele Präparate werden zudem in Klinikpackungen oder den üblichen Vorratsbehältern nur mit ihrem Handelsnamen bezeichnet. Gerade diese, auch noch häufig wechselnden Namen vermitteln aber auch erfahrenen Schwestern oft nichts über die Wirkungsweise des Medikamentes. Es erschien deshalb dringend erforderlich, dem Pflegepersonal oder der Sprechstundenhilfe eine kurze Orientierungsmöglichkeit in die Hand zu geben, welche in groben Umrissen ohne viel Einzelheiten aufklärt. Alle Angaben sind bewusst kurz gehalten. Dies gilt auch für die Dosisangaben, die ja keinesfalls eine Verordnungsrichtlinie, sondern nur eine Kontrollmöglichkeit bei Unklarheiten sein sollen.

Eine Auswahl von Präparaten, wie sie hier vorliegt, wird immer in einem gewissen Grad subjektiv sein. Die vom Bundesverband der pharmazeutischen Industrie herausgegebene Liste mit Angaben über Marktanteile lag mir nicht vor. Sinn des Buches ist auch nicht, eine Aufzählung der am meisten verordneten Spezialitäten in alphabetischer Reihenfolge zu bringen. Erwähnt werden vielmehr Präparate, die nach folgenden Gesichtspunkten ausgewählt wurden: Zugehörigkeit zu einer wichtigen pharmakologischen Gruppe, wichtiges Spezialtherapeutikum mit seltener Anwendung, Medikament mit Besonderheiten in der Anwendung oder nach der Applikation und schließlich auch Häufigkeit der Verordnung.

Die pharmazeutische Industrie bitte ich um Verständnis dafür, dass es sich hier um ein Buch für Schwestern und nicht für Ärzte handelt, dass demnach oft eine recht kursorische Erklärung ausreichen musste und vieles wegblieb, was für Ärzte sehr wesentlich ist. Durch Warenzeichen geschützte Handelsnamen sind mittels einer besonderen Schrifttype gekennzeichnet; irgendwelche warenzeichenrechtlichen Folgerungen können daraus aber nicht abgeleitet werden. Auf chemische Bezeichnungen konnte nicht verzichtet werden. Sie erlauben eine systematische Einordnung in pharmakologische Gruppen und lassen erkennen, daß dieselbe Substanz oft unter verschiedenen Handelsnamen erscheint. Auch ist es beispielsweise bei Arzneimittelallergien wichtig, die Teilkomponenten von Kombinationspräparaten zu kennen, um etwaige Allergene auszuschalten.

Eine Trennung in einen mehr pharmakologischen und einen Register-Teil wurde notwendig, um im alphabetischen Teil Wiederholungen zu vermeiden und übersichtliche Darstellungen zu schaffen. Das Buch ist zwar in erster Linie als Nachschlagewerk gedacht, soll aber auch im Pharmakologieunterricht Verwendung finden können.

Den Kollegen anderer Fachrichtungen, die mich als Internisten beraten haben, sei an dieser Stelle herzlicher Dank gesagt. Besonders erwähne ich Herrn Direktor Dr. F. Köchel von der Würzburger Universitätsapotheke und Herrn Dr. Manz von der Anästhesieabteilung der Chirurgischen Universitätsklinik München.

München, im Sommer 1970   Hans Melzer

Inhaltsverzeichnis

Hormone 171

Allgemeiner Teil

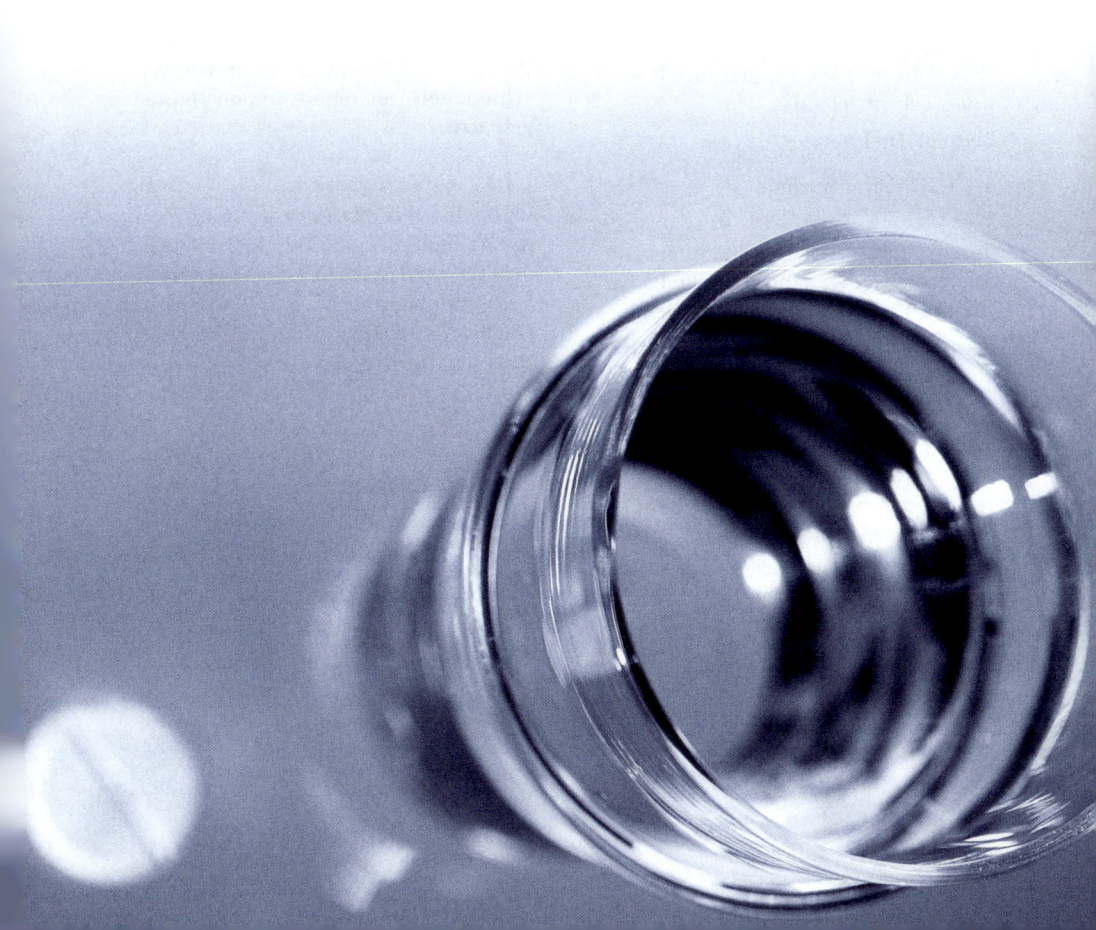

1 Grundlagen

1.1 Begriffe

1.1.1 Arzneimittelbezeichnungen

1.1.1.1 Chemische Bezeichnung

Beispiel (für Diclofenac):

(2-(2,6-Dichloranilino) phenyl)essigsäure Natrium-Salz

1.1.1.2 Internationaler Freiname (INN, Generic name)

Der INN ist eine einheitliche Bezeichnung, die nicht dem Warenzeichenrecht unterliegt und einfacher zu handhaben ist als die chemische Bezeichnung.

INN sind in diesem Buch durch Fettdruck gekennzeichnet.

Beispiel: **Diclofenac**

1.1.1.3 Warenzeichen

Warenzeichen sind in diesem Buch durch ® gekennzeichnet; nicht gekennzeichnete Namen sind nicht selbstverständlich ungeschützte Warenzeichen.

Beispiel (alle diese Präparate enthalten dieselbe Substanz **Diclofenac**):

ALLVORAN®, DICLOFENAC AL®, DICLOFENAC ATID®, DICLOFENAC BASICS®, DICLOFENAC HEUMANN®, DICLOFENAC PB®, DICLOFENAC-RATIOPHARM®, DICLOFENAC STADA®, DICLOFEN BETA®, DICLO-DIVIDO®, DICLO-KD®, DICLO-PHLOGONT®, DICLO-PUREN®, DICLO SAAR®, DICLO V.CT®, DICLO WOLFF®, BENFOFEN®, DELPHINAC®, DICLAC®, DICLO-1A-PHARMA®, DICLO DISPERS®, DICLO DOC®, DICLO EU RHO®, DOLGIT-DICLO®, DURAVOLTEN®,

EFFEKTON®, JENAFENAC®, LEXOBENE®, MONOFLAM®, MYOGIT®, REWODINA®, SIGAFENAC®, VOLTAREN®.

1.1.2 Generika

Als Generika bzw. Nachfolgepräparate bezeichnet man Arzneimittel, die nach Ablauf des Patentschutzes des Innovationspräparates meist unter der INN-Bezeichnung auf den Markt kommen.

Beispiel: Innovationspräparat: VALIUM®; Generikum z. B.:

DIAZEPAM RATIOPHARM®.

Generika sind meist erheblich billiger als das Originalpräparat, weisen aber nicht immer die gleiche Bioverfügbarkeit (☞ unten) auf.

©: Das Arzneimittel wird unter dem INN (☞ 1.1.1.2) als Generikum von verschiedenen Herstellern in den Handel gebracht.

1.1.3 Bioverfügbarkeit

Unter Bioverfügbarkeit versteht man das Ausmaß und die Geschwindigkeit, mit der ein Arzneistoff am Wirkort zur Verfügung steht.

Die Bioverfügbarkeit ist von der Freisetzung des Arzneistoffes aus seiner Arzneiform und von der Resorption im Körper abhängig.

Verschiedene Handelspräparate, die alle die gleiche Menge eines bestimmten Arzneistoffes enthalten, können aufgrund unterschiedlicher Freisetzung des Arzneistoffes eine unterschiedliche Bioverfügbarkeit aufweisen. Bei einigen Arzneistoffen kann deshalb die Umstellung von einem Handelspräparat zu einem anderen für den Patienten mit Risiken belastet sein, z. B. bei Arzneistoffen mit geringer therapeutischer Breite (☞ 1.7.4) wie den Herzglykosiden. Deshalb vergewissert man sich vor solchen Umstellungen, dass die betreffenden Präparate die gleiche Bioverfügbarkeit aufweisen.

1.1.4 Plazebo

Plazebos sind Scheinmedikamente, die äußerlich echten Arzneimitteln entsprechen, aber keine pharmakologisch wirksamen Bestandteile enthalten. Reine Plazebos enthalten keinerlei wirksame Bestandteile, sie bestehen z. B. aus Milchzucker.

Plazebos werden in der Grundlagenforschung, um z. B. den Einfluss von Form und Farbe verschiedener Tabletten bestimmen zu können, und in der klinischen Forschung verwendet. Sie werden aber auch gezielt in der Therapie eingesetzt. Hier stellen sich allerdings rechtliche und ethische Probleme.

1.1.5 Kausale, symptomatische und Substitutionstherapie

Bei der **kausalen Therapie** wird die Ursache einer Krankheit behandelt, z. B. Gabe von Antibiotika bei einer bakteriellen Infektion.

Bei der **symptomatischen Therapie** werden nur die Symptome einer Krankheit, nicht aber ihre Ursachen behandelt, z. B. die Verabreichung von Antipyretika zum Fiebersenken bei einem grippalen Infekt.

Bei der **Substitutionstherapie** werden im Körper normalerweise vorhandene Stoffe von außen ersetzt, z. B. die Verabreichung von Insulin bei Diabetes mellitus.

1.1.6 Dosierung

Bei den im Rahmen dieses Buches angegebenen Dosierungen handelt es sich jeweils nur um Richtlinien, die genauen Dosierungen sind vom behandelnden Arzt festzulegen. Die Dosierungsangaben beziehen sich auf einen durchschnittlichen Erwachsenen, Ausnahmen sind angemerkt. Alle Dosierungen sind in Gramm angegeben unter Weglassung dieser Bezeichnung.

Beispiel:

10,0	=	10 Gramm
1,0	=	1 Gramm
0,1	=	$^1/_{10}$ Gramm
0,01	=	$^1/_{100}$ Gramm
0,001	=	$^1/_{1000}$ Gramm oder 1 Milligramm
0,0001	=	$^1/_{10}$ Milligramm

Bei sehr niedrigen Mengenangaben sind diese meist noch in Milligramm erläutert, also 0,000125 (= $^1/_8$ mg). Angaben über Rauminhalte erfolgen in Millilitern (ml).

Beispiel: Amp. zu 0,01 in 5 ml bedeutet: Ampullen mit 5 ml Inhalt und einem Arzneimittelgehalt von $^1/_{100}$ Gramm.

Die angegebenen Dosierungen gelten immer für die an **einem Tag** zu verabreichende Menge, wenn nicht ausdrücklich etwas anderes vermerkt ist.

Dosierung mit Löffeln:

1 Esslöffel entspricht ca. 15 ml

1 Kinder- oder Dessertlöffel entspricht ca. 10 ml

1 Tee- oder Kaffeelöffel entspricht ca. 5 ml

Dosierung mit Tropfen:

Nach dem Europäischen Arzneibuch entsprechen 20 Tropfen 1,0 g = 1 ml Wasser, gemessen mit einem sog. Normaltropfenzähler. Dieser Wert kann nur grobe Anhaltspunkte geben, da die Tropfenzahl je nach verwendeter Pipette und je nach Flüssigkeit schwankt.

Konzentrationsangaben:

% (M/M) = Anzahl in Gramm einer Substanz in 100 g Endprodukt

% (V/V) = Menge der Milliliter einer Substanz in 100 ml Endprodukt

Beispiel:

Ethanolverdünnungen werden normalerweise in % (V/V) angegeben. Im Homöopathischen Arzneibuch (HAB) dagegen sind die Ethanolverdünnungen in % (M/M) angegeben. Dabei entspricht ein 43%iger Ethanol nach HAB einer 50%igen (V/V) Verdünnung.

1.1.7 Lagerung

Arzneimittel müssen **übersichtlich** gelagert werden. Dazu ordnet man sie am besten in alphabetischer Reihenfolge im Schrank an. Dies ermöglicht schnell den Überblick, in welchen Applikationsformen und Dosierungen das jeweilige Arzneimittel zur Verfügung steht. Je nach Anordnung des Schrankes kann es auch sinnvoll sein, einzelne Applikationsformen, z. B. Augentropfen oder Salben, in gesonderten Alphabeten aufzubewahren. Zu viele verschiedene Alphabete mindern aber die Übersichtlichkeit. Neu gelieferte Arzneimittel werden selbstverständlich hinter noch vorhandenen

Beständen in den Schrank eingeräumt. Niemals werden z. B. Tabletten lose in große, womöglich unvollständig beschriftete Behälter umgefüllt.

Betäubungsmittel werden getrennt von anderen Arzneimitteln verschlossen aufbewahrt.

Brennbare Flüssigkeiten, z. B. Wundbenzin oder Isopropylalkohol (gekennzeichnet durch Flammensymbole auf den Flaschen), müssen an einem kühlen und dunklen Ort gelagert werden. Als Richtwerte für die Lagerung von Arzneimitteln gelten folgende Temperaturangaben (genaue Lagerungsvorschriften sind auf den einzelnen Arzneimittelpackungen aufgedruckt):

tiefgekühlt = unter –15 °C

Kühlschrank = 2 – 8 °C

kühl = unter 20 °C

1.2 Gesetz zur Neuordnung des Arzneimittelrechts

Artikel 1

Gesetz über den Verkehr mit Arzneimitteln (Arzneimittelgesetz)

Das derzeitig gültige Arzneimittelgesetz stammt von 1976 und wird durch Änderungen immer wieder auf den neuesten Stand gebracht.

Das Arzneimittelgesetz soll garantieren, dass alle im Handel befindlichen Arzneimittel die erforderliche Qualität, Wirksamkeit und Unbedenklichkeit (nicht Unschädlichkeit) aufweisen. Man hat aus Erfahrungen wie beispielsweise dem Contergan-Unglück gelernt. So werden heute Arzneimittel erst nach umfangreichen Prüfungen durch das Bundesinstitut für Arzneimittel und Medizinprodukte (BfArM), bzw. das Paul-Ehrlich-Institut (PEI) zugelassen. Personen, die durch den bestimmungsgemäßen Gebrauch eines Arzneimittels geschädigt werden, sind heute auch in finanzieller Hinsicht besser abgesichert.

Im Folgenden werden die wichtigsten Paragraphen des Arzneimittelgesetzes dargestellt, wobei teilweise Erläuterungen eingefügt bzw. Kürzungen vorgenommen wurden.

§ 2 Arzneimittelbegriff

(1) Arzneimittel sind Stoffe und Zubereitungen aus Stoffen, die dazu bestimmt sind, durch Anwendung am oder im menschlichen oder tierischen Körper

1. Krankheiten, Leiden, Körperschäden oder krankhafte Beschwerden zu heilen, zu lindern, zu verhüten oder zu erkennen,

2. die Beschaffenheit, den Zustand oder die Funktionen des Körpers oder seelische Zustände erkennen zu lassen (innerliche Diagnostika),

3. vom menschlichen oder tierischen Körper erzeugte Wirkstoffe oder Körperflüssigkeiten zu ersetzen (z. B. Insulin),

4. Krankheitserreger, Parasiten oder körperfremde Stoffe abzuwehren, zu beseitigen oder unschädlich zu machen oder

5. die Beschaffenheit, den Zustand oder die Funktionen des Körpers oder seelische Zustände zu beeinflussen (z. B. Kontrazeptiva).

Die in (1) genannten Arzneimittel werden auch als Arzneimittel im engeren

Sinn bezeichnet. In (2) werden Arzneimittel im weiteren Sinn, sogenannte fiktive Arzneimittel, genannt.

(2) Als Arzneimittel gelten:

1. Gegenstände, die ein Arzneimittel nach (1) enthalten oder auf die ein Arzneimittel nach (1) aufgebracht ist und die dazu bestimmt sind, dauernd oder vorübergehend mit dem menschlichen oder tierischen Körper in Berührung gebracht zu werden (z. B. Implantate, blutstillende Watte),

1a. sterilisierte ärztliche, zahn- oder tierärztliche Instrumente zur einmaligen Anwendung,

2. andere Gegenstände, die kein Arzneimittel im engeren Sinn enthalten und die dazu bestimmt sind, dauernd oder vorübergehend in den menschlichen oder tierischen Körper eingebracht zu werden, ausgenommen ärztliche, zahn- oder tierärztliche Instrumente (z. B. Herzschrittmacher, Kontaktlinsen),

3. Verbandstoffe und chirurgisches Nahtmaterial,

4. a) klinische und chemische Diagnostika, die nicht innerlich angewandt werden (z. B. Teststreifen),

   b) Desinfektionsmittel zur Raum-, Geräte- und Wäschedesinfektion.

(3) Keine Arzneimittel sind: Lebensmittel, Tabakerzeugnisse, Kosmetika und Körperpflegemittel.

§ 3 Stoffbegriff

Stoffe im Sinne dieses Gesetzes sind

1. chemische Elemente und chemische Verbindungen,

2. Pflanzen, Pflanzenteile und Pflanzenbestandteile,

3. Tierkörper, auch lebender Tiere, sowie Körperteile, -bestandteile und Stoffwechselprodukte von Mensch oder Tier,

4. Mikroorganismen einschließlich Viren sowie deren Bestandteile oder Stoffwechselprodukte.

§ 4 Sonstige Begriffsbestimmungen

1. **Fertigarzneimittel** sind Arzneimittel, die im voraus hergestellt und in einer zur Abgabe an den Verbraucher bestimmten Packung in den Verkehr gebracht werden.

2. **Blutzubereitungen** sind Arzneimittel, die aus Blut und Blutbestandteilen bestehen oder solche enthalten.

3. **Sera** sind Arzneimittel, die aus Lebewesen gewonnen werden und die spezifische Antikörper enthalten.

4. **Impfstoffe** enthalten Antigene und werden bei Mensch und Tier zur Erzeugung spezifischer Abwehr- und Schutzstoffe verwendet.

5. **Testallergene** enthalten Antigene oder Halbantigene, die zur Erkennung von spezifischen Abwehr- oder Schutzstoffen angewendet werden.

6. **Testseren** sind Seren, die als äußerliche Diagnostika benutzt werden.

7. **Testantigene** enthalten Antigene oder Halbantigene und sind zur Verwendung als äußerliche Diagnostika bestimmt.

8. **Radioaktive Arzneimittel** sind radioaktive Stoffe oder senden spontan ionisierende Strahlen aus und werden deshalb angewendet.

9. **Verbandstoffe** sollen oberflächengeschädigte Körperteile abdecken oder deren Körperflüssigkeiten aufsaugen.

10. **Nebenwirkungen** sind die beim bestimmungsgemäßen Gebrauch eines Arzneimittels auftretenden unerwünschten Begleiterscheinungen.

11. Eine **Charge** ist die jeweils in einem einheitlichen Herstellungsgang erzeugte Menge eines Arzneimittels.

§ 10 Kennzeichnung der Arzneimittel

(1) Fertigarzneimittel müssen auf ihren Behältnissen und äußeren Umhüllungen folgende Angaben tragen:

1. den Hersteller,

2. die Bezeichnung des Arzneimittels,

3. die Zulassungsnummer (Zul.-Nr.),

4. die Chargenbezeichnung (Ch.-B.),

5. die Darreichungsform,

6. den Inhalt nach Gewicht, Rauminhalt oder Stückzahl,

7. die Art der Anwendung,

8. die wirksamen Bestandteile nach Art und Menge,

9. das Verfallsdatum mit dem Hinweis „verwendbar bis",

10. wenn nötig, die Hinweise „verschreibungspflichtig" oder „apothekenpflichtig",

11. bei Mustern den Hinweis „unverkäufliches Muster".

(2) Wenn es für das einzelne Arzneimittel vorgeschrieben ist, müssen besondere Warnhinweise (z. B. „enthält Metamizol") bzw. Lagerhinweise (z. B. „kühl lagern") auf der Packung angebracht sein.

(3) Homöopathische Arzneimittel müssen den Hinweis „Homöopathisches Arzneimittel" tragen. Sie müssen nicht zugelassen werden, dürfen aber auch keine Angaben über Anwendungsgebiete machen.

(4) Arzneimittel, die zur klinischen Prüfung bzw. zur Rückstandsprüfung bestimmt sind, müssen auf der Packung einen entsprechenden Hinweis tragen.

§ 11 Packungsbeilage / Gebrauchsinformation

(1) Fertigarzneimittel, die nicht zur klinischen Prüfung oder zur Rückstandsprüfung bestimmt sind, müssen eine Packungsbeilage mit der Überschrift „Gebrauchsinformation" enthalten. Sie muss allgemeinverständlich folgende Angaben enthalten:

1. den Hersteller,
2. die Bezeichnung des Arzneimittels,
3. die wirksamen Bestandteile nach Art und Menge,
4. die Anwendungsgebiete,
5. die Gegenanzeigen,
6. die Nebenwirkungen,
7. die Wechselwirkungen mit anderen Mitteln,
8. die Dosierungsanleitung mit Einzel- und Tagesgaben und den Hinweis „soweit nicht anders verordnet",
9. die Art der Anwendung und, bei Arzneimitteln, die nur begrenzte Zeit angewendet werden sollen, die Dauer der Anwendung,
10. den Hinweis, dass das Arzneimittel nach Ablauf des Verfallsdatums nicht mehr angewendet werden soll,
11. den Hinweis, dass Arzneimittel für Kinder unzugänglich aufbewahrt werden sollen.

(2) Weiterhin sind auf der Packungsbeilage vorgeschriebene Warnhinweise und für den Verbraucher bestimmte Aufbewahrungshinweise anzugeben.

§ 40 Schutz des Menschen bei der klinischen Prüfung

(1) Die klinische Prüfung eines Arzneimittels darf bei Menschen nur unter folgenden Voraussetzungen durchgeführt werden:

1. Die Risiken müssen für die Personen, bei der die Prüfung durchgeführt wird, vertretbar sein.

2. Die Person, bei der die Prüfung durchgeführt werden soll, muss ihre Einwilligung dazu erteilt haben. Sie muss zuvor von einem Arzt über Gefahren und Tragweite des Versuchs aufgeklärt worden sein. Sie kann die Einwilligung jederzeit widerrufen.

3. Eine pharmakologisch-toxikologische Prüfung muss durchgeführt worden sein, die Unterlagen dafür müssen beim BfArM hinterlegt sein.

4. Für den Fall, dass die Person bei der Prüfung getötet wird oder Schaden erleidet, muss eine Versicherung abgeschlossen sein.

5. Für Minderjährige, kranke Personen und für Personen, die nicht voll geschäftsfähig sind, gelten besondere Vorschriften.

Die Verschreibungspflicht dient der Risikominderung im Umgang mit Arzneimitteln.

Erstmals eingeführte Arzneimittel, die Stoffe enthalten, deren Wirkung in der medizinischen Wissenschaft nicht allgemein bekannt ist, werden der automatischen Verschreibungspflicht unterstellt. Sie gilt fünf Jahre, danach wird das Risiko des Arzneimittels erneut beurteilt und das Arzneimittel evtl. aus der Rezeptpflicht entlassen. Die Rezeptpflicht gilt außerdem für alle Arzneimittel, die auch bei bestimmungsgemäßem Gebrauch die Gesundheit des Patienten gefährden können, wenn sie ohne ärztliche Überwachung angewendet werden. Alle Arzneimittel, die häufig missbräuchlich verwendet werden, sind ebenfalls der Verschreibungspflicht unterstellt.

§ 63 Stufenplan

Hier legt das Gesetz den Grundstein zu einem Informationssystem, das Daten über besondere Arzneimittelrisiken, insbesondere Nebenwirkungen, Verwechslungen und Verfälschungen, sammelt und auswertet. Nach einem Alarmplan (Stufenplan) werden dann die erforderlichen Maßnahmen getroffen.

So hat z. B. im Rahmen des Stufenplans das Bundesinstitut für Arzneimittel und Medizinprodukte im Januar 2001 die Zulassung aller Arzneimittel widerrufen, die Bestandteile von Kopf oder Darm von Rindern enthalten, weil die Risiken durch BSE-infiziertes Material nicht ausgeschlossen werden konnten.

1.3 Betäubungsmittelgesetz, Betäubungsmittel-Verschreibungs-Verordnung, Drogenabhängigkeit

1.3.1 Gesetz über den Verkehr mit Betäubungsmitteln

(Betäubungsmittelgesetz – BtMG)

Betäubungsmittel sind besonders stark wirksame Arzneimittel, für die wegen ihrer Auswirkungen und der Gefahr der Abhängigkeit besondere Bedingungen erforderlich sind. Das Betäubungsmittelgesetz regelt die gesamte Rechtsmaterie. Auf eine umschreibende Definition des Begriffes Betäubungsmittel wurde im Gesetz verzichtet. Statt dessen werden in drei Anlagen alle Betäubungsmittel einzeln aufgeführt.

Die Anlage I enthält diejenigen Betäubungsmittel, die weder verkehrsfähig noch verschreibungsfähig sind. Es handelt sich um Stoffe ohne therapeutischen Nutzen und mit hohem Suchtpotential, z. B. LSD und Heroin.

Die Anlage II enthält verkehrsfähige, aber nicht verschreibungsfähige Betäubungsmittel. Zu ihnen gehören unter anderem auch **Codein, Dihydrocodein** und **Ethylmorphin**. Ausgenommen werden z. B. Zubereitungen dieser Stoffe, die keine weiteren Betäubungsmittel enthalten und unterhalb einer bestimmten Konzentration liegen. Deshalb sind z. B. codeinhaltige Schmerz- und Hustenmittel keine Betäubungsmittel.

Die Anlage III gliedert sich in drei Teile: Teil A enthält die klassischen Betäubungsmittel wie **Amphetamin, Cocain und Levomethadon.** Ihre Verschreibung wird durch die Betäubungsmittel-Verschreibungs-Verordnung geregelt. Die Teile B und C der Anlage III enthalten hauptsächlich Barbiturate, Benzodiazepine und andere Schlafmittel. Zubereitungen, die diese Stoffe unterhalb bestimmter angegebener Konzentrationen enthalten, sind keine Betäubungsmittel. Für sie gelten nur die Vorschriften über verschreibungspflichtige Arzneimittel.

Jeder, der mit Betäubungsmitteln umgeht, also Betäubungsmittel anbaut, sie verarbeitet, sie vertreibt usw., benötigt eine Erlaubnis des BfArM. Ausgenommen hiervon sind Ärzte, Zahn- und Tierärzte, Apotheker und Patienten.

Dem BfArM unterliegt die Überwachung des Verkehrs mit Betäubungsmitteln. Es gibt die in der Betäubungsmittel-Verschreibungs-Verordnung angegebenen Formulare heraus. Die Kontrolle von Ärzten, Zahnärzten, Tierärzten, Krankenhäusern und Apotheken übernehmen die jeweiligen Gesundheitsämter.

Der letzte Teil des Betäubungsmittel-Gesetzes regelt die Ahndung von Straftaten und Ordnungswidrigkeiten sowie die Bestrafung betäubungsmittelabhängiger Straftäter. Schwere Rauschgiftkriminalität wird höher bestraft als in früheren Gesetzen, nämlich mit bis zu 15 Jahren Freiheitsentzug. Für leichte bis mittlere Rauschgiftdelikte drohen bis zu vier Jahre Haft. Für drogenabhängige Straftäter, die leichte bis mittelschwere

Delikte begangen haben, besteht die Möglichkeit, sie statt der Bestrafung mit Freiheitsentzug einer Therapie zuzuführen.

1.3.2 Betäubungsmittel-Verschreibungs-Verordnung (BtMVV, Fassung vom Juli 2001)

Die BtMVV regelt u. a. die Verschreibung von Betäubungsmitteln, die Abgabe auf Verschreibungen, das Führen von Aufzeichnungen über den Verbleib von Betäubungsmitteln und das Aussehen und die Herausgabe der amtlichen Formblätter. Das Hauptziel der BtMVV ist es, die ärztliche Verschreibung von Betäubungsmitteln auf einen bestimmungsgemäßen Gebrauch einzuengen.

Im Vergleich zu früheren Ausgaben ist in der neuesten Fassung der BtMVV die Verordnung von Betäubungsmitteln jedoch erheblich erleichtert worden. Hintergrund dafür ist, dass die äußerst strengen Vorgaben dazu geführt haben, dass Patienten, die z. B. wegen eines Tumors an starken Schmerzen leiden oder Menschen mit anderen chronischen Schmerzen nicht ausreichend mit diesen Schmerzmitteln versorgt wurden. Ein Arzt darf Betäubungsmittel (BtM) verschreiben für seine Patienten, substituierte Drogenabhängige (☞ 1.3.2.5), für den Bedarf seiner Praxis sowie für den Bereitschafts- und Notdienst. Im stationären Bereich darf er BtMs verschreiben, wenn er ein Krankenhaus oder eine Teileinheit (Station) eines Krankenhauses leitet oder in Abwesenheit des Leiters beaufsichtigt. Verschreibungsbefugt ist außerdem ein Belegarzt in einem Krankenhaus, wenn seine

Belegbetten räumlich und organisatorisch von den anderen Teileinheiten abgegrenzt sind. Ein entsprechend beauftragter Arzt darf darüber hinaus BtMs für den Rettungsdienst verschreiben.

1.3.2.1 Höchstmengen

Für die meisten BtMs sind Obergrenzen für die Verschreibungen festgelegt. So darf der Arzt für einen Patienten innerhalb von 30 Tagen bis zu zwei der folgenden Betäubungsmittel unter Einhaltung der nachstehend festgesetzten Höchstmengen verordnen (1):

Amphetamin .... 600 mg
Buprenorphin (TEMGESIC®) ...... 150 mg
Buprenorphin
zur Substitution (SUBUTEX®) ...... 720 mg
Codein zur Substitution .... 40 000 mg
Dihydrocodein
zur Substitution .... 40 000 mg
Dronabinol (MARINOL®) .... 500 mg
Fenetyllin (CAPTAGON®) .... 2 500 mg
Fentanyl (Ⓖ, DUROGESIC®) ..... 1 000 mg
Hydrocodon (DICODID®) .... 1 200 mg
Hydromorphon
(DILAUDID®, PALLADON®) .... 5 000 mg
Levacetylmethadol
(ORLAAM®) .... 2 000 mg
Levomethadon
(L-POLAMIDON®) .... 1 500 mg
Methadon (METHADDICT®) ..... 3 000 mg
Methylphenidat
(MEDIKINET®, RITALIN®) .... 2 000 mg
Modafinil (VIGIL®) .... 12 000 mg
Morphin
(Handelspräparate ☞ 19.1).. 20 000 mg
Opium eingestelltes .... 4 000 mg
Opiumextrakt .... 2 000 mg

Opiumtinktur .... 40 000 mg
Oxycodon (OXYGESIC®) .... 15 000 mg
Pentazocin (FORTRAL®) .... 15 000 mg
Pethidin
(AB-PETHIDIN®, DOLANTIN®) ... 10 000 mg
Phenmetrazin .... 600 mg
Piritramid (DIPIDOLOR®) .... 6 000 mg
Tilidin .... 18 000 mg

(2) Oder der Arzt darf eines der übrigen verschreibungsfähigen BtMs (außer **Alfentanil, Cocain, Etorphin, Pentobarbital, Remifentanil** und **Sulfentanil**) ohne Höchstmengenbegrenzung verschreiben. Im begründeten Einzelfall kann der Arzt außerdem für Patienten, die bei ihm in Dauerbehandlung stehen, mehr als zwei der unter (1) genannten BtMs oder mehr als eines der unter (2) genannten BtMs verschreiben, ohne dabei die Höchstmengen und die zeitliche Begrenzung zu beachten. Derartige Verschreibungen müssen mit „A" gekennzeichnet werden.

(3) Für den Praxisbedarf darf der Arzt für seinen durchschnittlichen Zweiwochen-Bedarf alle unter (1) genannten BtMs, alle anderen verschreibungsfähigen BtMs (außer **Etorphin**) sowie **Alfentanil, Cocain** (zu Eingriffen am Kopf), **Pentobarbital, Remifentanil** und **Sulfentanil** verschreiben. Seine Vorratshaltung sollte den Monatsbedarf für jedes BtM nicht überschreiten.

(4) Für den Stationsbedarf dürfen die gleichen BtMs wie für den Praxisbedarf verordnet werden, es gelten jedoch keine Höchstmengenbegrenzungen.
Das gleiche gilt für Einrichtungen des Rettungsdienstes.

1.3.2.2 Betäubungsmittelrezept

Betäubungsmittel für Patienten und den Praxisbedarf dürfen nur auf einem dreiteiligen amtlichen Formblatt (Betäubungsmittelrezept) verschrieben werden (☞ Abb. 1-1).

Teil I und II des ausgefertigten Betäubungsmittelrezeptes sind zur Vorlage in einer Apotheke bestimmt, Teil III verbleibt beim Verschreibenden.

Betäubungsmittelrezepte können bei der Bundesopium-Stelle, Berlin, bezogen werden.

Die Betäubungsmittelrezepte müssen diebstahlsicher aufbewahrt werden.

Teil III und die Teile I bis III von fehlerhaft ausgefertigten Verschreibungen werden vom verschreibenden Arzt drei Jahre aufbewahrt und sind auf Verlangen der zuständigen Landesbehörde einzusenden oder Beauftragten dieser Behörde vorzulegen.

Im Notfall, also wenn kein BtM-Rezept zur Verfügung steht, dürfen BtMs für Patienten und den Praxisbedarf auch auf einem Normalrezept verordnet werden (Vermerk: Notfall-Verschreibung). Ein entsprechend ausgestelltes BtM-Rezept ist unverzüglich bei der Apotheke nachzureichen.

Angaben auf dem Betäubungsmittelrezept

(1) Auf dem Betäubungsmittelrezept sind anzugeben:

1. Name, Vorname und Anschrift des Patienten, für den das Betäubungsmittel bestimmt ist,

2. Ausstellungsdatum,

3. Arzneimittelbezeichnung und die Menge des Arzneimittels in g oder ml bzw. Stückzahl der abgeteilten Form, z. B. Dolantin®-Injektionslösung 50 mg Nr. 20 (oder: 20 Stück);

4. Gebrauchsanweisung mit Einzel- und Tagesgabe oder im Falle, dass dem Patienten eine schriftliche Gebrauchsanweisung übergeben wurde, der Vermerk „Gem(äß) schriftl(icher) Anw(eisung)",

5. die zusätzliche Kennzeichnung einer Verschreibung mit

   A: für den besonderen Einzelfall

   S: im Zuge der Substitution (☞ 1.3.2.5)

   N: für nachgereichte Notfall-Rezepte (☞ 1.3.2.2)

6. Name des verschreibenden Arztes, seine Berufsbezeichnung und Anschrift einschließlich Telefonnummer,

7. bei „Praxisbedarf" dieser Vermerk, anstelle der Angaben Nr. 1 und Nr. 4,

8. Unterschrift des verschreibenden Arztes, im Vertretungsfall darüber hinaus der Vermerk „In Vertretung".

(2) Die Angaben nach (1) sind dauerhaft zu vermerken und auf allen Teilen des Betäubungsmittelrezeptes übereinstimmend anzubringen.

Betäubungsmittelanforderungsschein

(1) Für die Versorgung der Stationen eines Krankenhauses mit Betäubungsmitteln wurde ein dreiteiliger Anforderungsschein eingeführt, dessen einzelne Teile wie beim BtM-Rezept vorgeschrieben behandelt werden.

(2) Auf dem Betäubungsmittelanforderungsschein sind anzugeben:

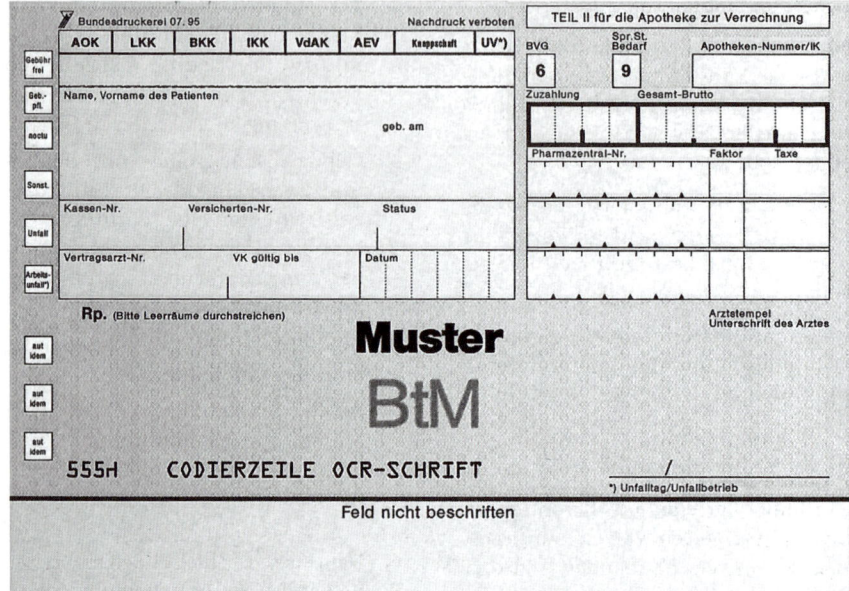

Abb. 1-1: *BtM-Rezept.*

1. Name oder Bezeichnung und die Anschrift der Einrichtung, für die der Stationsbedarf bestimmt ist,

2. Ausstellungsdatum,

3. die Bezeichnung der BtMs und die entsprechenden Mengen,

4. Name des verschreibenden Arztes und dessen Telefonnummer, im Vertretungsfall darüber hinaus der Vermerk „In Vertretung",

5. Unterschrift des verschreibenden Arztes.

Alle Angaben müssen dauerhaft und auf allen Teilen übereinstimmend vermerkt werden.

(3) Teil III und ggf. Teil I bis III von fehlerhaft ausgefüllten Anforderungs-scheinen müssen drei Jahre lang aufbewahrt werden.

1.3.2.3 Abgabe von BtMs in der Apotheke

Die Apotheke darf ein Betäubungsmittel-Rezept nicht beliefern, wenn es vor mehr als sieben Tagen ausgestellt wurde und wenn das Rezept mit „N" gekennzeichnet ist (dann handelt es sich um ein nachgereichtes BtM-Rezeptformular einer vorangegangenen Notfallverschreibung). Korrekturen auf dem Rezeptformular darf die Apotheke nur nach Rücksprache mit dem Arzt vornehmen. Die Korrekturen werden mit Namenszeichen und Datum dokumentiert, der Arzt muss dies auf dem bei ihm verbliebenen Teil ebenfalls ausführen.

1.3.2.4 Aufbewahrung und Dokumentation

Betäubungsmittel sind gesondert aufzubewahren und gegen unbefugte Entnahme zu sichern; in der Regel werden sie deshalb im sog. BtM-Schrank oder im Tresor gelagert. Über den Verbleib und den Bestand von BtMs sind besondere Nachweise zu führen. So sind in Apotheken, Arztpraxen, Einrichtungen des Rettungsdienstes und auf den Stationen von Krankenhäusern für jedes Betäubungsmittel unter Angabe der Bezeichnung, Darreichungsform und Gewichtsmenge (bei homöopathischen Zubereitungen anstelle der Gewichtsmenge der Verdünnungsgrad des enthaltenen Betäubungsmittels) fortlaufend Aufzeichnungen auf Karteikarten nach amtlichem Formblatt zu führen (☞ Abb. 1-2). Bestehen bei Krankenhäusern Teileinheiten (Stationen), sind die Aufzeichnungen in diesen zu führen. In den Stationen können anstelle von Karteikarten auch Bücher mit fortlaufend numerierten Seiten nach amtlichem Formblatt verwendet werden. Die Aufzeichnung kann auch mittels elektronischer Datenverarbeitung erfolgen, sofern jederzeit der Ausdruck der gespeicherten Angaben wie auf dem amtlichen Formblatt gewährleistet ist.

(2) Auf den Karteikarten oder in den Betäubungsmittelbüchern sind über jeden Zugang und jeden Abgang anzugeben:

1. Datum des Zugangs oder des Abgangs,

2. Zugegangene oder abgegebene Menge und der sich daraus am Ende eines Kalendermonats ergebende Bestand; bei Stoffen und nicht abgeteilten Zubereitungen die Gewichtsmenge in Gramm oder Milligramm, bei abgeteilten Zubereitungen die Stückzahl; bei flüssigen Zubereitungen, die im Rahmen des Praxisbedarfs oder in Krankenhäusern im Rahmen einer Behandlung angewendet werden, die Menge in Millilitern,

3. Name oder Firma und Anschrift des Lieferers oder des Empfängers oder die sonstige Herkunft oder der sonstige Verbleib,

4. in Apotheken im Falle der Abgabe auf Verschreibung, in Krankenhäusern im Falle des Erwerbs auf Verschreibung der Name und die Anschrift des verschreibenden Arztes und die Nummer des Betäubungsmittelrezeptes oder Betäubungsmittelanforderungsscheines.

(3) Die Eintragungen über Zugänge, Abgänge und Bestände der Betäubungsmittel sowie die Übereinstimmung der Bestände mit den geführten Nachweisen sind

1. von dem Apotheker für die von ihm geleitete Apotheke,

2. für den verschreibungsberechtigten Arzt für den Praxis- oder Stationsbedarf

am Ende eines jeden Kalendermonats zu prüfen. Sofern sich der Bestand geändert hat, sind das Namenszeichen und das Prüfdatum anzubringen. Für den Fall, dass die Nachweisführung mittels EDV erfolgt, ist die Prüfung auf der Grundlage zum Monatsende angefertigter Ausdrucke durchzuführen.

Bezeichnung¹) des Betäubungsmittels			Nachweispflichtiger Teilnehme

Bezeichnung¹) des Betäubungsmittels

Bezeichnung¹) des Betäubungsmittels · Nachweispflichtiger Teilnehme
(Name oder Firma und Anschrift der Ap
bzw. tierärztlichen Hausapotheke,
Name und Anschrift
– des Arztes, Zahnarztes bzw. Tierarzt
– des Krankenhauses bzw. der Tierklin
und Bezeichnung der Teileinheit)

Datum des Zugangs bzw. des Abgangs	Bei Zugang: Name oder Firma und Anschrift des Lieferers oder sonstige Herkunft · Bei Abgang: Name oder Firma und Anschrift des Empfängers oder sonstiger Verbleib	Zugang	Abgang
		des Betäubungsmitte	
			Übertrag

¹) Ggf. Warenzeichen, bei Fertigarzneimitteln ferner Angabe der Darreichungsform und der Gewichtsmenge des enthaltenen Betäubungsmittels je Packungseinheit – bei abgeteilten Betäubungsmitteln je abgeteilte Form – in Milligramm; bei nicht abgeteilten Betäubungsmitteln Angabe des Gewichtsvomhundertsatzes des enthaltenen Betäubungsmittels.

²) Bei Ampullen und Tropfflaschen, bezogen auf den Nominalgehalt.

³) Im Rahmen einer Behandlung angewendete flüssige Zubereitungen (Injektions- und Tropflösungen o. ä.) können auch in Millilitern angegeben werden.

Übertrag

***Abb. 1-2:** BtM-Karteikarte.*

			Lfd. Nr. der Karte (für das bezeichnete Betäubungsmittel)
stand) oder St.³)	Name und Anschrift des Arztes, Zahnarztes bzw. Tierarztes⁴)	Nummer des Betäubungsmittel- rezeptes⁵)	Datum der Prüfung und Namenszeichen des i.S. der BtMVV verantwortlichen Arztes, Zahnarztes, Tierarztes bzw. Apothekers

⁴) Nicht erforderlich, wenn mit der Angabe unter »Nachweispflichtiger Teilnehmer« identisch.
⁵) In Apotheken im Falle der Abgabe auf Verschreibung, in Krankenhäusern und Tierkliniken im Falle des Erwerbs auf Verschreibung.

(4) Die Karteikarten, die Betäubungsmittelbücher und die EDV-Ausdrucke sind von den in (3) genannten Personen oder in den von diesen geleiteten Einrichtungen drei Jahre, von der letzten Eintragung aus gerechnet, aufzubewahren.

(5) Die Karteikarten, die Betäubungsmittelbücher und die EDV-Ausdrucke sind auf Verlangen der zuständigen Landesbehörde einzusenden oder Beauftragten dieser Behörde vorzulegen.

1.3.2.5 Substitution

Besonders ausgebildete Ärzte dürfen bei Drogenabhängigen (☞ 1.3.3) eine sog. Substitutionsbehandlung durchführen, um eine schrittweise BtM-Abstinenz und eine Besserung bzw. Wiederherstellung des Gesundheitszustandes zu erreichen. Darüber hinaus kann eine Substitutionsbehandlung erfolgen, wenn neben der BtM-Abhängigkeit weitere schwere Erkrankungen (z. B. HIV) vorliegen oder wenn die Abhängige schwanger ist.

Die Substitution erfolgt mit **Methadon, Levomethadon, Buprenorphin** oder anderen zur Substitution zugelassenen Arzneistoffen. Die Verordnung von **Codein, Dihydrocodein** und **Flunitrazepam** an Drogensüchtige ist nur in besonderen Ausnahmefällen zulässig. Die verschriebene Arzneiform darf nicht zur parenteralen Anwendung bestimt sein. BtM-Rezepte für die Substitutionsbehandlung sind mit einem „S" zu kennzeichnen. Für die Substitution gelten darüber hinaus zahlreiche spezielle Vorschriften wie z. B. die verpflichtende Teilnahme des Substituenten an begleitenden Betreuungsmaßnahmen, die überwachte Einnahme der Opioide bzw. die Möglichkeit von „Take-Home-Verordnungen". Die exakten rechtlichen Bestimmungen des BtMG und der BtMVV können im Rahmen der Gesetzeskunde nachgelesen werden.

1.3.3 Drogenabhängigkeit

Drogenabhängigkeit ist eine psychische (seelische) und/oder physische (körperliche) Abhängigkeit von einem Stoff.

Bei der **psychischen Abhängigkeit** wird immer wieder versucht, mit diesem Stoff Zufriedenheit, Glück und Lustgefühle zu erzeugen sowie Unbehagen oder Unlust zu vermeiden. Bei der **physischen Abhängigkeit** treten nach dem Absetzen der Droge körperliche Entzugssymptome auf.

Süchtige unterliegen dem ständigen Zwang, erneut die Droge bzw. Ersatzstoffe zu beschaffen. Da es den meisten Drogensüchtigen nicht möglich ist, einer geregelten Beschäftigung nachzugehen, kommt es in der Regel zum sozialen Abstieg. Es wird dann immer schwieriger, die Geldmittel zum Erwerb der Drogen zu besorgen. Häufig führt dieser Weg zur Prostitution und zur sog. Beschaffungskriminalität, das heißt, das Geld für die Droge wird durch Einbrüche und Diebstähle beschafft. Es lassen sich verschiedene Gruppen von Drogenabhängigkeit unterscheiden, die im Folgenden beschrieben werden.

1.3.3.1 Morphinabhängigkeit

Hier liegt eine starke psychische Abhängigkeit vor, außerdem entwickelt sich rasch eine physische Abhängigkeit.

Beim Absetzen von **Morphin** treten starke Entzugssymptome wie Übelkeit, Schlaflosigkeit, Schwitzen, Angst- und Panikstimmung, Muskel- und Leibschmerzen auf.

Heroin besitzt von allen Morphinderivaten die stärkste suchterzeugende Wirkung. Einige starke Analgetika und Antitussiva fallen unter diesen Typ der Drogenabhängigkeit, wenn sie missbräuchlich verwendet werden. Medikamente mit hohem Missbrauchspotential dieser Gruppe sind unter anderem: **Pethidin** (DOLANTIN®), **Levomethadon** (L-POLAMIDON®), **Buprenorphin** (TEMGESIC®) und **Pentazocin** (FORTRAL®). Sie unterliegen alle der Betäubungsmittel-Verschreibungs-Verordnung. **Codein** und **Dihydrocodein** (REMEDACEN®, PARACODIN®) wurden bis zur Änderung der BtMVV häufig von Heroinabhängigen als Ersatzstoffe benutzt.

1.3.3.2 Schlafmittelabhängigkeit

Schlaf- und Beruhigungsmittel zählen neben Schmerzmitteln zu den am häufigsten missbräuchlich verwendeten Arzneimitteln.

Eine Einnahme von Schlaf- und Beruhigungsmitteln über einen längeren Zeitraum führt nicht selten zu einer Gewöhnung. Viele Patienten brauchen immer höhere Dosierungen, um die erwünschte Wirkung zu erzielen. Bei einer Dosierung, die erheblich über dem therapeutischen Bedarf liegt, kann es zur körperlichen Abhängigkeit kommen. Schlafmittel werden von Morphinabhängigen und Alkoholikern auch als Ersatzstoffe benutzt, da sie die Entzugssymptome abschwächen können.

1.3.3.3 Alkoholabhängigkeit

Als Alkoholiker bezeichnet die Weltgesundheitsorganisation (WHO) Personen, die größere Mengen Alkohol über ein Jahr konsumieren, die die Kontrolle über das Trinken verloren haben und die körperlich, psychisch und in ihrer sozialen Stellung geschädigt sind.

1.3.3.4 Abhängigkeit von Psychostimulanzien und Appetitzüglern

Psychostimulanzien erhöhen vorübergehend das Leistungsvermögen und geben ein Gefühl verstärkter Energie und Initiative. Sie beseitigen Schlafbedürfnis, Ermüdung und Hungergefühl und wirken euphorisierend. Sie erhöhen die Herzfrequenz und den Blutdruck. Nach dem Absetzen kommt es zu Ermüdungsgefühlen und depressiven Verstimmungen. Wegen des chronischen Schlaf- und Nahrungsmangels kommt es bei missbräuchlicher Anwendung rasch zum körperlichen Verfall.

Psychostimulanzien und Appetitzügler leiten sich fast alle von den Amphetaminen ab. Zu den Arzneimitteln mit Missbrauchspotential, die der BtMVV unterstehen, zählen:

Methylphenidat (RITALIN®), **Fenetyllin** (CAPTAGON®).

Die Wirkung der Appetitzügler entspricht qualitativ der der Amphetamine, ist aber viel schwächer ausgeprägt. Wegen ihrer missbräuchlichen Verwendung hat man alle Appetitzügler, die **Ephedrin** und **d-Norpseudoephedrin** enthalten, der Verschreibungspflicht unterstellt (☞ auch 16.1.2 und 24.2.24).

1.3.3.5 Halluzinogene

Halluzinogene erzeugen Rauschzustände, die mit Sinnestäuschungen und einer veränderten Wahrnehmung von Raum und Zeit verbunden sind. Zu dieser Gruppe zählen Haschisch und LSD.

1.3.3.6 Cocainismus

Die von **Cocain** ausgelöste Wirkung gleicht einer Kombination aus Psychostimulanzien und Halluzinogenen.

1.4 Arzneiformen

Die Arzneiformen ermöglichen in vielen Fällen erst die sachgerechte Anwendung eines Arzneistoffes, z. B. antibiotikahaltige Augentropfen zur Therapie einer bakteriellen Infektion am Auge. Die Wirkung einer Arznei beruht dabei nicht ausschließlich auf den Eigenschaften des Arzneistoffes. Die verwendeten Hilfsstoffe und das Herstellungsverfahren können die Wirkung erheblich beeinflussen. Mit Hilfe der Arzneiform lassen sich Wirkungseintritt, Wirkungsdauer und die Wirkungsstärke mitbestimmen. Die Arzneiform muss eine exakte Dosierung des Arzneistoffes gewährleisten.

Gründe für die Wahl einer bestimmten Arzneiform sind u. a.:

- Ort und Art der Erkrankung, z. B. Augentropfen bei einer Bindehautentzündung

- Notwendige Geschwindigkeit des Wirkungseintritts, z. B. Zufuhr direkt in den Blutkreislauf über eine Vene (i. v.-Injektion) zur Notfalltherapie

- Notwendige Dauer der Wirkung, z. B. Präparate mit verlängerter Wirkung

(sog. Depot-Präparate) bei Dauerbehandlung

- Zustand des Patienten, z. B. Injektionen bei bewusstlosen Patienten

- Mitarbeit des Patienten (Compliance), z. B. wohlschmeckende Sirupe für Kinder

- Chemische und biochemische Stabilität des Arzneistoffes, z. B. Zersetzung von Insulin und bestimmten Penicillinen im Magen-Darm-Trakt, deshalb Zufuhr nur unter Umgehung des Magen-Darm-Kanals (parenterale Zufuhr) möglich

- Physikalische Eigenschaften des Arzneistoffes, z. B. Löslichkeit des Arzneistoffes bei der Verarbeitung zu Tropfen oder Injektionslösungen

- Verringerung von Nebenwirkungen; z. B. Verarbeitung von Arzneistoffen, die die Magenschleimhaut schädigen, zu Arzneiformen, die erst im Dünndarm den Arzneistoff freigeben (z. B. magensaftbeständige Dragées).

1.4.1 Perorale Arzneiformen

Die Wirkung eines Arzneimittels nach der peroralen Anwendung hängt davon ab, wie schnell und vollständig der Arzneistoff durch den Magen-Darm-Trakt aufgenommen (**resorbiert**) wird.

Dabei spielt u. a. der Mageninhalt eine Rolle. So hemmen beispielsweise Milch und Milchprodukte durch ihren Calciumgehalt die Resorption von **Tetracyclin**. Auch Arzneimittel können sich hier gegenseitig beeinflussen. Durch Bindung eines Arzneistoffes an einen anderen (z. B. durch Bindung von Herzglykosiden an medizinische Kohle) kommt es zu einer geringeren Resorption und damit zu einer Wirkungsschwächung bei einer normalerweise therapeutisch richtigen Dosierung.

Der Hauptresorptionsort für Arzneistoffe ist der Dünndarm. Deshalb ist die Dauer der Magen-Darm-Passage von Bedeutung. Sie kann durch Stoffe wie **Metoclopramid** beschleunigt oder z. B. durch **Atropin** verlangsamt werden.

1.4.1.1 Tabletten

Tabletten sind feste, einzeln dosierte Arzneiformen. Sie enthalten eine Einzeldosis eines oder mehrerer Arzneistoffe.

Tabletten sind die heute am häufigsten gebrauchte Arzneiform, denn sie sind preiswert herzustellen, exakt zu dosieren, gut einzunehmen, bequem zu lagern, lange haltbar, und eine veränderte Wirkstofffreisetzung ist durch Hilfsstoffe in vielen Fällen erreichbar.

Die Anwendung erfolgt in der Regel oral, indem die Tablette ganz geschluckt oder in Wasser zerfallen eingenommen wird.

Brausetabletten lässt man vor ihrer Einnahme in Wasser zerfallen oder sich lösen. Diese Arzneiform wird häufig für Acetylsalicylsäure, Vitamin C oder andere Vitamine verwendet.

Kautabletten werden zuerst zerbissen, gekaut und dann geschluckt. Sie sind gut für die Einnahme unterwegs, z. B. von Antazida, und in der Kinderheilkunde geeignet.

Lutschtabletten lässt man langsam im Mund zergehen. Sie sollen meist eine lokale Wirkung entfalten, z. B. desinfizierende Halstabletten.

Sublingualtabletten werden unter die Zunge gelegt, Bukkaltabletten in die Backentasche. Sie setzen ihre Wirkstoffe im Mund frei, und diese werden dann über die Mundschleimhaut resorbiert.

Retard- oder Depot-Tabletten geben ihren Wirkstoff erst allmählich (retardiert) frei. Man erreicht auf diese Weise eine gleichmäßige Wirkung über einen längeren Zeitraum.

Außerdem gibt es noch Tabletten, die nicht zur peroralen Anwendung bestimmt sind:

Lösungstabletten dienen der Herstellung von Arzneistofflösungen, z. B. für Umschläge.

Vaginaltabletten haben meist besondere Formen, z. B. zungenförmig, um eine Verwechslung mit Tabletten zur peroralen Anwendung zu vermeiden.

1.4.1.2 Dragées

Dragées sind überzogene Tabletten. Sie bestehen aus einem Kern, der die Wirkstoffe enthält, und einem gleichmäßigen, meist gefärbten Überzug. Der Überzug besteht in der Regel aus Zucker. Tabletten, deren Kern nur mit einem Film überzogen ist, nennt man Filmtabletten.

Vorteile eines Dragées: Durch den Dragéeüberzug sind die Arzneistoffe besser vor äußeren Einflüssen, z. B. Luftsauerstoff, geschützt; man kann einen unangenehmen Geruch oder Geschmack des Kerns verdecken; Dragées haben ein ansprechendes Äußeres; sie lassen sich gut schlucken; durch Färben oder Bedrucken der Oberfläche wird die Verwechslungsgefahr gemindert.

Dragées, deren Inhaltsstoffe magenreizend sind oder deren Wirkstoffe durch die Magensäure zersetzt würden, können einen magensaftbeständigen Überzug erhalten.

1.4.1.3 Kapseln

Kapseln sind einzeln dosierte Arzneiformen, deren Wirkstoffe zusammen mit Hilfsstoffen in eine mehr oder weniger elastische Hülle eingeschlossen sind. Die Hülle besteht meist aus Gelatine. Sie löst sich in der Regel im Magen auf, kann aber für Substanzen,s die von der Magensäure zerstört würden, auch magensäurebeständig gemacht werden.

Zahlreiche sehr empfindliche Arzneistoffe, die beim Herstellungsprozess zu anderen Arzneiformen Schaden erleiden würden, lassen sich gut zu Kapseln verarbeiten.

Man unterscheidet zwischen Hart- und Weichgelatinekapseln:

Hartgelatinekapseln bestehen aus zwei ineinander gesteckten Hälften und sind in der Regel mit Pulver oder Granulaten gefüllt. Sie sind einfach, ohne großen maschinellen Aufwand, auch in einer Apotheke herzustellen.

Nach dem Auflösen bzw. Erweichen der Hülle liegen die Wirkstoffe in lockerer, fein verteilter, also gut resorbierbarer Form vor.

Bei **Weichgelatinekapseln** wird der Gelatine ein Weichmacher zugesetzt, die Kapseln sind deshalb sehr elastisch. Sie sind mit öligen oder pastösen Massen gefüllt. Aufgrund des Herstellungsverfahrens haben sie meist an den Längsseiten eine Naht. Weichgelatinekapseln

sind gut zur Verarbeitung von leicht flüchtigen Arzneistoffen geeignet, z. B. ätherischen Ölen.

Durch die Verteilung in öligen Flüssigkeiten werden die Arzneistoffe gut vor Zersetzungsprozessen durch Luftsauerstoff und Feuchtigkeit geschützt. Außerdem bietet diese Darreichungsform die Möglichkeit, chemisch miteinander unverträgliche Arzneistoffe in einer Kapsel zu verarbeiten.

Zerbeißkapseln werden im Mund zerbissen, der freigesetzte Wirkstoff wird über die Mundschleimhaut resorbiert. Man erreicht auf diese Weise, z. B. bei Nitratpräparaten eine sehr schnelle Wirkung.

Außer zur peroralen Anwendung werden Weichgelatinekapseln auch als **Vaginal-** und **Rektalkapseln** eingesetzt.

1.4.1.4 Tropfen

Tropfen sind flüssige Zubereitungen, in denen die Arzneistoffe in der Regel in Wasser oder Wasser-Ethanol-Gemischen gelöst vorliegen. Tropfen lassen sich gut dosieren und leicht einnehmen. Die Arzneistoffe können vom Körper schnell resorbiert werden, da sie schon in gelöster Form vorliegen.

Grundsätzlich müssen bei allen Lösungen spezielle Herstellungs- und Haltbarkeitsprobleme berücksichtigt werden: Nicht alle Arzneistoffe sind in Wasser oder Ethanol löslich. Durch Wasser und Sauerstoff werden viele Arzneistoffe chemisch zersetzt. Wässrige, nicht konservierte Lösungen sind starkem mikrobiellem Befall, z. B. durch Schimmelpilze, ausgesetzt. Zugesetzter Ethanol macht u. U. die Einnahme für

Diabetiker, Kinder und Alkoholiker problematisch. Deshalb ist der jeweilige Ethanolgehalt auf der Packung angegeben.

1.4.1.5 Säfte

Als Säfte bezeichnet man in der Praxis häufig Oralsuspensionen und Sirupe.

Oralsuspensionen

Bei Säften handelt es sich häufig um Suspensionen, d. h. gut verteilte Feststoffe in einer Flüssigkeit. Man verarbeitet auf diese Weise schwer bzw. unlösliche Arzneistoffe, wie Sulfonamide oder Antazida, zu einer flüssigen Arzneiform. Mit Zusatz von Geschmacksaromen haben sie in der Kinderheilkunde große Bedeutung. Antibiotikahaltige Säfte sind aus Stabilitätsgründen meist als sogenannte Trockensäfte im Handel. Man füllt sie kurz vor Gebrauch mit einer bestimmten Menge Wasser auf. Danach werden sie im Kühlschrank aufbewahrt, falls sie nicht gleich verwendet werden.

Sirupe

Sirupe sind flüssige Zubereitungen mit hohem Zuckeranteil, die reine Arzneistoffe oder Pflanzenauszüge enthalten. Sie finden häufig als Hustensäfte Anwendung.

Für Diabetiker sind sie aufgrund des hohen Zuckeranteils ungeeignet, man ersetzt deshalb heute den Zucker zunehmend durch Zuckerersatzstoffe, z. B. Sorbit.

1.4.2 Sterile Arzneiformen

Arzneimittel, die direkt in die Blutbahn, in Körpergewebe oder auf besonders empfindlichen Schleimhäuten, z. B. am Auge, angewendet werden, müssen steril sein, d. h. frei von vermehrungsfähigen Keimen.

1.4.2.1 Parenteralia

Unter Parenteralia versteht man Injektions- und Infusionszubereitungen. Sie werden unter Umgehung des Magen-Darm-Kanals dem Körper zugeführt.

Bei **Injektionen** wird dem Körper rasch (innerhalb von einigen Sekunden bis Minuten) eine kleinere Flüssigkeitsmenge (bis 20 ml) zugeführt. Bei **Infusionen** werden größere Mengen (bis zu mehreren Litern) über einen längeren Zeitraum (Minuten bis Stunden) verabreicht.

Eine rasche intravenöse Injektion wird **Bolus-Injektion** genannt. Injektionen können praktisch in jedes Körperteil verabreicht werden. Sie können ungelöste Feststoffe enthalten, z. B. bei bestimmten Depotpräparaten.

Infusionen werden in der Regel intravenös angewendet, möglich sind aber auch die intraperitoneale (z. B. bei der Dialyse) und die intraarterielle Anwendung. Infusionen sind immer klare Lösungen (Ausnahme: bestimmte Emulsionen).

Zu den Vorteilen der parenteralen Anwendung gehört der schnelle Wirkungseintritt, z. B. in der Notfalltherapie. Die Anwendung ist auch am bewusstlosen Patienten und bei Säuglingen möglich. Wird ein Arzneistoff im Magen-Darm-Trakt zerstört (z. B. Insulin) oder nicht ausreichend resorbiert, muss er parenteral verabreicht werden. Durch Infusionen lässt sich das Gefäßsystem, z. B. nach großen Blutverlusten, schnell wieder auffüllen. Mit Dauerinfusionen können Patienten über einen längeren Zeitraum parenteral ernährt werden.

Parenteralia müssen bestimmte Anforderungen erfüllen:

- **Sterilität.** Parenteralia müssen frei von allen vermehrungsfähigen Keimen sein

- **Isotonie.** Parenteralia müssen isotonisch sein, also den gleichen osmotischen Druck (☞ Glossar) wie das Blutplasma haben. Er entspricht einer 0,9%igen Kochsalzlösung. Weicht der osmotische Druck einer Injektions- oder Infusionslösung von dem des Blutplasmas ab, treten z. B. bei der Anwendung im Muskel Schmerzen auf, bei starken Abweichungen kann es zu Gewebeschädigungen kommen

- **Isohydrie.** Um Reizungen zu vermeiden, sollen Injektions- und Infusionslösungen etwa dem pH-Wert (☞ Glossar) des Blutes von pH 7,4 entsprechen

- **Pyrogenfreiheit.** Als Pyrogene bezeichnet man chemisch sehr unterschiedliche Stoffe, die, in die Blutbahn gebracht, eine Fieberreaktion auslösen. Sie können bei der Verabreichung größerer Mengen zu schweren Zwischenfällen führen. Deshalb müssen Infusionen und Injektionen mit mehr als 15 ml Volumen pyrogenfrei sein.

1.4.2.2 Augentropfen

Augentropfen sind sterilisierte Lösungen, die zur Anwendung am Auge bestimmt sind.

Sie sollen reizlos vertragen werden, ihr pH-Wert und ihr osmotischer Druck müssen deshalb der Tränenflüssigkeit entsprechen.

Wässrige Augentropfen zur mehrmaligen Anwendung sind konserviert und nach Anbruch ca. vier Wochen haltbar. Immer häufiger werden Augentropfen portioniert als sog. Einmaldosen verpackt, die dann kein Konservierungsmittel enthalten.

Ölige Augentropfen und **Augensalben** haften länger am Auge, behindern aber die Sicht. Sie werden deshalb hauptsächlich nachts vesrwendet.

1.4.3 Zäpfchen

Zäpfchen sind einzeln dosierte Arzneizubereitungen, die zum Einführen in den Enddarm bestimmt sind. Sie schmelzen bei Körpertemperatur oder lösen sich auf und geben dann ihre Wirkstoffe frei.

Zäpfchen eignen sich gut zur Anwendung bei Säuglingen, bei Patienten mit Erbrechen oder bei magenempfindlichen Personen. Zäpfchen werden meist mit systemischer Wirkung (den ganzen Körper betreffend) angewendet, z. B. Antirheumatika, Analgetika oder Spasmolytika. Häufig haben sie aber auch nur lokale Wirkung, z. B. Hämorrhoidal-Zäpfchen.

Nachteilig sind der verzögerte Wirkungseintritt und die geringe Bioverfügbarkeit (☞ 1.1.3). Die Resorption der Wirkstoffe im Rektum unterliegt großen individuellen Schwankungen, manchmal fehlt eine Resorption völlig, man spricht dann von sogenannten Therapieversagern. Aus diesem und anderen Gründen sind Zäpfchen, z. B. zur Antibiotikatherapie, ungeeignet.

1.4.4 Ovula

Ovula sind kugel-, zungen-, torpedo- oder eiförmige Zubereitungen, die zum Einführen in die Scheide bestimmt sind.

Sie haben fast ausschließlich lokale Wirkung, z. B. antimikrobiell oder empfängnisverhütend. Zur vaginalen Anwendung dienen außerdem Vaginaltabletten und -kapseln.

1.4.5 Salben

Salben sind streichfähige Zubereitungen, die zur Anwendung durch Auftragen oder Einreiben bestimmt sind.

Creme ist die Bezeichnung für wasserhaltige Salben.

Unter **Pasten** versteht man Salben mit einem hohen Feststoffanteil. Sie wirken aufsaugend und trocknend und werden deshalb z. B. für nässende Ekzeme verwendet.

Salben haben in der Regel lokale Wirkung. Als Hautschutz- und Decksalben sollen sie die gesunde Haut vor schädigenden Einflüssen, z. B. Wasser oder UV-Strahlung, schützen. Als Wund- und Heilsalben dienen sie der lokalen Behandlung erkrankter Haut- und Schleimhautpartien. Die eingearbeiteten Wirkstoffe, z. B. Kortikoide oder Antihistaminika, erreichen in der Regel nur die oberen Hautschichten. Die Resorption von Wirkstoffen bis in die Blutbahn ist meist gering. Unter bestimmten Umständen, z. B. bei Behandlung sehr großer Körperflächen oder bei Anwendung auf geschädigter Haut, kann die Resorption jedoch so erheblich sein, dass systemische Wirkungen auftreten.

1.4.5.1 Emulsionen

Durch Einarbeiten von Wasser in wasserfreie Grundlagen erhalten wir Emulsionen. Man unterscheidet zwischen Wasser-in-Öl-Emulsionen (W/O) und Öl-in-Wasser-Emulsionen (O/W). Bei der W/O-Emulsion befindet sich das Wasser in der inneren, das Öl in der äußeren Phase. Sie ist nicht mit Wasser abwaschbar. Ein Beispiel für eine W/O-Emulsion ist Butter (☞ Abb. 1-3).

Bei der O/W-Emulsion befindet sich das Öl in der inneren, das Wasser in der äußeren Phase. Diese Emulsionen sind mit Wasser abwaschbar. Man bezeichnet sie als Cremes im engeren Sinne. Ein Beispiel für eine flüssige O/W-Emulsion ist Hautmilch.

1.4.6 Gele

Gele bestehen aus einer geringen Menge eines Gelbildners und Wasser, vergleichbar einem mit Wasser gefüllten Schwamm. Durch die Verdunstung des Wassers auf der Haut haben Gele einen guten Kühleffekt.

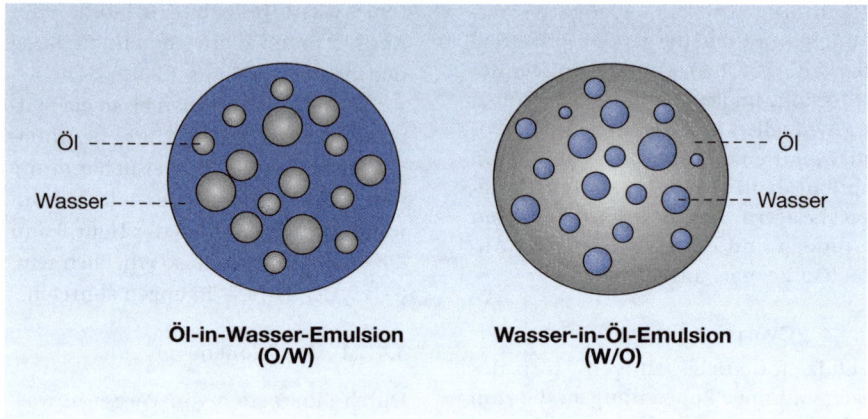

Öl

Wasser

**Öl-in-Wasser-Emulsion
(O/W)**

Öl

Wasser

**Wasser-in-Öl-Emulsion
(W/O)**

Abb. 1-3: Emulsionstypen.

1.4.7 Aerosole

Aerosole sind Flüssigkeiten, die mit Hilfe eines Zerstäubers auf die Schleimhäute von Nase, Mund und Rachen aufgebracht werden oder die zum Einatmen bestimmt sind.

Die Teilchengröße ist für den therapeutischen Erfolg ausschlaggebend. Größere Teilchen (≥ 30 µm) werden überwiegend im Mund- und Rachenraum festgehalten. Diese Aerosole besitzen lokale Wirkung auf die Schleimhäute, z. B. abschwellende Nasensprays.

Kleinere Teilchen (20 – 10 µm) gelangen bis in die Bronchien. Hier kann z. B. eine Entspannung der Bronchialmuskulatur durch Asthma-Dosieraerosole erreicht werden.

Kleinste Teilchen (≥ 5 µm) gelangen in die feinsten Verästelungen der Lunge. Die Resorption von Arzneistoffen in der Lunge ist sehr hoch, die Schnelligkeit des Wirkungseintritts ist mit der von intravenösen Injektionen vergleichbar.

Außer diesen echten Aerosolen gibt es sehr viele sog. **Sprays**, deren Teilchen weit größer sind, z. B. Pflastersprays und Sprays zur Wunddesinfektion.

1.4.8 Pflanzenauszüge

Die am weitesten verbreiteten wässrigen Pflanzenauszüge sind **Tees. Tinkturen** sind Pflanzenauszüge, die nach den Vorschriften des Arzneibuches mit Alkohol hergestellt werden. Der Ethanolgehalt solcher Tinkturen ist zum Teil recht erheblich, so enthält z. B. Baldriantinktur ca. 65% Ethanol. Die Lagerzeit sollte wegen zahlreicher möglicher Veränderungen der Inhaltsstoffe begrenzt werden.

Wird flüssigen Pflanzenauszügen wie Tinkturen das Lösungsmittel entzogen, entstehen **Trockenextrakte**, die sich weiterverarbeiten lassen, z. B. zu Tabletten oder Teepulver.

1.4.9 Neue Arzneiformen

Durch neue Arzneiformen wird versucht, die Anwendung verschiedener Arzneistoffe einfacher und effektiver zu machen. Hier einige Beispiele:

Transdermale Systeme sind mehrschichtig aufgebaute Pflaster, die, auf die Haut geklebt, ihren Wirkstoff kontinuierlich abgeben. Man erreicht so gleichmäßige Wirkspiegel und kann Arzneistoffe unter Umgehung des Magen-Darm-Traktes dem Körper zuführen, z. B. **Nitroglycerin** und Östrogene.

Durch **neue Depotsysteme** versucht man, große Intervalle zwischen den einzelnen Applikationen von Arzneistoffen zu erreichen. Man hat z. B. das Hormon **Etonogestrel** so in ein kleines Stäbchen eingebettet, dass es durch einen winzigen Schnitt unter die Haut des Oberarms eingelegt werden kann. Dort wird das Hormon mitsamt dem Stäbchen in einem Zeitraum bis zu drei Jahren abgebaut und erzielt dabei eine empfängnisverhütende Wirkung, weil dauernd kleine Hormonmengen abgegeben werden.

Peptide (Eiweißkörper), die im Magen-Darm-Trakt zerstört werden, bringt man durch besondere **Dosiersprays** auf die Nasenschleimhaut auf, wo sie gut resorbiert werden, z. B. SYNTOCINON®-Spray (☞ 40.2.2).

Dosieraerosole gegen Asthma werden von vielen Patienten versehentlich falsch angewendet und können so nicht richtig wirken. Deshalb wurde die **atemzugsausgelöste Inhalation** (AUTOHALER®) entwickelt. Die Verabreichung des Dosieraerosols wird nicht mehr manuell ausgelöst, sondern der Patient nimmt nur das Mundstück in den Mund und atmet ein. Durch den so erzeugten Unterdruck wird der Arzneistoff automatisch freigegeben.

1.5 Anwendungsformen

Für die Frage, wie ein Arzneistoff am besten dem Körper zugeführt wird, spielen zahlreiche Faktoren eine Rolle.

Es ist z. B. wichtig, ob mit dem Arzneimittel eine **lokale Wirkung**, d. h. eine Wirkung am Ort der Anwendung, oder eine **systemische Wirkung**, d. h. eine Wirkung im Körper, erzielt werden soll.

Man wird je nachdem, ob man einen raschen oder verzögerten Wirkungseintritt wünscht, verschiedene Anwendungsarten wählen. Das Alter und der Zustand des Patienten, die lokale Verträglichkeit des Arzneistoffes, seine biologische Verfügbarkeit (☞ 1.1.3) u. v. m. spielen bei der Auswahl der jeweils besten Art der Anwendung eine Rolle.

1.5.1 Parenterale Anwendung

Zubereitungen zur parenteralen Anwendung sind zur Applikation in menschliches Gewebe durch Injektion oder Implantation bestimmt (☞ Abb. 1-4).

1.5.1.1 Intravenöse Injektion (i. v.)

Bei der intravenösen Injektion wird der Wirkstoff direkt in die Blutbahn gebracht, er verteilt sich deshalb sehr schnell im Körper und es kommt zu einem raschen Wirkungseintritt. So tritt z. B. die diuretische (harntreibende) Wirkung von **Furosemid** bereits während der Injektion ein.

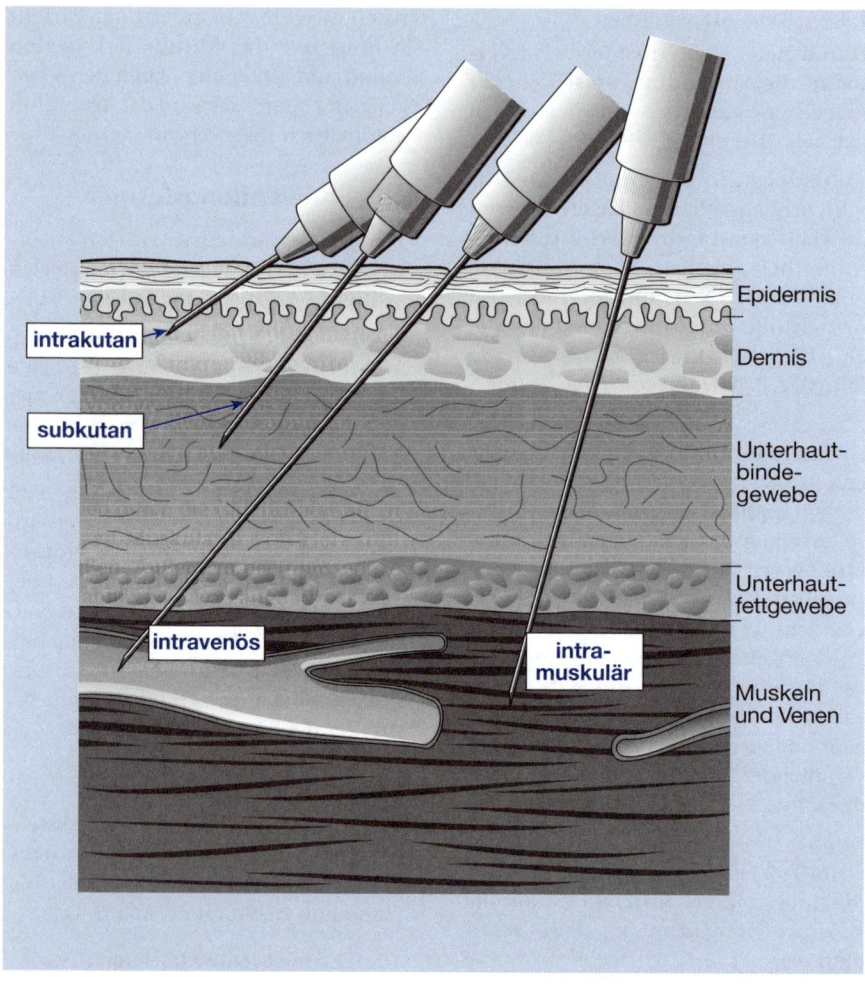

Abb. 1-4: *Wichtige Injektionsarten.*

1.5.1.2 Intraarterielle Injektion (i. a.)

Hier wird der Arzneistoff in eine Arterie, nicht in eine Vene injiziert. Im Unterschied zur intravenösen Injektion erfolgt keine Verdünnung des Wirkstoffes im Blutstrom. Der Arzneistoff gelangt deshalb in hoher Konzentration in die kleinsten arteriellen Gefäße und kann dort unter Umständen die Gefäßwände schädigen. Die intraarterielle Injektion wird deshalb nur angewendet, wenn man einen Arzneistoff in ein bestimmtes Gefäßgebiet bringen will, z. B. zur Gefäßdarstellung durch Röntgenkontrastmittel.

1.5.1.3 Intramuskuläre Injektion (i.m.)

Hier wird der Wirkstoff nicht direkt in die Blutbahn gespritzt, sondern muss von der Injektionsstelle zunächst zum nächsten Blut- oder Lymphgefäß gelangen. Die Geschwindigkeit des Übertritts in den Blutstrom ist von der Durchblutung des Gewebes und zahlreichen anderen Faktoren abhängig. Die Geschwindigkeit kann z. B. durch Verwendung öliger Lösungen oder fester Teilchen erheblich verringert werden (Depot-Effekt).

 Depot-Präparate dürfen keinesfalls intravenös injiziert werden!

1.5.1.4 Subkutane Injektion (s. c.)

Auch hier gelangt der Wirkstoff nicht direkt in die Blutbahn. Das subkutane Gewebe ist meist geringer durchblutet als das Muskelgewebe, deshalb dauert es länger, bis der Wirkstoff abtransportiert wird. Es bleibt also eine hohe Konzentration des Wirkstoffes über längere Zeit an der Injektionsstelle erhalten. Deshalb ist auch die lokale Verträglichkeit der Injektionen geringer.

Weitere parenterale Anwendungsformen sind:

- Intrakutan. In (nicht unter!) die Haut (i. c.), z. B. Testallergene
- Intraperitoneal. In die Bauchhöhle (i. p.)

 Bereits kleine Abweichungen vom physiologischen pH-Wert (☞ Glossar) oder der Isotonie (☞ Glossar) können Gewebeschädigungen zur Folge haben. Deshalb nur subkutan injizieren, wenn es ausdrücklich erlaubt ist!

- Intraartikulär. In das Gelenk
- Periartikulär. In die Umgebung des Gelenks
- Intralumbal. In die Rückenmarksflüssigkeit, z. B. Lumbalanästhesie und Chemotherapie
- Epidural. In den Spalt über der harten Rückenmarkshaut, z. B. Epiduralanästhesie
- Intrakardial. In die Herzkammer
- Infiltrieren. In ein Gewebe einbringen, z. B. in das Unterhautgewebe bei der Lokalanästhesie.

1.5.2 Nicht-parenterale Anwendung

- Epikutan: auf der Haut
- Perkutan: Resorption durch die Haut
- Bukkal: in der Wangentasche zergehen lassen
- Sublingual: unter der Zunge zergehen lassen
- Lingual: auf der Zunge zergehen lassen
- Peroral: Anwendung oder Resorption über die Schleimhäute von Magen und Darm
- Nasal: auf der Nasenschleimhaut anwenden
- Konjunktival: auf der Bindehaut des Auges anwenden

- Pulmonal: auf der Bronchial- und Alveolarschleimhaut anwenden, z. B. Asthma-Dosieraerosole

- Vaginal: auf der Vaginalschleimhaut anwenden, in die Scheide einführen

- Rektal: an den After einführen

- Instillieren: an eine Höhle einfüllen, z. B. in die Blase oder Kieferhöhle.

1.6 Pharmakokinetik (Aufnahme, Verteilung, Abbau und Ausscheidung)

Nach der Verabreichung eines Arzneimittels müssen in der Regel die Arzneistoffe zuerst aus ihrer Zubereitung freigesetzt werden. Erst dann kann der Organismus die Arzneistoffe aufnehmen (resorbieren) und verteilen. **Resorption** und **Verteilung** fasst man auch unter dem Begriff **Invasion** zusammen (☞ Abb. 1-5).

An den Wirkorten finden dann wieder komplexe Vorgänge statt, z. B. Wechselwirkungen mit Rezeptoren, der Wirkstoff entfaltet erst dann seine Wirkung. Gleichzeitig mit der Zufuhr beginnen auch Vorgänge, die die Menge der im Körper vorhandenen Arzneistoffe reduzieren. Sie werden abgebaut und ausgeschieden. Diese Vorgänge nennt man **Evasion**.

1.6.1 Resorption

Bei der Resorption werden die Arzneistoffe in die Blutbahn aufgenommen. Erst danach können sie im gesamten Organismus verteilt werden und an die Orte gelangen, an denen sie ihre Wirkung auslösen.

Die Resorptionsgeschwindigkeit und die Resorptionsquote, d. h. der Anteil des Arzneistoffes, der im Verhältnis zur verabreichten Menge resorbiert wird, hängen von zahlreichen Faktoren ab, die im Folgenden beschrieben werden.

1.6.1.1 Physikalisch-chemische Eigenschaften des Arzneistoffes

Um möglichst gut resorbiert zu werden, müssen die Arzneistoffe sowohl **hydrophile** (wasserlösliche) als auch **lipophile** (fettlösliche) Eigenschaften aufweisen. Dabei ist die Fettlöslichkeit von größerer Bedeutung als die Wasserlöslichkeit.

Geladene Moleküle können im Gegensatz zu ungeladenen Molekülen die Lipidmembranen (☞ Glossar) des Körpers nur sehr schlecht passieren. Sie werden deshalb nur wenig resorbiert.

1.6.1.2 Resorption nach oraler Anwendung

Die meisten Arzneimittel werden dem Körper oral zugeführt, der Resorption im Magen-Darm-Trakt kommt deshalb die größte Bedeutung zu. Die Membranen des Magen-Darm-Kanals können vor allem von lipophilen Arzneistoffen gut durchdrungen werden. Wenig fettlösliche Stoffe, z. B. **Strophanthin**, werden deshalb nur schlecht aufgenommen. Durch Nahrungsbestandteile in Magen und Darm wird die Resorption von Arzneistoffen beeinflusst. Einzelne Arzneistoffe, z. B. **Griseofulvin**, werden nach fettreichen Speisen verstärkt, andere verzögert oder vermindert aufgenommen.

Da die Oberfläche des Dünndarms etwa 500 mal größer ist als die des Magens, ist er der Hauptresorptionsort für peroral

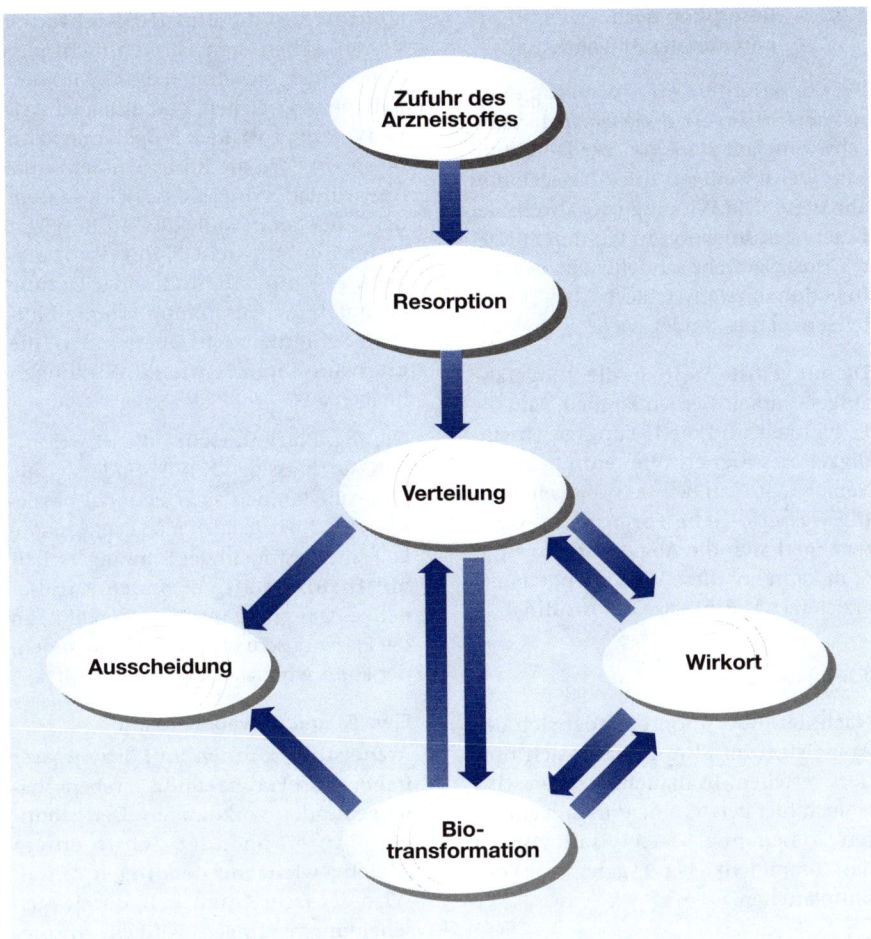

Abb. 1-5: *Resorption, Verteilung, Biotransformation, Ausscheidung.*

verabreichte Arzneistoffe. Deshalb ist die Entleerungszeit des Magens in den Dünndarm wichtig. Sie kann durch Pharmaka wie **Metoclopramid** beschleunigt oder z. B. durch **Atropin** oder **Imipramin** verlangsamt werden.

Aber auch die Passagezeit durch den Dünndarm ist wichtig.

Bei starken Durchfällen oder durch Laxanzien kann sie so verkürzt sein, dass die Menge der resorbierten Arzneistoffe erheblich vermindert ist.

1.6.1.3 Resorption nach parenteraler Anwendung

Bei der parenteralen Anwendung von Arzneistoffen ist die Resorptionsgeschwindigkeit stark von der Durchblutung des jeweiligen Injektionsgebietes abhängig. Die Wirkung tritt also in der Regel nach Injektion in gut durchblutetes Muskelgewebe schneller ein als nach Injektion in relativ schlecht durchblutetes subkutanes Bindegewebe.

Da nur gelöste Stoffe in die Blutgefäße aufgenommen werden können, sind die Löslichkeit und die Lösungsgeschwindigkeit des Arzneistoffes entscheidend. Verabreicht man beispielsweise eine wenig wasserlösliche Form ins Gewebe, verzögert sich die Abgabe an das Blut. Man kann auf diese Weise Depoteffekte erzielen (z. B. Zinksalze des **Insulins**).

1.6.2 Verteilung

Nach der Resorption befindet sich der Arzneistoff im Blut. Er kann sich nun dort verteilen. In manchen Fällen wird er auch hier bereits eine Wirkung entfalten. So hemmt z. B. **Acetylsalicylsäure** das Zusammenkleben (Aggregation) der Blutplättchen.

In der Regel muss der Arzneistoff die Blutbahn aber wieder verlassen, um an seinen Zielort zu gelangen.

Um bestimmte Gebiete des Körpers, z. B. das Gehirn, zu erreichen, muss der Arzneistoff besondere Schranken passieren. Einige dieser Schranken stellen für bestimmte Arzneistoffe unüberwindliche Hindernisse dar.

So kann z. B. die **Blut-Hirn-Schranke** von manchen Arzneistoffen nicht passiert werden, sie können das Gehirn deshalb nicht erreichen, dort also auch keine Wirkung entfalten. Scopolamin kann beispielsweise die Blut-Hirn-Schranke überwinden. Wird an das Stickstoffatom des Scopolamin-Moleküls ein Butylrest angehängt, entsteht **N-Butylscopolamin**. Es kann aufgrund seiner Ladung als quartäres Ammonium-Ion die Blut-Hirn-Schranke nicht überwinden, die unerwünschten zentralen Wirkungen bleiben aus.

Die sog. **Plazentarschranke** ist wesentlich durchlässiger. Nur besonders große Moleküle können auch sie nicht passieren. Deshalb behandelt man diabeteskranke Frauen während der Schwangerschaft mit **Insulin** statt mit oralen Antidiabetika. Das große Insulin-Molekül kann die Plazentarschranke nicht überwinden, der Fötus wird nicht „mitbehandelt".

Eiweiß- und Gewebebindung

Arzneistoffe können im Körperwasser frei oder an Plasma- und Gewebeproteine gebunden vorkommen. Der gebundene Anteil befindet sich in einem Gleichgewicht mit dem freien Anteil. Wird der freie Anteil, z. B. durch Ausscheidung, verringert, wird ein entsprechender Anteil wieder aus der Bindung freigesetzt.

Der gebundene Anteil des Arzneistoffes kann nicht zum Wirkort gelangen, er kann also nicht wirksam werden. Er wird aber auch in der Regel nicht durch Enzyme umgebaut oder ausgeschieden. Der gebundene Anteil stellt deshalb gewissermaßen eine Speicherform dar.

Arzneistoffe können sich gegenseitig aus der Eiweißbindung verdrängen, z. B. kann **Phenylbutazon** Cumarine aus ihrer **Plasmaproteinbindung** verdrängen (☞ 1.9.2, Wechselwirkungen).

1.6.3 Abbau

Der Körper muss ihm zugeführte Arzneistoffe in der Regel erst ab- und umbauen, bevor sie über Leber oder Niere ausgeschieden werden können. Diesen Ab- und Umbau nennt man Biotransformation. Die entstehenden Produkte nennt man **Metaboliten.**

Die **Biotransformation** erfolgt vor allem in der Leber. Die beteiligten Enzyme, z. B. Oxygenasen, können Stoffe mit sehr unterschiedlichen chemischen Eigenschaften verändern.

Die zunächst entstehenden Metaboliten können weniger, genauso und in manchen Fällen überhaupt erst wirksam sein. So entsteht z. B. aus Diazepam der ebenfalls wirksame Metabolit **Oxazepam.** Erst in weiteren Schritten werden die Arzneistoffe dann in immer besser wasserlösliche und damit leichter auszuscheidende Produkte umgewandelt.

1.6.3.1 First-pass-Effekt

Arzneistoffe, die im Magen-Darm-Trakt resorbiert wurden, gelangen mit dem Blutstrom zunächst über das Pfortadersystem in die Leber, bevor sie über den großen Kreislauf ihren Wirkort erreichen. Einige Arzneistoffe werden bereits bei dieser ersten Leberpassage sehr stark metabolisiert. Davon betroffen sind z. B. **Propranolol** und **Nitroglycerin.**

Man muss bei diesen Arzneistoffen deshalb entweder die orale Dosis gegenüber der intravenösen erhöhen oder sie unter Umgehung des First-pass-Effektes z. B. sublingual verabreichen.

1.6.3.2 Enzyminduktion

Einige Arzneistoffe können bei mehrmaliger Anwendung die Leber zu vermehrter Produktion von Enzymen, die an der Biotransformation beteiligt sind, anregen. Diesen Vorgang nennt man Enzyminduktion. Die Folge ist, dass der auslösende Arzneistoff, andere gleichzeitig verabreichte Arzneimittel und körpereigene Stoffe (z. B. Steroidhormone) schneller abgebaut werden. Wichtige Auslöser von vermehrter Enzymproduktion sind z. B. Barbiturate, Hydantoine, **Rifampicin** und Insektizide.

1.6.4 Ausscheidung

Die wichtigsten Ausscheidungsorgane für Arzneistoffe sind die Nieren. Viele Arzneistoffe werden aber auch über die Galle mit dem Stuhl ausgeschieden. Der Haut und den Lungen (z. B. Narkosegase) kommt nur untergeordnete Bedeutung zu.

Wie bei der Resorption ist auch hier die Wasser- bzw. Lipid-Löslichkeit eines Stoffes wichtig.

Die sog. renale Clearance ist ein Maß dafür, wie schnell ein bestimmter Arzneistoff über die Nieren ausgeschieden wird.

1.6.5 Halbwertszeit

Sie gibt an, nach welcher Zeit nur noch die Hälfte der ursprünglichen Konzentration des Arzneistoffes im Körper ist. Die Halbwertszeit ist also wichtig, um die Wirkungsdauer eines Arzneistoffes abschätzen zu können. Sie bildet die Grundlage für Dosierungsrichtlinien.

Stoffe mit sehr kurzer Halbwertzeit sind z. B. **Acetylsalicylsäure** und **Penicillin G**. Diese Arzneistoffe müssen dem Körper in wesentlich kürzeren Abständen zugeführt werden, um eine kontinuierliche Wirkung zu erzielen, als Arzneistoffe mit einer langen Halbwertszeit, z. B. **Lithium**.

1.6.6 Kumulation

Wird ein Arzneistoff dem Körper in kürzeren Abständen zugeführt, als dieser ihn abbauen bzw. ausscheiden kann, trifft jede neu zugeführte Menge auf einen Rest der vorangegangenen Gabe. Diese Mengen addieren sich. Bei fortgesetzter Zufuhr des Arzneistoffes wird die Restmenge immer größer, sie kumuliert. Auf diese Weise kann es zu Überdosierungen und Vergiftungserscheinungen kommen. Auch wirksame Metaboliten können kumulieren.

 Die Gefahr der Kumulation ist bei Arzneistoffen mit einer langen Halbwertszeit besonders groß.

1.7 Pharmakodynamik

Die Pharmakodynamik beschäftigt sich mit den Wirkungsmechanismen von Arznei- und Giftstoffen im Körper.

1.7.1 Arzneistoff-Rezeptor-Wechselwirkungen

Als **Rezeptoren** bezeichnet man spezifische Makromoleküle (☞ Glossar), an denen körpereigene Stoffe und Arzneistoffe angreifen und eine Wirkung auslösen können.

Damit ein Arzneistoff eine Wirkung an einem bestimmten Rezeptor hervorrufen kann, müssen die beiden wie Schlüssel und Schloss zueinander passen.

Als **Agonisten** bezeichnet man Stoffe, die eine pharmakologische Wirkung am Rezeptor hervorrufen.

1.7.2 Antagonisten und Synergisten

Antagonisten sind Stoffe, die den Effekt eines anderen Stoffes aufheben oder verringern. So hebt z. B. **Naloxon** die Wirkung von **Morphin** auf und wird deshalb auch als Morphinantagonist bezeichnet.

Verstärken sich zwei oder mehrere gleichzeitig verabreichte Arzneistoffe gegenseitig in ihrer Wirkung, spricht man von **Synergismus**. Man kombiniert z. B. häufig **Trimethoprim** mit dem Sulfonamid **Sulfamethoxazol**. Die beiden greifen an verschiedenen Stellen des Folsäurestoffwechsels der Bakterien an und verstärken sich so gegenseitig in ihrer Wirkung.

Addieren sich die Wirkungen der gleichzeitig verabreichten Arzneistoffe, spricht man von additiver Wirkung. Ist die Wirkung aber größer, als es der reinen Addition entspricht, nennt man diesen Effekt **Potenzierung**.

1.7.3 Dosierung

Die Wirkungsstärke eines Arzneimittels hängt von seiner Konzentration am Wirkort ab. Verabreicht man einer 50 kg und einer 100 kg schweren Person die gleiche Menge eines Arzneimittels, wird bei gleichmäßiger Verteilung des Arzneistoffes im Organismus die Konzentration am Wirkort bei der ersten Person doppelt so hoch sein. Deshalb ist es besser, die Dosierung in mg Arzneistoff pro kg Körpergewicht anzugeben.

Normalerweise geht man bei der Dosierung für Erwachsene in Europa von einem Körpergewicht von 70 kg aus. Größere Abweichungen vom „Normalgewicht" sind aber auch hier zu berücksichtigen.

1.7.3.1 Einfluss des Lebensalters

Bei der Dosierung für Kinder darf nicht einfach die Dosierung für Erwachsene auf das geringere Gewicht von Kindern umgerechnet werden. In vielen Fällen ist die Dosierung für Kinder pro kg Körpergewicht höher als bei Erwachsenen. Es gibt aber andererseits auch Arzneimittel, die Kinder schlechter vertragen als Erwachsene, z. B. morphinartige Analgetika.

Bei **Neugeborenen** und **Säuglingen** besitzen die Enzyme (Fermente), die an der Biotransformation (☞ 1.6.3) beteiligt sind, noch nicht ihre volle Aktivität. Einige Substanzen können deshalb nur sehr langsam aus dem Säuglingsorganismus ausgeschieden werden, z. B. **Chloramphenicol.** Deshalb müssen bei Säuglingen Arzneimittel besonders vorsichtig dosiert werden. Sie reagieren z. B. auch auf **Morphin** und **Salicylsäure** sehr empfindlich.

Das Gewebe **alter Menschen** hat einen geringeren Wassergehalt als das Gewebe von jüngeren Menschen. Deshalb wird bei gleicher Dosis pro kg Körpergewicht eine höhere Konzentration am Wirkort

erreicht. Durch eine verringerte Funktion der Leber und der Nieren werden die Arzneistoffe zusätzlich langsamer abgebaut und ausgeschieden. Deshalb reagieren alte Menschen in der Regel empfindlicher gegenüber Arzneistoffen als jüngere Menschen.

Alte Menschen zeigen auf bestimmte Arzneimittel aufgrund sklerotischer Veränderungen auch häufiger abnorme Reaktionen. So können sie z. B. auf Beruhigungs- und Schlafmittel mit Verwirrtheitszuständen, Angst und Depressionen reagieren.

1.7.4 Therapeutische Breite

Als therapeutische Breite bezeichnet man das Intervall (Zwischenraum) zwischen therapeutisch wirksamer und toxischer (giftiger) Dosis. Je größer dieses Intervall ist, um so „ungefährlicher" ist ein Arzneimittel.

 Arzneimittel mit sehr kleiner therapeutischer Breite, z. B. **Herzglykoside**, müssen sehr genau dosiert werden, weil bereits bei geringfügiger Überdosierung ernste Nebenwirkungen auftreten können.

1.8 Nebenwirkungen

1.8.1 Arzneistoff- und dosisabhängige Nebenwirkungen

Ein in den Körper gebrachtes Arzneimittel löst dort nicht eine einzige, sondern in aller Regel mehrere Wirkungen aus. Den im Vordergrund stehenden erwünschten Effekt bezeichnet man als Hauptwirkung, die unerwünschten Begleiterscheinungen als Nebenwirkungen. Sie treten also auch bei völlig bestimmungsgemäßem Gebrauch und richtiger Dosierung auf.

Das gleiche Arzneimittel kann bei verschiedenen Personen unterschiedliche Nebenwirkungen hervorrufen. Arzneimittel mit starker Wirkung weisen in der Regel häufiger schwerwiegende Nebenwirkungen auf als schwach wirksame Substanzen. Nebenwirkungen treten aber auch auf unter der Gabe von Plazebos, also wirkstofffreien Präparaten (☞ 1.1.4).

Je nach therapeutischer Absicht kann eine Nebenwirkung zur Hauptwirkung werden und umgekehrt. So kommen z. B. einige Antihistaminika aufgrund ihres sedierenden (beruhigenden) Effektes auch als leichte Schlafmittel zum Einsatz. Man muss bei jedem Einsatz eines Arzneimittels prüfen, ob das gleiche therapeutische Ziel nicht durch ein anderes, nebenwirkungsärmeres Präparat erzielt werden kann.

Im Folgenden werden einige wichtige Nebenwirkungen erwähnt. Diese Aufstellung kann aber naturgemäß nicht vollständig sein.

1.8.1.1 Nebenwirkungen am Herz-Kreislauf-System

Ein bestehender **Bluthochdruck** kann z. B. durch Sympathomimetika (z. B. **Ephedrin**) oder orale Kontrazeptiva weiter erhöht werden.

Eine unerwünschte **Blutdrucksenkung** kann durch Beta-Blocker, **Nitroglycerin** und Neuroleptika hervorgerufen werden.

Atropinartige Stoffe, Sympathomimetika, **Theophyllin** und Schilddrüsenhormone erhöhen die Schlagfrequenz des Herzens (**Tachykardie**).

Eine verminderte Schlagfrequenz (**Bradykardie**) kann durch Beta-Blocker und Digitalisglykoside ausgelöst werden.

1.8.1.2 Nebenwirkungen im Magen-Darm-Kanal

Außerordentlich viele Arzneimittel rufen Magen-Darm-Beschwerden hervor.

Schädigungen der Schleimhaut bis hin zu **Ulcerationen** (Geschwüre) können durch Salicylate, nichtsteroidale Antirheumatika und Glukokortikoide verursacht werden.

Durch Schädigung der Darmflora treten häufig nach der Gabe von Antibiotika **Durchfälle** auf.

Verstopfung tritt z. B. nach Gabe von morphinartigen Analgetika und atropinartigen Arzneistoffen auf.

1.8.1.3 Nebenwirkungen am Zentralnervensystem

Viele Arzneimittel haben eine unerwünschte **sedierende Wirkung**, z. B. zentrale Muskelrelaxanzien, Antidepressiva, Neuroleptika und morphinartige Analgetika.

Schilddrüsenhormone und Sympathomimetika (z. B. **Ephedrin**) können dagegen **Unruhe** und Nervosität hervorrufen.

Morphinartige Analgetika bewirken eine **Atemdepression** (☞ 19.1), die z. B. für Neugeborene lebensbedrohlich sein kann; außerdem erregen sie das Brechzentrum.

Unter der Therapie mit Neuroleptika können **Parkinson-ähnliche Sympto-**

me wie Zittern, Bewegungsarmut und Muskelsteifheit auftreten. Einige Arzneistoffe wie Beta-Blocker und **Levodopa** können **Depressionen** auslösen.

1.8.1.4 Nebenwirkungen auf Haut und Schleimhaut

Nebenwirkungen auf der Haut sind leicht zu erkennen und verdienen deshalb besondere Beachtung.

Hautausschläge und Nesselsucht können z. B. nach Gabe von **Chinidin**, Jodisationshemmern (z. B. **Carbimazol**) und **Streptokinase** auftreten.

Eine Rötung der Haut kann z. B. durch herzwirksame Nitrate und Nifedipin ausgelöst werden.

Unter der Einnahme von Nikotinsäurederivaten kommt es häufig zu **Juckreiz**.

Eine erhöhte Empfindlichkeit gegenüber Sonnenlicht **(Photosensibilisierung)** kann u. a. durch Tetrazykline und **Chlorpromazin** verursacht werden.

Durch Kortikoide kann die Wundheilung verzögert sein.

1.8.1.5 Nebenwirkungen an Leber und Niere

Zu einer vermehrten Speicherung von Wasser im Körper kann es z. B. durch Glukokortikoide, **Clonidin**, **Methyldopa** und **Prazosin** kommen. Eine verstärkte Ausscheidung von Wasser erfolgt dagegen unter der Therapie mit Lithium.

Imipramin und atropinartige Stoffe können Störungen beim Wasserlassen auslösen. Nichtsteroidale Antirheumatika können Nierenschäden hervorrufen.

Unter bestimmten Voraussetzungen kann eine Vielzahl von Arzneimitteln ein breites Spektrum von Lebererkrankungen hervorrufen, z. B. Analgetika, Antiarrhythmika, Antibiotika, orale Antidiabetika, Antihypertensiva, Antirheumatika, Chemotherapeutika, Hormone, Psychopharmaka und Zytostatika. Die Erkrankungen reichen von hepatitisähnlichen Veränderungen bis zu bösartigen Lebertumoren. Auffallend häufig sind Leberschäden durch Tuberkulostatika, insbesondere bei Kombinationsbehandlung.

1.8.1.6 Veränderungen der Knochenmarksfunktion und des Blutbildes

Knochenmarksschäden können z. B. bei der Behandlung mit nichtsteroidalen Antirheumatika, **Phenytoin** oder **Ethosuximid** auftreten. Besonders schwere Schädigungen des Knochenmarks treten nach Behandlung mit Zytostatika auf.

Störungen des Blutbildes können durch Jodisationshemmer (z. B. **Carbimazol**), Kortikoide, **Chloramphenicol**, **Baclofen** und andere ausgelöst werden.

1.8.1.7 Nebenwirkungen am Auge

Atropinartige Stoffe können **Akkommodationsstörungen** (☞ Glossar) am Auge auslösen. Einige Arzneistoffe, wie **Chloroquin**, **Phenylbutazon**, Phenothiazine (z. B. **Chlorpromazin**) und Kortikosteroide, können sich in verschiedenen Teilen des Auges ablagern. Sehstörungen, wie eine **Gesichtsfeldtrübung**, können u. a. durch **Phenytoin** hervorgerufen werden. Kortikoide erhöhen den Augeninnendruck.

1.8.1.8 Sonstige Nebenwirkungen

Bei der Behandlung mit Kortikoiden kommt es zu einer **verminderten Glukosetoleranz.** Parasympatholytika rufen **Mundtrockenheit** hervor.

Kopfschmerzen treten häufig bei Behandlung mit Nitraten und Calcium-Antagonisten auf.

Während der Einnahme von **Phenytoin** kann es zu **Zahnfleischwucherungen** kommen.

Aminoglykosidantibiotika können schwere **Hörstörungen** verursachen.

Diese Liste ließe sich beliebig verlängern. Im Rahmen dieses Buches kann jedoch nur ein kurzer Einblick in die vielfältigen Nebenwirkungen von Arzneimitteln gegeben werden.

1.8.2 Allergisch bedingte Nebenwirkungen

Ein dem Körper zugeführter Stoff (z. B. ein Arzneistoff) kann mit Einweißstoffen einen Komplex bilden. Der Körper entwickelt gegen diesen Komplex Antikörper. Wird der Stoff dem Körper erneut zugeführt, wirkt er als Antigen, es kommt zu einer Antigen-Antikörper-Reaktion.

Die allergische Reaktion ist unabhängig von der eigentlichen Arzneistoffwirkung. Sie läuft bei den verschiedensten Stoffen immer recht ähnlich ab. Sie ist auch unabhängig von der zugeführten Menge des jeweiligen Stoffes.

Wichtige klinische Erscheinungsformen der Allergie sind Hautreaktionen wie Juckreiz und Nesselsucht, Kreislaufstörungen bis hin zum Schock, asthmatische Erscheinungen und Blutbildstörungen.

Allergien richten sich häufig gegen Stoffgruppen, z. B. gegen alle Beta-Lactam-Antibiotika bei Penicillin-Allergie (Kreuzallergie).

Allergien sind nicht vorhersehbar und betreffen immer nur einen bestimmten Personenkreis. Vor der Verabreichung eines Medikaments ist es daher wichtig, den Patienten nach eventuell bestehenden Allergien zu befragen. Betroffene Menschen tragen häufig auch einen sogenannten **Allergie-Pass** mit sich, in dem jeweils alle bestehenden Allergien eingetragen sind.

1.8.3 Arzneimittel in der Schwangerschaft

Die Frucht schädigende und insbesondere Missbildungen auslösende (teratogene) Wirkungen gehören zu den schwerwiegendsten Nebeneffekten von Arzneimitteln.

Die Gefahr einer Schädigung ist nicht während der gesamten Schwangerschaft gleich groß. Eine Schädigung in den ersten 15 Tagen nach der Befruchtung führt meist zum Absterben des Keims.

Zwischen der 3. und 12. Schwangerschaftswoche werden die inneren Organe angelegt und die äußere Körperform ausgebildet. In dieser Zeit ist der Embryo am empfindlichsten gegenüber schädlichen Einflüssen. Arzneimittel mit teratogener Wirkung können hier zu schwersten Missbildungen führen.

In der Zeit bis zur Geburt werden dann die angelegten Gewebe und Organe weiter ausgebildet und die Körperfunktion entwickelt. Schädigungen in dieser Zeit führen zu einer Unreife der Organe und Körperfunktionen.

Das Abschätzen der Gefahr einer Schädigung des Embryos bzw. des Feten ist außerordentlich schwierig, da zum einen Aussagen aus Tierversuchen nicht ohne Vorbehalte auf den Menschen übertragbar sind. So tritt z. B. die Schädigung an den Gliedmaßen, die das **Thalidomid** (CONTERGAN®) hervorgerufen hat, nur bei wenigen Tierarten auf. Zum anderen löst eine teratogene Substanz nicht in jedem Fall eine Missbildung aus, es spielen zusätzliche Faktoren wie Lebensalter, Lebensweise und Rassenunterschiede eine Rolle. Es ist im nachhinein sehr schwierig, in Studien herauszufinden, ob nun eine bestimmte Missbildung auf ein bestimmtes Arzneimittel zurückzuführen ist.

 Arzneimittel sollen in der Schwangerschaft nur eingenommen werden, wenn es unbedingt notwendig ist. Hier ist sorgfältig abzuwägen, ob das therapeutische Ziel nicht durch andere Maßnahmen zu erreichen ist.

In den ersten drei Monaten der Schwangerschaft ist besondere Zurückhaltung geboten.

Neu auf den Markt gekommene Präparate sollen möglichst gemieden werden. Besser ist es, solche Arzneimittel zu verwenden, bei denen schon einige Erfahrung über das Risiko einer Schädigung im Mutterleib vorliegt.

Bei Frauen im gebärfähigen Alter ist bei jeder Verordnung von Arzneimitteln daran zu denken, dass möglicherweise eine noch unerkannte Schwangerschaft vorliegt.

1.8.4 Arzneimittel und Straßenverkehr

Eine Reihe von Arzneimitteln kann die Verkehrstüchtigkeit so stark einschränken, dass eine Teilnahme am Straßenverkehr, ohne sich selbst und andere zu gefährden, nicht mehr möglich ist. Dies gilt nicht nur für Kraftfahrer, sondern auch für Radfahrer und Fußgänger.

Die wichtigsten Gruppen sind:

1.8.4.1 Schlaf- und Beruhigungsmittel

Diese Arzneimittel schränken für den Straßenverkehr wichtige Funktionen wie Aufmerksamkeit, Reaktionsfähigkeit und Beobachtungsschärfe ein.

Schlafmittel mit langanhaltender Wirkung, besonders sogenannte Durchschlafmittel, wirken so lange, dass sie, wenn sie wie üblich abends vor dem Schlafengehen eingenommen werden, noch am nächsten Morgen die Fahrtüchtigkeit einschränken können. Dies ist besonders dann der Fall, wenn das Schlafmittel erst spät nachts oder in den frühen Morgenstunden eingenommen wird.

Besonders gefährlich sind Kombinationen von Alkohol mit Schlaf- und Beruhigungsmitteln, da sie sich gegenseitig in ihrer Wirkung verstärken.

Langwirkende Schlaf- und Beruhigungsmittel können bei häufigerer Einnahme kumulieren (☞ 1.6.6) und so die Fahrtüchtigkeit einschränken.

1.8.4.2 Psychopharmaka

Tranquillanzien, trizyklische Antidepressiva und Neuroleptika vermindern die Verkehrstüchtigkeit durch ihre sedierende (müde machende) Wirkung. Die durch sie hervorgerufene Blutdrucksenkung kann zu Benommenheit und Schwindel führen.

Bei den Neuroleptika ist die sedierende Wirkung bei den einzelnen Stoffen jedoch verschieden stark ausgeprägt.

Werden Alkohol und Psychopharmaka zusammen eingenommen, kann es zu einer Potenzierung (☞ 1.7.2) der Alkoholwirkung kommen.

1.8.4.3 Narkotika

Nach Kurznarkosen, wie sie z. B. für kleine chirurgische Eingriffe oder zu diagnostischen Zwecken verwendet werden, erwachen die Patienten im allgemeinen rasch. Wegen der langsamen Ausscheidung ist jedoch bis zu 24 Stunden mit einer eingeschränkten Verkehrstüchtigkeit zu rechnen. Deshalb sollen Patienten nach einer Narkose grundsätzlich nicht unbegleitet nach Hause gehen!

1.8.4.4 Antihypertensiva

Durch starke Blutdrucksenkung können diese Arzneimittel Schwindel und Benommenheit auslösen.

1.8.4.5 Antihistaminika

Antihistaminika werden vor allem zur Behandlung von Allergien und als Mittel gegen Reisekrankheit eingesetzt. Viele dieser Stoffe haben eine ausgeprägte sedierende Wirkung.

1.8.4.6 Stimulanzien und Appetitzügler

Zentral erregende Stoffe können eine ausreichende Fahrtüchtigkeit vortäuschen, während aber tatsächlich Aufmerksamkeit und Reaktionsfähigkeit herabgesetzt sind.

Einige Arzneimittel müssen über einen sehr langen Zeitraum eingenommen werden, z. B. Antiepileptika, Antidiabetika, Antihypertensiva und Psychopharmaka. Im Einzelfall wird der Arzt entscheiden, ob nach einer Gewöhnungsphase dem Patienten das Führen eines Kraftfahrzeuges erlaubt werden kann.

1.9 Arzneimittelwechselwirkungen

Unter Arzneimittelwechselwirkung (Interaktion) versteht man die Beeinflussung einer Arzneimittelwirkung durch eine weitere Substanz. Im weiteren Sinn gehört dazu auch die veränderte Wirkung durch Nahrungs- und Genussmittel (z. B. Alkohol).

Diese Wechselwirkungen können erwünscht oder unerwünscht sein. Erwünschte Wechselwirkungen werden zum Teil gezielt genutzt, um ein therapeutisches Ziel zu erreichen, z. B. die Kombination verschiedener Bluthochdruckmittel.

Die meisten Wechselwirkungen sind jedoch unerwünscht. Je mehr Medikamente ein Patient einnimmt, um so größer ist die Gefahr, dass unerwünschte, evtl. gefährliche Wechselwirkungen auftreten. Diese Gefahr ist dann besonders groß, wenn es sich um Medikamente handelt, die eine starke Zunahme der Wirkung bei zunehmender Dosierung (steile Dosis-Wirkungs-Kurve) aufweisen, und bei Arzneistoffen mit geringer therapeutischer Breite (☞ 1.7.4). Zu diesen Medikamenten gehören z. B. Herzglykoside, Zytostatika, orale Antidiabetika und orale Antikoagulanzien. Werden sie mit anderen Arzneistoffen kombiniert, ist immer besonders sorgfältig auf mögliche Wechselwirkungen zu achten, um den Patienten vor möglicherweise schwerwiegenden Schäden zu bewahren.

1.9.1 Wechselwirkungen außerhalb des Organismus

Beim Mischen verschiedener Arzneistoffe, z. B. beim Aufziehen in einer gemeinsamen Spritze, kann es zu Unverträglichkeiten (Inkompatibilitäten) der Substanzen untereinander kommen. Diese Unverträglichkeiten können chemischer oder physikalischer Natur sein.

Da Inkompatibilitäten sehr zahlreich sind, ist es grundsätzlich besser, Arzneistoffe nie in Mischspritzen o.ä. zu verabreichen. Bei Infusionen ist es immer sinnvoller, Arzneimittel in den Infusionsschlauch zu spritzen oder über ein T-Stück zu infundieren. Bevor man irgendwelche Infusionslösungen mischt, beachte man sorgfältig die Anweisungen des Herstellers, ob dies ausdrücklich gestattet ist, oder befrage die Apotheke!

1.9.2 Pharmakokinetische Wechselwirkungen

Im Rahmen dieses Buches kann nur ein sehr kleiner Ausschnitt aus den sehr vielfältigen Arzneimittelwechselwirkungen gezeigt werden. Im Folgenden werden einige wichtige Beispiele erwähnt. Arzneistoffe können sich im Körper gegenseitig bei der Resorption, Verteilung und Ausscheidung beeinflussen.

1.9.2.1 Resorption

Wird durch ein Arzneimittel die Zeit bis zur Entleerung des Magens in den Darm verlängert, kommt es zu einer verlangsamten Resorption, da die meisten Arzneimittel im Dünndarm resorbiert werden. Arzneimittel, die eine verlangsamte Magenentleerung bewirken, sind z. B. Opioide oder trizyklische Antidepressiva wie das **Imipramin.**

Eine beschleunigte Magenentleerung bewirkt z. B. **Metoclopramid.** Diesen Effekt macht man sich bei der Migränetherapie zunutze: Während eines Migräneanfalls ist die Magenentleerung stark verlangsamt, es dauert also sehr lange, bis die Wirkung eines verabreichten Schmerzmittels einsetzt. Durch gleichzeitige Gabe von **Metoclopramid** und z. B. **Acetylsalicylsäure** erreicht man eine schnellere und bessere Wirkung des Schmerzmittels.

Wird die Darmpassagezeit durch gleichzeitige Verabreichung von Laxanzien verkürzt, hat das für einige Pharmaka wie **Digoxin** eine verminderte Resorption zur Folge.

Tetrazykline bilden mit z. B. Calcium-, Magnesium- und Eisenionen schwer resorbierbare Komplexe. Es besteht also bei gleichzeitiger Verabreichung dieser Ionen trotz richtiger Dosierung des Antibiotikums die Gefahr, dass dieses nicht in ausreichender Menge an den Wirkort gelangt.

Ionenaustauscher wie das **Colestyramin** binden nicht nur Gallensäuren, was therapeutisch erwünscht ist, sondern auch viele gleichzeitig verabreichte Arzneimittel. Auch durch Adsorbenzien wie Kohle, Kaolin und Antazida wird häufig die Resorption anderer Pharmaka vermindert. Deshalb soll zwischen der Verabreichung dieser Arzneimittel ein möglichst großer Abstand (mindestens 2 Stunden) eingehalten werden.

1.9.2.2 Verteilung

Arzneistoffe können sich gegenseitig aus der Proteinbindung verdrängen (☞ 1.6.2). Die klinische Bedeutung dieses Phänomens wird in der Literatur häufig überschätzt, da gleichzeitig mit der Verdrängung auch die Ausscheidung beeinflusst wird. Wahrscheinlich hat die Beeinflussung der Ausscheidung dabei größere Bedeutung als die Veränderung aus der Proteinbindung.

1.9.2.3 Biotransformation

Einige Arzneistoffe bewirken eine **Hemmung von Enzymsystemen**, die zum Abbau anderer Arzneistoffe nötig sind. Diese Arzneistoffe werden bei gleichzeitiger Verabreichung dann langsamer abgebaut und haben deshalb eine verstärkte Wirkung.

So hemmen z. B. **Ethanol, Chloramphenicol, Allopurinol** und **Phenylbutazon** den Abbau von oralen Antikoagulanzien. Es kommt zu einer verstärkten Blutungsneigung.

Salizylate, Sulfonamide, orale Antikoagulanzien, **Phenylbutazon, Propranolol, Chloramphenicol** u. a. hemmen den Abbau einiger oraler Antidiabetika. Es kommt zu einer verstärkten blutzuckersenkenden Wirkung.

Cimetidin hemmt den Abbau von z. B. **Diazepam, Propranolol, Phenytoin** und **Warfarin**. Es kommt zu verlängerten und verstärkten Wirkungen der Arzneistoffe. Einige Arzneistoffe beschleunigen durch Enzyminduktion (☞ 1.6.3.2) den Abbau anderer Pharmaka. Durch Barbiturate, z. B. **Phenobarbital, Rifampicin** und bei chronischem Alkoholmissbrauch kommt es zu einem beschleunigten Abbau von z. B. oralen Kontrazeptiva, oralen Antikoagulanzien, oralen Antidiabetika und **Digitoxin**. Es kommt zu einer verminderten Wirkung dieser Pharmaka. In der Regel wird dann ihre Dosis erhöht. Wird nun das Arzneimittel, das die verstärkte Enzymaktivität auslöst, abgesetzt (z. B. das barbiturathaltige Schlafmittel bei Entlassung aus der Klinik), kehrt der Stoffwechsel für z. B. die oralen Antikoagulanzien nach einiger Zeit wieder auf die ursprüngliche Aktivität zurück. Wird nun in diesem Beispiel das orale Antikoagulans nicht in seiner Dosis reduziert, kommt es zu Überdosierungen und zu einer verstärkten Blutungsneigung.

Auch Nahrungsmittel können die Bioverfügbarkeit von Arzneistoffen beeinflussen. So steigert zum Beispiel Grapefruitsaft bei bestimmten Menschen die Wirkung von **Ciclosporin** oder **Terfenadin,** so dass Nebenwirkungen auftreten können.

1.9.2.4 Ausscheidung

Die Niere ist das wichtigste Ausscheidungsorgan für Arzneimittel. Deshalb betreffen die meisten Wechselwirkungen dieses Organ. Arzneistoffe, die den **pH-Wert des Harns** verändern, können die Ausscheidung von schwachen Säuren und Basen beeinflussen. Schwache Säuren wie Barbiturate und Salizylate werden besonders gut nach Alkalisierung des Harns ausgeschieden, schwache Basen wie **Chinidin** und **Trimethoprim** im sauren Harn. Einige Arzneistoffe können sich gegenseitig in ihrer Ausscheidung durch die Nieren hemmen, so z. B. Salizylate, **Phenylbutazon** und **Methotrexat**. **Chinidin** hemmt die Ausscheidung von **Digoxin**.

1.9.3 Pharmakodynamische Wechselwirkungen

Durch Reaktionen an den Rezeptoren oder Zielorganen kann es zu Wirkungsverstärkungen (**synergistische Reaktionen;** Tab. 1-1) oder Wirkungsverminderungen (**antagonistische Reaktionen,** ☞ Tab. 1-2, ☞ 1.7.2) kommen.

Kombination	Mögliche Auswirkungen
Alkohol + zentral dämpfende Arzneimittel	Verstärkung der sedierenden (= beruhigenden) Wirkung, bei Überdosierung Atemdepression und Koma
Kombinationen von Sedativa, Antihistaminika, Hypnotika, Tranquilizern, Neuroleptika, Antidepressiva, Opioiden	Verstärkung der sedierenden Wirkung, bei Überdosierung Atemdepression und Koma
Calcium + Herzglykoside	Verstärkte Wirkung der Herzglykoside
Thrombozytenaggregationshemmer, z. B. **Salicylsäure** und orale Antikoagulanzien	Verstärkte Blutungsneigung
Kaliummangel, z. B. durch Diuretika oder Laxanzienmissbrauch + Herzglykoside	Verstärkte Wirkung der Herzglykoside
Orale Antidiabetika + β-Rezeptorenblocker	Verstärkte hypoglykämische Wirkung
Antihypertensiva, Antiarrhythmika, Koronartherapeutika	u. U. Absinken des Blutdrucks (Hypotonie) durch Verstärkung der blutdrucksenkenden Wirkung
Muskelrelaxanzien + Aminoglykosidantibiotika, z. B. **Streptomycin**	Verstärkung der muskelentspannenden Wirkung
Terfenadin + Grapefruitsaft	Erhöhtes Risiko für Nebenwirkungen am Herzen
β-Rezeptorenblocker + **Insulin** oder orale Antidiabetika	Absinken des Blutzuckerspiegels (Hypoglykämie)

Tab. 1-1: Beispiele für Wirkungsverstärkungen.

Kombination	Mögliche Auswirkungen
Vermehrter Kaliumgehalt im Blut (Hyperkaliämie), z. B. durch kaliumsparende Diuretika + Herzglykoside	Verminderte Wirkung der Herzglykoside
Orale Antikoagulanzien + Vitamin K	Verminderte Wirkung der Antikoagulanzien
Penicilline + bakteriostatisch wirkende Antibiotika, z. B. **Tetracyclin**	Verminderte Wirkung des Penicillins
Antazida + z. B. **Chlorpromazin, Chlordazepoxid, Indometacin, Digoxin,** Anticholinergika	Verminderte Wirkung der mit Antazida kombinierten Substanzen

Tab. 1-2: Beispiele für Wirkungsverminderungen.

Wichtige Wirkstoffgruppen und ihre Anwendungsgebiete

Wichtige Hinweise:

Die angegebenen **Dosierungen** sind nur als Anhaltspunkte gedacht. Vor der Abgabe eines Arzneimittels muss man sich immer vergewissern, welche genaue Dosis der Patient erhalten soll. 1,0 bedeutet 1 Gramm (☞ 1.6). Es sind keine Dosierungen für Kinder angegeben.

Warenzeichen sind ohne weitere Zusätze wie Stärkeangaben oder Bezeichnungen wie „retard", „mite" etc. angegeben.

Ⓖ: Das Arzneimittel ist unter dem INN (internationaler Freiname) als **Generikum** (☞ 1.1.2) von verschiedenen Herstellern im Handel.

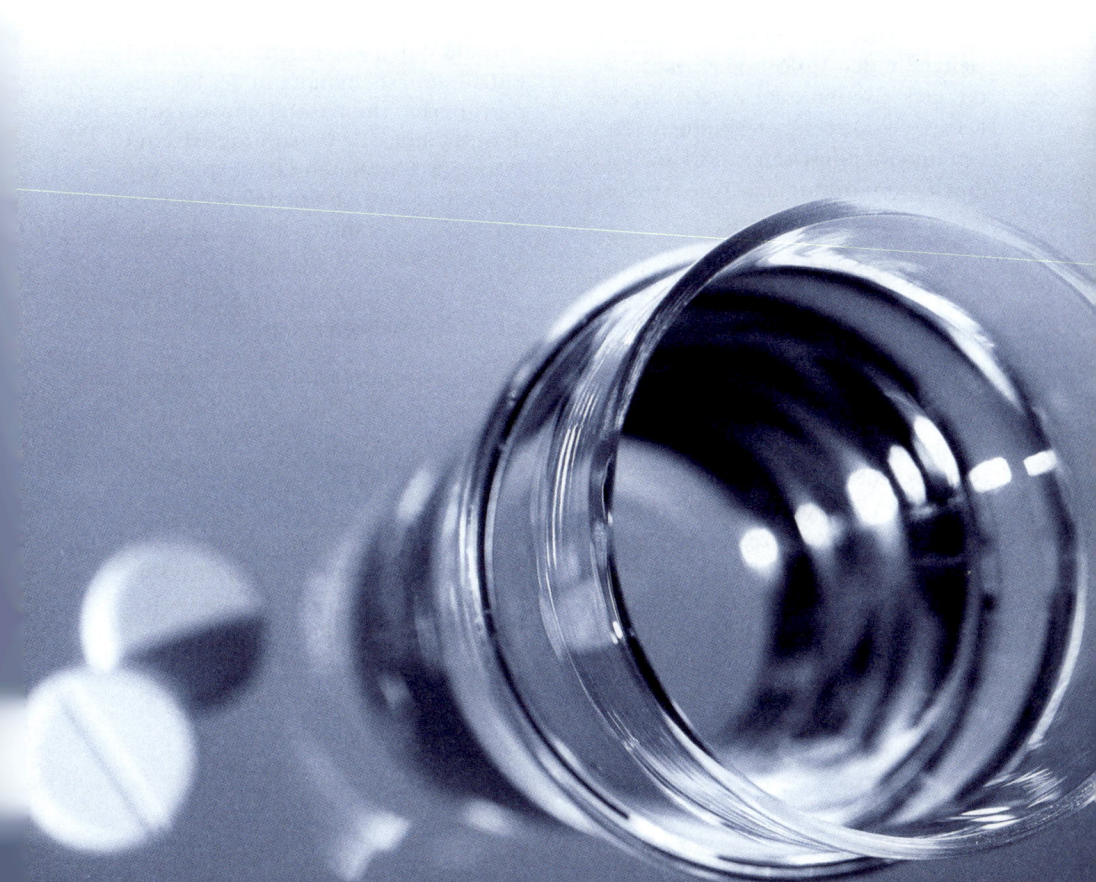

Schmerzen

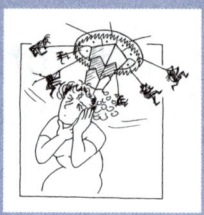

2 Analgetika

Die Verabreichung von schmerzstillenden Medikamenten (Analgetika, Einzahl: Analgetikum) ist nur eine von mehreren Möglichkeiten, Schmerzzustände zu bekämpfen.

Eine andere besteht zum Beispiel in der chirurgischen Durchtrennung von schmerzleitenden Nervenbahnen, eine weitere in der Auslösung eines isolierten elektrischen oder mechanischen Reizes, der die Schmerzleitung im Nerven unterbricht. Dazu gehört auch die durch **Akupunktur** erzielbare Schmerzlinderung.

In Spezialkliniken werden Analgetika auch direkt in den Rückenmarkskanal oder in das Gehirn gegeben. Dadurch kommt man mit wesentlich geringeren Mengen bei besserer Wirkung aus.

Die Entdeckung von körpereigenen schmerzstillenden Substanzen, den **Endorphinen**, und deren spezifischen Angriffspunkten, den Rezeptoren, eröffnet weitere, neue Möglichkeiten in der Behandlung von Schmerzen. Als Medikamente haben diese Substanzen aber noch keinen Eingang in die tägliche Therapie gefunden.

2.1 Peripher und zentral angreifende Analgetika

(mit gleichzeitig fiebersenkender und entzündungshemmender Wirkung)

Für diese Substanzen nimmt man einen Angriffspunkt im zentralen Nervensystem an, der gleichzeitig das Wärmezentrum beeinflusst (**antipyretischer**, d. h. fiebersenkender Effekt). Außerdem entsteht durch Kapillarabdichtung und Entzündungshemmung in der Körperperipherie eine zusätzliche entzündungshemmende (**antiphlogistische**) Wirkung. Für diesen Effekt spielt die Hemmung örtlich entstehender und wirkender Substanzen, der Prostaglandine, eine wichtige Rolle.

2.1.1 Anilinabkömmlinge

Zentral analgetische und fiebersenkende Wirkung. Wichtigster Vertreter ist das **Paracetamol**. Es ist im allgemeinen gut verträglich, kann aber in zu hohen Dosen zu Leberschädigungen führen.

©, BEN-U-RON®, CAPTIN®, CONTAC ERKÄLTUNGS-TRUNK, DOROCOFF-PARACE-TAMOL®, ENELFA®, FENSUM®, FINIWEH®, GRIPPOSTAD® HEISSGETRÄNK, MONO-PRAE-CIMED®, PAEDIALGON®, PYROMED®, RUBIE MOL®, TOGAL 1 000 ZÄPFCHEN

2.1.2 Pyrazolabkömmlinge

Wirken gut analgetisch, fiebersenkend und antiphlogistisch. Als Nebenwirkungen sind **Blutbildveränderungen** (Leukopenie, Agranulozytose) und **Magen-Darm-Störungen** (Schleimhautblutungen) möglich.

Propyphenazon: Häufig in Kombinationspräparaten enthalten.

DEMEX®, EUFIBRON®, ISOPROCHIN P®

Phenylbutazon: Besonders gute antiphlogistische Wirkung (Antirheumatikum), allerdings auch am meisten mit den oben genannten Nebenwirkungen belastet. Neigung zur Salz- und Wasserretention (Ödeme). Geringe Kumulationsneigung. Die Anwendung soll auf Morbus Bechterew und akuten Gichtanfall beschränkt bleiben (☞ Tab. 5-1).

Ⓖ, AMBENE®, BUTAZOLIDIN®, EXRHEUDON®

Metamizol (= Noramidopyrin, Novaminsulfon): Gut wirksam bei mittleren bis starken, vor allem spastischen Schmerzen. Bei i. v. Gabe an die Möglichkeit eines anaphylaktischen Schocks denken. Wegen möglicher Nebenwirkungen auf das Blutbild ist die Anwendung auf kurze Dauer bei krampfartigen starken Schmerzen beschränkt. Das Verhältnis zwischen Wirkung und Nebenwirkung wird kontrovers diskutiert.

Ⓖ, ANALGIN®, BERLOSIN®, METALGIN®, NOVALGIN®

2.1.3 Salicylsäuregruppe

Reine **Salicylsäure** ist schwer wasserlöslich; sie kann örtlich als Antiseptikum und zur Schweißhemmung verwendet werden (3%iger Puder).

Oral gibt es leicht Magenunverträglichkeiten. Besser wasserlöslich sind folgende Verbindungen:

Acetylsalicylsäure (ASS): 1,5 – 5,0 oral in mehreren Einzelgaben über den Tag verteilt. Tabletten zu 0,5 g. Etwas geringere antirheumatische, gute analgetische und antipyretische, noch gute entzündungshemmende Wirkung. Schweißtreibend. Leicht sedativ und in Überdosis berauschend. Führt außerdem zu einer Hemmung der Thrombozyten-Aggregation (Aneinanderkleben von Blutplättchen) und kann deshalb zur Vorbeugung arterieller Thrombosen erfolgreich sein (☞ Kap. 49).

Nebenwirkungen:

Ohrensausen und andere zentralnervöse Erscheinungen. Allergien bis zum Asthmaanfall, besonders bei Kindern. Bei Langzeitbehandlung kann es zu Schleimhautblutungen im Magen-Darm-Kanal kommen.

Ⓖ, (ACETYLSALICYLSÄURE, ASS), ACESAL®, ALKA-SELTZER®, ASPIRIN®, ASPRO®, SANTASAL®, THOMAPYRIN® AKUT, TOGAL® ASS

Lysinacetylsalicylat: ASPISOL®, DELGESIC®

2.1.4 Weitere Stoffe

Ibuprofen: Wie unter 5.1.1 beschrieben, verfügen auch nichtsteroidale Antirheumatika über analgetische Wirkung. Da sie aber in der Regel ein hohes Nebenwirkungspotential haben, werden sie nicht als Analgetika angewendet.

Dies gilt nicht für **Ibuprofen**, das bei guter schmerzstillender Wirkung nur geringe Nebenwirkungen hat. Aufgrund langjähriger guter Erfahrungen ist deshalb die 200 mg Dosis rezeptfrei erhältlich.

Ⓖ (IBUPROFEN, IBU...), AKTREN®, CONTRA-NEURAL®, DISMENOL®, DOLGIT®, DOLO-DOC®, DOLO-PUREN®, DOLORMIN®, DOLO-SANOL®, ESPRENIT®, GYNOFUG®, GYNO-NEURALGIN®, ILVICO® GRIPPAL, IMBUN®, JENAPROFEN®, KONTAGRIPP®, MENSOTON®, MIGRÄNIN®, NOVOGENT®, NUROFEN®, OP-TALIDON®, OPTUREM®, PARSAL®, PFEIL®, ZAHNSCHMERZTABLETTEN, PHAMOPRO-FEN®, RATIODOLOR®, SCHMERZ-DOLGIT®, SPALT LIQUA®, TABALON®, TEMPIL®, TISPOL®, TOGAL® N, UREM®

2.2 Zentral wirkende Analgetika

(ohne wesentlichen antipyretischen und antiphlogistischen Effekt) Zu dieser Gruppe gehören starke und stärkste Schmerzmittel, die sich meist von den Opiaten ableiten und deshalb dort besprochen werden (☞ 19.3). Sie unterliegen zum großen Teil der Betäubungsmittel-Verschreibungsverordnung (☞ 1.3.2).

2.3 Sonstige Analgetika

Vitamin B₁ ist in hoher Dosierung (über 0,1/Tag) analgetisch wirksam. Allergiegefahr und Möglichkeit einer Hypervitaminose müssen beachtet werden. **Capsaicin**, gewonnen aus Cayennepfeffer, wirkt an den afferenten, langsam leitenden Typ-C-Nervenfasern, besonders bei Neuralgien. DOLENON®

Tolperison: Natriumkanalblocker bei chronischen Muskelschmerzen (z. B. Fibromyalgie). MYDOCALM® (☞ Kap. 15)

3 Lokalanästhetika

Lokalanästhetika (Einzahl: Lokalanästhetikum) sind Substanzen, welche die Schmerzempfindung oder -leitung lokal hemmen, so dass keine Nervenimpulse zum Schmerzzentrum des Gehirns gelangen können. Je nach Anwendung unterscheidet man die **Oberflächenanästhesie** (z. B. Besprühen der Mundschleimhaut), die **Lokalanästhesie** (Infiltration des Gewebes vor kleinen Eingriffen) und die **Leitungsanästhesie** (zeitliche Blockade eines Nervs durch örtliche Umspritzung, z. B. bei Zahnbehandlungen, so dass das gesamte Ausbreitungsgebiet dieses Nervs empfindungslos wird). Da einige Lokalanästhetika gefäßerweiternd wirken, werden sie **meist mit gefäßverengenden Stoffen** wie **Adrenalin** oder **Noradrenalin** versetzt. Dies bewirkt eine örtliche Blutleere und ein langsameres Abfließen des Anästhetikums aus dem Gewebe.

Nebenwirkungen:

Hemmende Wirkung auf das Herz; Gegenmittel: Sympathikomimetika, z. B. **Adrenalin.** Erregende Wirkung auf das Zentralnervensystem von nervöser Angst bis zu Krämpfen und Atemlähmung.Allergische Reaktionen sind ebenfalls möglich.

Procain

0,5%ig für Gewebeinfiltration, kurz wirksam. Ⓖ, NOVOCAIN®

Lidocain

0,25–1%ig, in Sonderfällen 2%ig. Nicht mehr als 0,2 pro Tag, bei Adrenalinzusatz 0,5 pro Tag.

Für Infiltrations- und Oberflächenanästhesie. Rascherer Wirkungseintritt, langsamerer Abbau. Wegen der besonders intensiven Herzwirkung auch gegen Rhythmusstörungen verwendet.

Ⓖ, HEWENEURAL®, LICAIN®, LIDOCARD®, NEO-NOVUTOX®, XYLOCAIN®, XYLOCITIN®, XYLONEURAL®

Mepivacain

1–2%ig, wirkt ähnlich wie Lidocain. MEAVERIN®, MECAIN®, MEPIHEXAL®, MEPIVACAIN®, MEPIVASTESIN®, SCANDICAIN®

Bupivacain

0,25 – 0,5%ig, vor allem für therapeutische Leitungsanästhesien.
Ⓖ, BUCAIN®, CARBOSTESIN®, DOLANAEST®

Carticain (= Articain)

1–2%ig zur Leitungsanästhesie, 5%ig „hyperbar" zur Spinalanästhesie.
ULTRACAIN®

Prilocain

0,5% zur Infiltration, bis 2%ig zur Leitungsanästhesie.
XYLONEST®

Tetracain

Zehnfach stärker als Procain. Möglichst nur zur Oberflächenanästhesie 0,5–1%ig. Für Infiltration müsste die 0,1%ige Lösung verwendet werden. Nicht mehr als 0,02 (= 20 mg)/Tag. Wirkung 2 – 4 Stunden.

Vorsicht bei Allergikern (☞ 1.8.2), Herz- und Hyperthyreosekranken.

Als schmerzstillender Bestandteil z. B. in Ohrentropfen.

Cocain

Aus dem südamerikanischen Cocastrauch. Wirkt gut lokalanästhetisch, jedoch Gefahr der **Cocain-Sucht** durch angenehme Halluzinationen bei gleichzeitigem Geselligkeitsdrang. Besonders rascher Abbau der Persönlichkeit! Wird deshalb heute nur noch selten verwendet, bestenfalls am Auge. Diese Anwendung erfolgt noch (2%ige Lösung), weil gleichzeitig eine Pupillenerweiterung eintritt. Da Cocain nicht gefäßerweiternd, sondern verengend wirkt, ist ein **Adrenalinzusatz** in jedem Fall zu vermeiden.

Für **Cocain** gelten besondere Vorschriften der Betäubungsmittel-Verschreibungs-Verordnung (☞ 1.3.2).

Entzündung

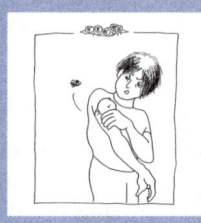

4 Antipyretika

Antipyretikum (Mehrzahl: Antipyretika) bedeutet fiebersenkendes Mittel. Da heute im allgemeinen die Grundkrankheit und nicht mehr nur das Symptom „Fieber" behandelt wird, ist die alleinige Verordnung aus dieser Indikationsstellung heraus selten geworden. Häufig verwendet werden dagegen Antipyretika in Kombinationspräparaten gegen Erkältungskrankheiten und Grippe.

Zu den Antipyretika zählen einige bereits erwähnte Gruppen:

Anilinabkömmlinge (☞ 2.1.1)

Pyrazolabkömmlinge (☞ 2.1.2)

Salicylsäuregruppe (☞ 2.1.3)

Chinin, aus der Rinde des Chinabaumes, war früher ein bekanntes Fiebermittel und wird noch in der Malariatherapie verwendet. Es hat schon in kleinsten Dosen einen intensiv bitteren Geschmack und dient deswegen auch als Geschmackskorrigens (Tonic Water) und zur Appetitanregung. In therapeutischen Dosen hemmt es, oral gegeben, allgemein die Zellfunktion. Zusammen mit einer zentralen Dämpfung des Wärmezentrums wird dadurch die erhöhte Körpertemperatur gesenkt. Kleine Dosen wirken allgemein leistungssteigernd und führen bei Schwangeren zu einer Wehenbereitschaft. Es kann gegen Wadenkrämpfe gegeben werden (Nicht verwechseln mit **Chinidin**, ☞ 21.2.1.1).

CHININUM DIHYDROCHLORICUM®, CHININUM HYDROCHLORICUM®, LIMPTAR N®

5 Antiphlogistika

Antiphlogistikum (Mehrzahl: Antiphlogistika) bedeutet entzündungshemmendes Mittel. Dieser Begriff ist sehr weit gesteckt. Im allgemeinen meint man lokale Gefäßabdichtung im Gewebe und Beeinflussung der Entzündungsreaktion, jedoch ohne Beeinträchtigung eventuell vorhandener Krankheitserreger.

Ein kühlender Umschlag auf ein entzündetes Gewebe ist bereits eine antiphlogistische Maßnahme, nicht jedoch der Einsatz eines Antibiotikums. Zu den stärksten Antiphlogistika zählen die **Glukokortikoide** (☞ 42.1). Außerdem wirken viele Analgetika und die meisten Antipyretika entzündungshemmend.

5.1. Antirheumatika

5.1.1 Nicht-steroidale entzündungshemmende Mittel (NSAR = Nicht-steroidale Antirheumatika)

Substanzen dieser Gruppe wirken gleichzeitig schmerzstillend, entzündungshemmend und fiebersenkend. Sie überschneiden sich dadurch mit den Gruppen der Analgetika, Antipyretika und Antiphlogistika. Da sie im Gegensatz zu den entzündungs-hemmenden Steroidhormonen (☞ 42.1) keine Hormonwirkung haben, werden sie nichtsteroidale entzündungshemmende Mittel (NSAR) genannt.

Bei der rheumatischen Gelenkentzündung wird durch immunologische Vorgänge in der Gelenkinnenhaut (Synovia) ein Prozess angestoßen, durch den Abbauprodukte der dort vorhandenen Arachidonsäure entstehen. Davon wirken **Prostaglandine** und **Cyclooxygenasen** stark entzündungsfördernd. Die meisten der in Tabelle 5-1 aufgeführten Medikamente wirken durch Hemmung von Prostaglandinen. Lediglich die sogenannten Coxibe hemmen vor allem die Cyklooxygenase 2 (COX 2-Hemmer). Alle aber greifen nur bei der Entzündung an und beeinflussen nicht den rheumatischen Grundprozess. Wichtigste Nebenwirkung der nicht-steroidalen Medikamente ist eine je nach Mittel unter-schiedlich starke Magenunverträglichkeit bis hin zu Schleimhautblutungen, schleichendem (okkultem) Blutverlust und Magengeschwüren. Deshalb wurden auch Substanzen entwickelt wie **Proglumetacin:** PRO-

TAXON®, das nach Absorption in einen antirheumatischen und einen schleimhautschützenden Anteil zerfällt oder die Kombination von **Diclofenac** mit dem magenschützenden **Misoprostol:** ARTHOTEC®.

5.1.2 Basistherapeutika

Substanzen dieser Gruppe beeinflussen den rheumatischen Grundprozess. Sei entfalten keine kurzfristige Wirkung und gehören ganz unterschiedlichen Stoffklassen an, die im Folgenden beschrieben werden.

5.1.2.1 Goldsalze

Zur i.m. Injektion ein- bis zweimal wöchentlich in ansteigenden Dosen nach ärztlicher Anweisung. Intervalloder Dauertherapie über Monate bis Jahre. Wegen möglicher Nebenwirkungen müssen Blutbild und Nierenfunktion überwacht werden. Allergien möglich.

Aurothiomalat:
Wässrige Lösung mit 46 % Gold.

TAUREDON®

Auranofin: orales Goldpräparat, 2 – 3 Tbl. zu 0,003 pro Tag über Monate.

RIDAURA®

5.1.2.2 Antimalariamittel

Chloroquin: Der antirheumatische Effekt dieser ursprünglich gegen Malaria angewandten Substanz tritt erst nach wochen- bis monatelanger Gabe von einer Tablette täglich ein.Hautveränderungen und Augenschäden möglich, regelmäßige augenärztliche Kontrollen nötig!

CHLOROCHIN®, RESOCHIN®, WEIMERQUIN®

Hydroxychloroquin: wie **Chloroquin**, jedoch anfangs 3, dann 2 Dragées täglich. QUENSYL®

5.1.2.3 Modulatoren der Immunreattion (DMARD, disease modifying antirheumatic drugs)

D-Penicillamin: (☞ 39.1.) Nicht zusammen mit Gold oder Antimalariamitteln anwenden, da die Substanz damit unwirksame Verbindungen eingeht.

Glukokortikoide: (☞ 42.1.) Örtliche Anwendung als Injektion von Kristallsuspension in Gelenke ist möglich. Niemals darf aber Kristallsuspension i. v. verwendet werden!

Methotrexat: (☞ 10.2.) Die Höhe der Dosis, die Dosisintervalle und die Dauer der Behandlung sind nur von erfahrenen Ärzten festzulegen. Laborkontrollen erforderlich, Nebenwirkungen sind zu beachten. Bei richtiger Anwendung gute Therapieerfolge.

ⓖ, FARMITREXAT®, LANTAREL®, METEX®, MTX HEXAL®, O-TREXAT®

5.1.3 TNF (Tumor Nekrose Faktor) – Rezeptor-wirksame Substanzen

Obwohl Rheuma nichts mit Geschwülsten (Tumoren) zu tun hat, spielt der TNF-Faktor eine Rolle in der Immunologie rheumatischer Erkrankungen.

Etanercept:
Löslicher TNF-Rezeptor ENBREL®, zahlreiche Nebenwirkungen, auch an der Injektionsstelle.

Infliximab:
Anti-TNF-alfa-Rezeptorantagonist, also wirksam gegen eine Substanz, die den Rezeptor blockiert. REMICADE®

5.1.4 Knorpelwirksame Substanzen

Stoffe, die günstig auf Aufbau, Stoffwechsel und Regeneration des Knorpels wirken. Auch teilweise als Chondroprotektiva bezeichnet. Zur Wirkung gibt es auch kritische Stimmen.

D-Glukosaminsulfat:
DONA 200 S®

5.1.5 Bakterienextrakte

Bewirken eine Art Impfung gegen rheumaauslösende Antigene, indem ähnliche Stoffe zugeführt werden, die aber selbst die rheumatische Reaktion nicht einleiten.

Escherichia-coli-Fraktionen:
SUBREUM®

Karboxylsäuren		
Salicylsäure, Ester und Derivate Standard-Schmerz- und entzündungshemmende Mittel	**Acetylsalicylsäure (ASS)** 0,1 – 0,5 – 3,0	ⓖ, Handelspräparate ☞ 2.1.3
	Olsalazin 0,5 – 1,0	DIPENTUM®

Tab. 5-1: Antirheumatika mit Angabe der Einzeldosis.

Karboxylsäuren

Acetylsäuren, Phenacetylsäuren Standardmedikamente bei Gelenk- und Muskelbeschwerden	**Diclofenac** 0,025 – 0,1	Handelspräparate ☞ 1.1.1.3
	Aceclofenac 0,1	BEOFENAC®
Karbo- und heterozyklische Acetylsäuren Klassische Rheuma- und Gichtmittel	**Indometacin** 0,025 – 0,1	Ⓖ (INDO..., INDOMET...), AMUNO®, CONFORTID®, ELMETACIN®, INDOMISAL®, INFLAM®
	Acemetacin 0,03 – 0,06	Ⓖ, RANTUDIL®
	Lonazolac 0,2 – 0,4	ARGUN®, ARTHRO-AKUT®
Propionsäuren In niedriger Dosis nebenwirkungsarme Schmerz- und Rheumamittel	**Ibuprofen** 0,2 – 1,2	Handelspräparate ☞ 2.1
	Naproxen 0,5 – 1,0	Ⓖ, ALEVE®, DYSMENALGIT®, PROXEN®
	Ketoprofen 0,05 – 0,2	Ⓖ, ALRHEUMUN®, GABRILEN®, ORUDIS®, SPONDYLON®
	Flurbiprofen 0,05 – 0,1	FROBEN®
Fenaminsäuren Rheumamittel	**Flufenaminsäure** äußerlich	DIGNODOLIN®, RHEUMA LINDOFLUID®
	Mefenaminsäure 0,5	PARKEMED®, PONALAR®
	Tiaprofensäure 0,2 – 0,3	SURGAM®

Tab. 5-1: Antirheumatika mit Angabe der Einzeldosis.

Enolsäuren		
Pyrazolone Ältere Substanzen für akute Schübe und bei Gicht	**Phenylbutazon** 0,2 – 0,6	AMBENE®, BUTAZOLIDIN®, EXREHEUDON®
	Azapropazon 0,3 – 0,6	TOLYPRIN®
	Mofebutazon 0,2 – 0,65	DIADIN M®, MOFESAL®
Oxikame Starke und langwirkende Rheumamittel in Ein-Tages- Dosis	**Piroxicam** 0,01 – 0,02	Ⓖ (PIROXICAM, PIRO...), BREDIXOL®, DURAPIROX®, FELDEN®, FLEXASE®, JENAPIROX®, PIROBETA® PIROFLAM®, PIRO-PHLOGONT®, PIRORHEUM®, PIROX V.CT®, PRÄ-BREDIXOL®, RHEUMITIN®
	Meloxicam 0,0075 – 0,015	MOBEC®
	Lornoxicam 0,004 – 0,008	TELOS®
Coxibe Langwirkend durch Cox-2-Hemmung	**Celecoxib** 0,2 – 0,4	CELEBREX®
	Rofecoxib 0,0125 – 0,025	VIOXX®

Tab. 5-1: Antirheumatika mit Angabe der Einzeldosis.

Infektion und Infestation

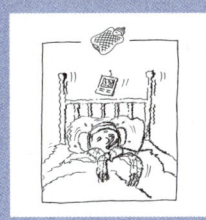

Chemotherapeutika

Seit der Entdeckung des **Penicillins** durch Fleming 1928 und der Sulfonamide durch Domagk 1932/35 ist eine große Zahl von Stoffen gefunden worden, die im Organismus zur Bekämpfung von Krankheitserregern eingesetzt werden können. Alle diese Wirkstoffe werden unter dem Oberbegriff Chemotherapeutika (Einzahl: Chemotherapeutikum) zusammengefasst. Die größte und wichtigste Gruppe davon sind die **Antibiotika**.

Ursprünglich wurde dieser Name für Substanzen geprägt, die aus der belebten Natur stammen (zum Beispiel aus Schimmelpilzen gewonnen werden), doch kann man heute viele dieser Stoffe künstlich (synthetisch) oder halbsynthetisch herstellen. Die Klasse der Antibiotika umfasst deshalb chemisch völlig verschiedenartige Stoffe. Die Entdeckung der Chemotherapeutika stellt einen der wichtigsten medizinischen Fortschritte dar, die je gemacht wurden. Sie hat die medikamentöse Therapie revolutioniert, tödliche Krankheiten heilbar gemacht und ein neues Denken in der Medizin eingeleitet. Antibiotika gehören auch heute noch zu den weltweit am häufigsten verordneten Medikamenten. Die Vielfalt der Stoffe und deren weite Verbreitung machen es notwendig, sich mit ihnen ausführlich zu beschäftigen.

Wirkungsweise

Chemotherapeutika greifen meist in einen biologischen Vorgang beim Aufbau oder bei der Erhaltung der **Zellwand** eines Krankheitserregers (meist Bakterium) ein. Sie können die Hülle des Bakteriums zerstören und dieses dadurch abtöten oder die Zusammenfaltung der für das Bakterium lebenswichtigen DNA hemmen. Durch diese **bakterizide Wirkung** werden die vorhandenen Keime direkt vernichtet. Andere Stoffe greifen hemmend bei der Teilung (Vermehrung) der Bakterien ein. Infolge dieser **bakteriostatischen Wirkung** kann sich die Zahl der vorhandenen Erreger nicht mehr vergrößern, die bereits vorhandenen müssen durch die körpereigenen Abwehrstoffe überwunden werden.

Ob aber nun durch bakterizide (abtötende) oder durch bakteriostatische (Vermehrung hemmende) Wirkung, Krankheitserreger sind in der Regel nur in ihrer **Teilungsphase** angreifbar. Es ist deshalb nicht sinnvoll, bakteriostatisch und bakterizid wirkende Substanzen zu kombinieren: Einerseits werden die Erreger dadurch in ihrer Vermehrung gehemmt, andererseits ist aber nur in dieser Phase eine Einwirkung möglich.

Wirkungsspektrum

Die einzelnen Chemotherapeutika wirken unterschiedlich auf die verschiedenen Krankheitserreger. Denkt man sich alle Erreger nebeneinander aufgeführt, in Form eines Bandes, dann umfasst die Wirkung einer bestimmten Substanz mehr oder weniger große Teile davon. Man nennt dies das Wirkungsspektrum eines Chemotherapeutikums. Ist das Wirkungsspektrum groß, betrifft es also viele Anteile des Erregerbandes, so spricht man von **Breitbandantibiotika.**

Bakteriologisch unterscheidet man die Erreger nach ihrer Anfärbbarkeit mit dem sogenannten Gram-Farbstoff und teilt sie danach ein in grampositive und gramnegative Keime. Antibiotika wirken häufig besonders gut auf die eine oder die andere dieser Gruppen.

Blutspiegel und Hemmkonzentration

Um wirksam werden zu können, muss ein Chemotherapeutikum dort in ausreichender Menge vorhanden sein, wo sich die Erreger im Körper befinden. Zu geringe Mengen sind unwirksam. Die kleinste noch wirksame Menge am Ort der Wirkung wird als **minimale Hemmkonzentration** bezeichnet. Diese wiederum ist für jeden Erreger und für jedes Chemotherapeutikum unterschiedlich hoch.

Eine gewisse Zeit nach oraler Gabe oder unmittelbar nach intravenöser Injektion findet sich das Chemotherapeutikum im Blut, die jeweilige Menge wird als **Blutspiegel** bezeichnet. Die Erreger befinden sich aber meist im Gewebe oder sogar in der Zelle selbst, so dass die dort verfügbare Menge an Wirksubstanz entscheidend ist. Je nach Gewebe und Medikament ist diese **Gewebegängigkeit** sehr unterschiedlich. So können

viele Chemotherapeutika die **Blut-Liquor-Schranke** nicht passieren und sind daher bei Meningitis unwirksam – obwohl sie hohe Blutspiegel erzielen und die vorhandenen Erreger auf sie empfindlich sind. Unterschieden wird auch zwischen intrazellulär (in der Zelle) und extrazellulär (außerhalb der Körperzelle in den Zellzwischenräumen) wirksamen Substanzen.

Resistenz

In bestimmten Fällen, besonders wenn zu kurz therapiert wurde oder die Dosis nicht hoch genug war, gelingt es einigen Keimen, einen **Abwehrfaktor** gegen das Chemotherapeutikum zu bilden. Dieser Faktor bleibt bei der Teilung (Vermehrung) erhalten. Dadurch entstehen Bakterienstämme, die auf das entsprechende Medikament nicht mehr ansprechen. Dieser Vorgang wird als **Resistenzbildung** bezeichnet.

Besonders unangenehm ist, dass resistent gewordene Keime diese Eigenschaft an andere Erreger weitergeben können. Entwickeln beispielsweise infolge kritikloser Anwendung von Antibiotika die im Darm normalerweise anwesenden Coli-Keime eine Resistenz, so kann diese später an andere, unter Umständen lebensgefährliche Erreger übertragen werden. Die Krankheit spricht dann auf das seinerzeit verabfolgte Medikament nicht mehr an.

 Chemotherapeutika (Antibiotika) nicht kritiklos oder bei Bagatellfällen anwenden! In der Regel lang genug und hoch genug dosieren.

Auswahl des geeigneten
Chemotherapeutikums

Angesichts der riesigen Zahl von Chemotherapeutika steht auch der Arzt häufig vor der Frage, welches denn nun die am besten geeignete Substanz für ein bestimmtes Krankheitsbild darstellt. Hier müssen folgende Überlegungen angestellt werden:

Manche Erreger verursachen ein immer gleiches Krankheitsbild. Das klinische Bild einer Tuberkulose oder einer Syphilis beweist das Vorhandensein von Kochschen Stäbchen bzw. Spirochaeta pallida. Das geeignete Antibiotikum dagegen ist bekannt und muss angewendet werden.

Anders ist dies bei den häufigen lokalen Infektionen. Eine Nierenbecken- oder Lungenentzündung beispielsweise kann durch eine große Zahl sehr unterschiedlicher Keime hervorgerufen werden.

Es muss damit gerechnet werden, dass ein Erreger vorliegt, der gegen viele Antibiotika resistent ist. In diesem Fall sollte so rasch wie möglich Untersuchungsmaterial (Urin, Sputum) in das bakteriologische Labor zur **Kultur** gebracht werden. Dort wird der Erreger bestimmt und anschließend festgestellt, gegen welche Chemotherapeutika der oder die Keime empfindlich sind (**Resistenzprüfung**). Fehlen Zeit oder Möglichkeit für diese Prüfungen, so muss aufgrund der Erfahrung des Arztes das vermutlich bestgeeignete Medikament gegeben werden.

In jedem Fall muss überlegt werden, ob die Substanz oral oder als Injektion verabreicht werden soll, wie oft und wie hoch dosiert werden muss und ob sie mit anderen Chemotherapeutika kombiniert werden soll. Das folgende Schema soll einen Eindruck von diesen Überlegungen vermitteln (☞ Abb. 6-1). Eine grafische Zusammenfassung der wichtigsten Faktoren in der Auswahl des am besten geeigneten Chemotherapeutikums und der häufigsten Fehlerquellen wird in Abb. 6-2 und 6-3 gegeben.

Zubereitung

Antibiotika zur parenteralen Anwendung liegen meist in Form von Trockensubstanz vor, die mit dem beigegebenen Lösungsmittel (oft destilliertes Wasser) aufgelöst werden muss. Dies geschieht in der Regel in den Fläschchen, in denen die Trockensubstanz geliefert wird. Steriles Arbeiten ist wichtig! Das gelöste Medikament ist vielfach nicht lange haltbar und sollte bald verbraucht werden. Einige Antibiotika werden bereits spritzfertig in Kunststoffampullen geliefert. Sie sind in dieser Form monate- bis jahrelang haltbar. Ein Verfallsdatum ist der Packung aufgedruckt; nach dessen Ablauf darf das Präparat nicht mehr angewendet werden.

6 Antibiotika

6.1 Beta-Lactam-Antibiotika

Die folgenden großen Gruppen werden wegen ihres gemeinsamen chemischen Grundgerüstes als Beta-Lactam-Antibiotika zusammengefasst.

6.1.1 Penicilline

Das älteste Antibiotikum ist das aus Schimmelpilzen gewonnene **Penicillin**.

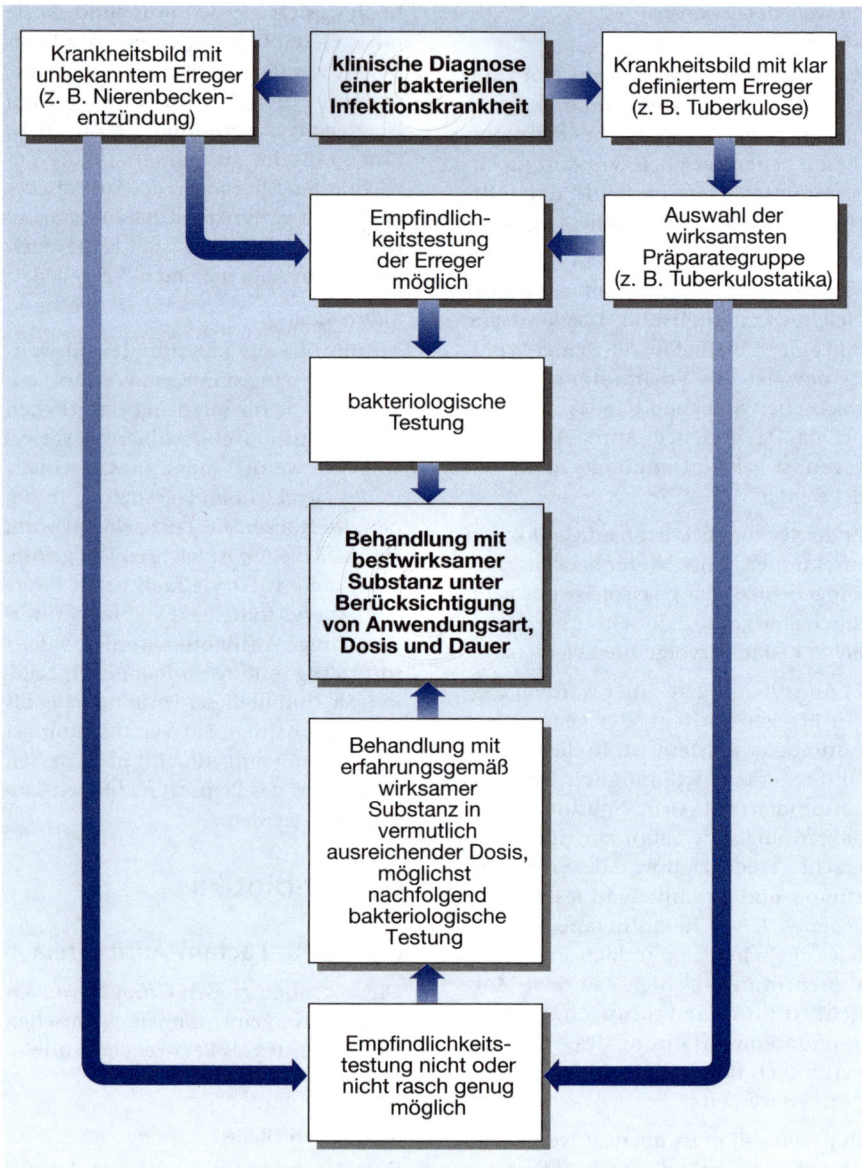

Abb. 6-1: Vorgehensweise bei der Behandlung einer Infektionskrankheit.

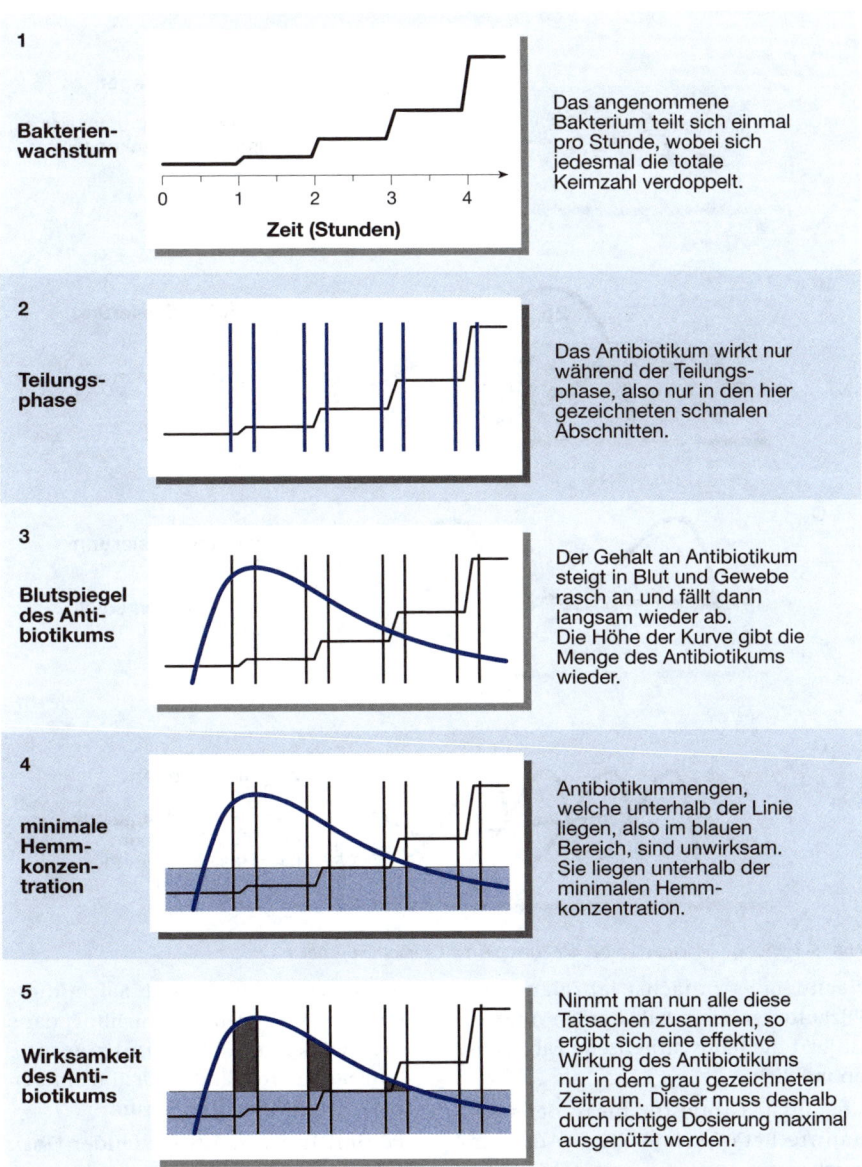

1

Bakterien-wachstum

Das angenommene Bakterium teilt sich einmal pro Stunde, wobei sich jedesmal die totale Keimzahl verdoppelt.

2

Teilungs-phase

Das Antibiotikum wirkt nur während der Teilungs-phase, also nur in den hier gezeichneten schmalen Abschnitten.

3

Blutspiegel des Anti-biotikums

Der Gehalt an Antibiotikum steigt in Blut und Gewebe rasch an und fällt dann langsam wieder ab. Die Höhe der Kurve gibt die Menge des Antibiotikums wieder.

4

minimale Hemm-konzen-tration

Antibiotikummengen, welche unterhalb der Linie liegen, also im blauen Bereich, sind unwirksam. Sie liegen unterhalb der minimalen Hemm-konzentration.

5

Wirksamkeit des Anti-biotikums

Nimmt man nun alle diese Tatsachen zusammen, so ergibt sich eine effektive Wirkung des Antibiotikums nur in dem grau gezeichneten Zeitraum. Dieser muss deshalb durch richtige Dosierung maximal ausgenützt werden.

Abb. 6-2: *Auswahlfaktoren für geeignete Chemotherapeutika.*

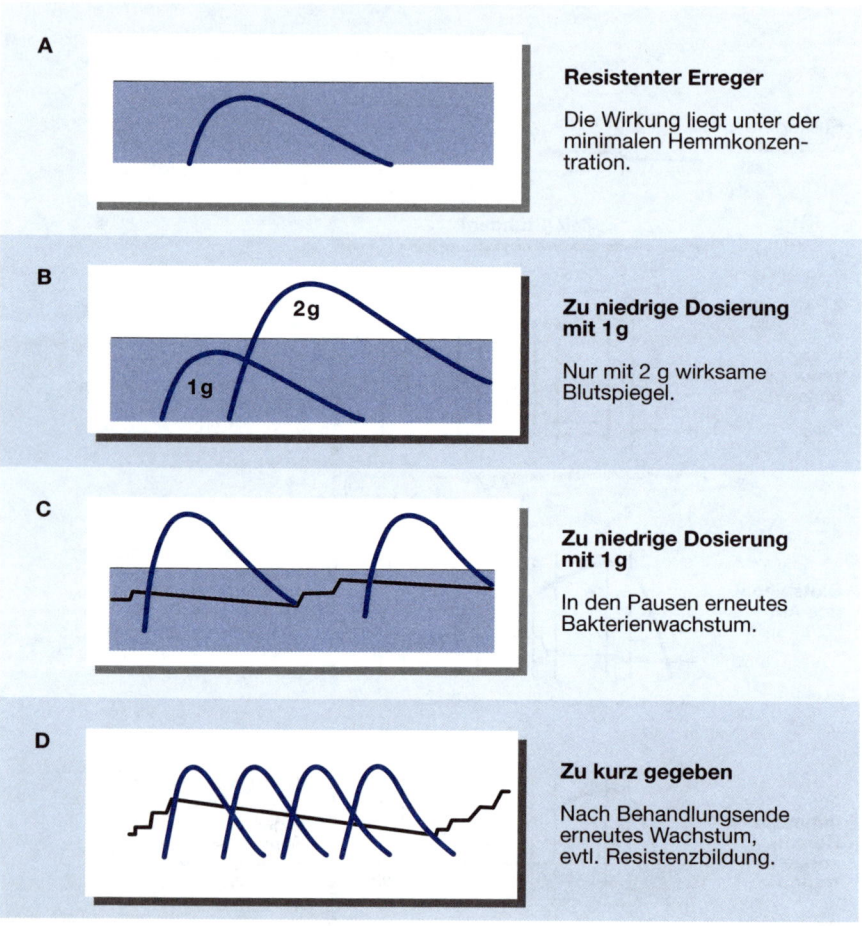

A

Resistenter Erreger

Die Wirkung liegt unter der minimalen Hemmkonzentration.

B

2 g

1 g

Zu niedrige Dosierung mit 1 g

Nur mit 2 g wirksame Blutspiegel.

C

Zu niedrige Dosierung mit 1 g

In den Pausen erneutes Bakterienwachstum.

D

Zu kurz gegeben

Nach Behandlungsende erneutes Wachstum, evtl. Resistenzbildung.

Abb. 6-3: *Häufige Fehlerquellen bei der Therapie mit Chemotherapeutika.*

Nachdem es zunächst jahrelang aus Pilzkulturen hergestellt werden musste, ist jetzt die halbsynthetische Fabrikation möglich.

Chemische Grundstruktur ist der sogenannte Beta-Lactam-Ring. Aus ihm wurden im Lauf der Zeit zahlreiche verschiedene Penicilline entwickelt. Zu-

nächst entstanden durch Salzbildung langwirkende (Depot-)Penicilline, dann oral wirksame Abkömmlinge und schließlich Breitband-Penicilline mit erweitertem Wirkungsspektrum.

Penicillin ist in ausreichender Dosis bakterizid. Seine Hauptanwendungsgebiete sind Streptokokkeninfekte (rheumatisches Fieber, Endokarditis), aber auch die Behandlung der Gonorrhö sowie die Prophylaxe und Therapie einiger weiterer Infektionen. Resistenzbildung wird zunehmend ein Problem, bei Gonorrhö ist inzwischen ein Viertel der Erreger resistent. Besonders hervorzuheben ist die gute Verträglichkeit. Allergien sind allerdings nicht allzu selten. Penicillin ist nicht stabil gegenüber dem Ferment **Penicillinase**, welches von manchen Bakterien gebildet wird. Diese Erreger können nur durch penicillinasefeste Penicilline bekämpft werden.

Penicillin ist unbeständig gegenüber Säuren, Alkalien, Oxidationsmitteln, Alkoholen, Schwermetallionen und erhöhten Temperaturen. Der Zusatz weiterer Medikamente zur Penicillin-Infusionslösung sollte daher unterbleiben.

6.1.1.1 Penicillin G (Benzylpenicillin)

Das „klassische" **Penicillin** zur intramuskulären Anwendung von 0,8 – 4 Millionen Einheiten (Mega) pro Tag und mehr; hohe Dosen (bis 20 Millionen Einheiten) als i. v. Dauertropf in Elektrolytlösungen.

PENICILLIN G® JENAPHARM, PENICILLIN GRÜNENTHAL®

6.1.1.2 Depot-Penicilline

Procain-Penicilllin zur i.m. Injektion, der **Procain**-Anteil bedingt Schmerzfreiheit, kann aber seinerseits Allergien verursachen. Wirkdauer 9 – 14 Stunden. In Handelspräparaten meist gemischt mit einem Anteil **Penicillin G**.

BIPENSAAR®, JENACILLIN®

Clemizol-Penicillin zur i.m. Injektion, mit Antihistamin-Anteil, Wirkdauer 24 Stunden und länger.

CLEMIZOL-PENICILLIN GRÜNENTHAL®

Benzathin-Penicillin zur i.m. Injektion, Wirkdauer 7 – 28 Tage bei allerdings niedrigen Serumkonzentrationen.

PENDYSIN®, TARDOCILLIN®

6.1.1.3 Phenoxy-Penicilline

Biosynthetische und halbsynthetische **Oral-Penicilline:** Unterscheiden sich in Herstellung und Anwendung von Penicillin G, besitzen jedoch dessen antibiotisches Spektrum und alle seine sonstigen Eigenschaften. Wirksam nach oraler Gabe, Dosis 1 – 6 Mio. Einheiten pro Tag und mehr.

Penicillin V = Phenoxy-Methyl-Penicillin:

Ⓖ, ARCASIN®, DURAPENICILLIN®, INFECTOCILLIN®, ISOCILLIN®, ISPENORAL®, JENACILLIN®, MEGACILLIN®, PEN ABZ, PENBETA®, PENHEXAL®, PENICILLAT®, PENICILLIN-HEYL®, PENICILLIN I-MED, PEN MEGA 1A PHARMA, P-MEGA-TABLINEN®, V-TABLOPEN®

Propicillin: BAYCILLIN®

6.1.1.4 Penicillinasefeste Penicilline

Wirken auch auf Erreger, die andere Penicilline durch Bildung des Fermentes Penicillinase unwirksam machen. Spezialpräparat für penicillinasebildende Staphylokokken, bei anderen Keimen zu wenig wirksam. Dosierung oral auf leeren Magen 2,0 – 3,0 pro Tag, i.m. 0,5 – 1,0 4 – 6 mal täglich, i. v. 1,0 bis 2,0 als Einzeldosis.

Oxacillin: STAPENOR®

Dicloxacillin: DICHLOR-STAPENOR®

Flucloxacillin: Ⓖ, AB-FLUCLOXACILLIN, STAPHYLEX®

6.1.1.5 Halbsynthetische Breitspektrum-Penicilline

Azidocillin: Erweitert die antibiotische Wirkung von **Penicillin G** auf den Erreger von Atemwegsinfektionen, Haemophilus influenzae. Dosierung 1,5 pro Tag oral.

SYNCILLIN®

Ampicillin: Erweitert das Wirkungsspektrum von **Penicillin G** auf zahlreiche gramnegative Erreger wie Haemophilus influenzae, Salmonellen (Darminfekte) und einige Stämme von E. coli und Proteus, ist aber nicht penicillinasefest. Dosierung oral, i.m. und i.v. 2,0 – 6,0 und mehr pro Tag. Möglichst auf leeren Magen einnehmen, sonst schlechtere Resorption (Aufnahme). Neben den vom **Penicillin** bekannten Allergien kommt es in ungefähr 7% der Fälle zu einem Hautausschlag („rash"), der jedoch eine Unterbrechung der Therapie nicht unbedingt erforderlich macht.

Ⓖ, BINOTAL®

Ampicillin-ähnliche Breitband-Penicilline: antibiotisches Wirkungsspektrum von **Ampicillin**, jedoch durch veränderte chemische Strukturen bessere Resorption und dadurch niedrigere Dosierung von 1,0 – 3,0 und mehr oral.

Amoxicillin:
Ⓖ (AMOXICILLIN, AMOXI…), AMAGESAN®, AMC-PUREN®, AMOXYPEN®, CLAMOXYL®, ESPA-MOXIN®, FLU®-AMOXICILLIN, INFECTOMAX®, SIGAMOPEN®

Bacampicillin: AMBACAMP®, PENGLOBE®

6.1.1.6 Ureidopenicilline

Weitere Ausdehnung des Wirkungsspektrums auf gramnegative Stäbchen, besonders Pseudomonas und Yersinien. Dosierung 6,0 – 20,0/Tag i.v. oder als Infusion.

Mezlocillin: Ⓖ, BAYPEN®

6.1.1.7 Piperacillin (Amino-Benzyl-Penicillin)

Ähnlich wie die Substanzen unter 6.1.1.6. Ⓖ, PIPRIL®, TAZOBAC®

6.1.1.8 Beta-Lactamase-Hemmer

Hemmstoffe des Enzyms Penicillinase, das **Penicillin** unwirksam macht. Anwendung in Kombination mit Beta-Lactam-Antibiotika (Penicillinabkömmlingen ☞ 6.14).

Sulbactam: COMBACTAM®

6.1.2 Cephalosporine

Substanzen dieser Gruppe, ursprünglich aus dem Pilz Cephalosporium gewonnen, sind **Breitbandantibiotika** mit einer gewissen chemischen Ähnlichkeit zu **Penicillin** – sie besitzen auch dessen Beta-Lactam-Ring und führen deshalb in 5 – 10% zu Überempfindlichkeitsreaktionen bei penicillinallergischen Patienten. Cephalosporine wirken bei einer Reihe von gramnegativen „Problemkeimen", weniger allerdings bei bestimmten Proteusarten und bei Pseudomonas. Dagegen werden penicillinasebildende Erreger mit erfasst. Die Wirkungsweise ist bakterizid, die Toxizität (gefährliche Nebenwirkungen) gering. Geachtet werden muss auf etwaige Nierenschäden und Störungen der Blutgerinnung bei einigen der neueren Substanzen.

Im Lauf der Jahre sind Cephalosporine mit immer breiterem Erregerspektrum oder günstigeren Eigenschaften in bezug auf Blutspiegel und Ausscheidungsgeschwindigkeit entwickelt worden. Nur ein Spezialist kann heute noch innerhalb der zahlreichen Substanzen unterscheiden. Die zur Zeit auf dem Markt erhältlichen Cephalosporine werden hier entsprechend ihrer Entwicklung in sogenannte Generationen eingeteilt (☞ Tab. 6-1).

Erste Generation	Cefalexin	oral	Ⓖ, CEPHALEX V. CT, ORACEF®, CEPOREXIN®
Zweite Generation	Cefazolin	i. v., i.m.	Ⓖ, BASOCEF®, ELZOGRAM®
	Cefaclor	oral	Ⓖ, CEC, CECLORBETA®, CEFA-WOLFF, CEF-DIOLAN®, HEFACLOR®, INFECTOCEF®, KEFSPOR®, PANORAL, SIGACEFAL®
	Cefadroxil	oral	Ⓖ, CEDROX®, GRÜNCEF®
	Cefamandol[1]	i. v. (i.m.)	MANDOKEF®
	Cefoxitin	i. v. (i.m.)	MEFOXITIN®
	Cefuroxim	i. v., i.m., oral	Ⓖ, CEFUHEXAL®, CEFURAX®, ELOBACT®, ZINACEF®, ZINNAT®
Dritte Generation	Cefixim	oral	CEPHORAL®, SUPRAX®, URO-CEPHORAL®
	Cefpodxim-proxetil	oral	ORELOX®, PODOMEXEF®
	Cefetamet-pivoxil	oral	GLOBOCEF®
	Ceftibuten	oral	KEIMAX®

Tab. 6-1: Cephalosporine.

Vierte Generation	**Cefotaxim**[1]	i. v., i.m.	Ⓖ, CLAFORAN®
	Latamoxef[1]	i. v.	FESTAMOXIN®, MOXALACTAM®
	Cefotiam[1]	i. v.	SPIZEF®
	Ceftriaxon[1]	i. v.	ROCEPHIN®
	Ceftazidim	i. v.	FORTUM®
	Loracarbef	oral	LORAFEM®
	Cefepim	i. v.	MAXIPIME®

1) Unterliegen Anwendungsbeschränkungen wegen möglicher Beeinträchtigung der Gerinnung.

Tab. 6-1: Cephalosporine.

6.1.3 Carbapeneme

Imipenem wirkt bakterizid über Bindung an die penicillinbindenden Proteine von Bakterien. Eine Kreuzallergie (☞ 1.8.2) zu anderen Beta-Lactamen ist möglich.

Gut wirksam bei schweren Mischinfektionen wie Osteomyelitis oder Aspirationspneumonie. Zur Stabilität ist Cilastatin beigegeben als Dihydropeptidase-Hemmer.

ZIENAM®

Meropenem: Ähnlich, kommt aber ohne Zusatz aus, da es stabiler gegen Abbaufermente ist.

MERONEM®

6.1.4 Monobactame

Der Name leitet sich ab von **mono**zyklische, von **Bac**terien produzierte Betalac**tame**, es handelt sich also um Stoffe mit chemisch nur einer Ringverbindung.

Besonders gut wirksam gegen Pseudomonas aeruginosa. Sehr stabil gegen Beta-Lactamase.

Aztreonam: AZACTAM®

 Wirkungslücken! Hier eine kurze Übersicht, gegen welche Erreger die Beta-Lactam-Antibiotika **nicht** wirken:

- Penicillinlücke. Klebsiellen
- Cephalosporinlücke. Enterokokken, Pseudomonas, Legionellen, Anaerobier
- Imipenemlücke. Einige Pseudomonasstämme, Enterokokken zu 20% resistent, penicillinasebildende Staphylokokken bis zu 30% resistent
- Monobactamlücke. Grampositive Erreger, Anaerobier, einige Pseudomonasstämme

6.2 Gyrasehemmer, Chinolone

Die Gyrase ist ein Enzym, das der DNS (Desoxyribonukleinsäure, Träger von Merkmalen und zuständig für Zellstoffwechsel und Vermehrung) eine verdrillte und kompakte Form gibt. Ohne dieses Enzym können die langen Molekülketten nicht mehr untergebracht werden, das Bakterium verliert seine vitalen Funktionen und stirbt ab. Antibiotika dieser Stoffklasse sind daher bakterizid. Wegen der gleichartigen chemischen Grundstruktur werden solche Antibiotika auch **Chinolone** genannt. Sie wirken hauptsächlich gegen Enterobakterien, Vibrionen, Pseudomonas und Staphylokokken. Hauptindikationsgebiete sind Urogenitalinfekte, Durchfallserkrankungen und Pseudomonasinfektionen.

6.2.1 Chinolone der 1. Generation

Pipemidsäure: DEBLASTON®

Norfloxacin: zweimal 0,4 pro Tag oral; Ⓖ, BACTRACID®, BARAZAN®, FIRIN®, NORFLOSAL®, NORFLOX®, NORFLOX-AZU®, NORFLOX-PUREN®

Ofloxacin: (4-Chinolon), zur oralen Anwendung, zweimal 0,2 pro Tag; TARIVID®

Ciprofloxacin: oral und zur i. v. Infusion, Dosierung zweimal 0,125 bis 0,5 oral oder zweimal 0,1 bis 0,2 i. v.; CIPROBAY®

Enoxacin: ENOXOR®
Pefloxacin: PEFLACIN®

6.2.2 Chinolone der zweiten Generation, Fluorchinolone

Hochwirksame Antibiotika, jedoch mit einem noch unklaren Nebenwirkungspotential. Nicht kritiklos anwenden.

Levofloxacin: TAVANIC®

Sparfloxacin: ZAGAM®

Lomefloxacin: OKACIN® nur lokal am Auge

Moxilfoxacin: AVALOX®

6.3 Tetrazykline

Breitbandantibiotika mit ursprünglich großem Wirkungsspektrum, wobei allerdings Proteus, Pseudomonas und viele Klebsiellenstämme meist resistent sind. Sie sind noch Mittel der Wahl bei Chlamydien-Infektionen, interstitieller Pneumonie, Mykoplasma-Infektionen, Borreliosen, Brucellose, Cholera, Rikettsien-Infektionen, Pest und Yersinien-Infektionen. Bakteriostatische Wirkung, werden größtenteils über die Galle ausgeschieden und sind daher für diesen Bereich besonders geeignet. Meist 1 g täglich oral in 4 Einzelgaben, auch i.m. und i. v. je nach Präparat. Vorsicht bei Gabe während der Zahnentwicklung: Die Substanz kann sich in die Zähne einlagern und sie für immer gelblich verfärben.

Tetracyclin: Ⓖ, ACHROMYCIN®, SUPRAMYCIN®, TEFILIN®, TETRALUTION®

Chlortetracyclin: AUREOMYCIN®, (nur lokale Anwendung).

Doxycyclin: besonders günstige Anwendungsweise durch niedrigere Dosierung mit anfangs 2 Kapseln 0,1, dann 1 Kapsel pro Tag.

Steigerung auf 0,2 möglich.

Ⓖ (DOXYCYCLIN, DOXY...), AZUDOXAT®, BACTIDOX®, CLINOFUG®, DOXAKNE®, JENA-CYCLIN®, MESPAFIN®, NEODOX®, SIGADO-XIN®, SUPRACYCLIN®, VIBRAMYCIN®, VIBRAVENÖS®

Minocyclin: halbsynthetisch, wirkt besser auf einige Keime, besonders Staphylokokken, als die anderen Tetrazykline. Dosierung oral 0,1 – 0,2 pro Tag. Minocyclin wird häufig in der Aknetherapie eingesetzt, da es die bei der Entstehung der Aknepusteln wichtigen Propionibakterien hemmt. Dosierung hier 0,1 pro Tag über Wochen. Dabei sind Laborkontrollen (Leber) erforderlich.

Ⓖ, AKNE-PUREN®, AKNIN-MINO®, AKNOS-AN®, KLINOMYCIN®, LEDERDERM®, MINAK-NE®, MINOCLIR®, MINOGALEN®, MI-NOPLUS®, MINO-WOLFF®, SKID®, SKINOCYCLIN®, UDIMA®

6.4 Chloramphenicol

Wegen möglicher Knochenmarksschädigungen nur noch lokal als Augen- oder Ohrenmittel und in Sonderfällen gegen Meningitis, da es die Blut-Hirn-Schranke passiert.

Ⓖ, AQUAMYCETIN®, CHLORAMSAAR®, OLEOMYCETIN®, PARAXIN®, POSIFENICOL®, THILOCANFOL®

6.5 Aminoglykoside

Breitbandantibiotika mit gemeinsamer chemischer Grundstruktur, bakterizid wirksam, vor allem gegen sonst kaum beherrschbare gramnegative Erreger wie Klebsiellen, E. Coli und häufig auch Pseudomonas. Von Nachteil ist der schmale Bereich zwischen Wirksamkeit

und Toxizität (gefährliche Nebenwirkungen) im Bereich der Nieren und des Hör-Gleichgewichts-Organs.

Die vier folgenden Substanzen sind aus klinischer und bakteriologischer Sicht weitgehend vergleichbar. Dosierung 0,075 – 0,08 – 0,225 pro Tag i. m.; oral werden die Substanzen praktisch nicht resorbiert.

Gentamicin: Ⓖ (GENTAMYCIN, GENTAMI-CIN) GENCIN®, GENTA v.CT®, REFOBACIN®

Tobramycin: BRULAMYCIN®, GERNEB-CIN®, TOBRACELL®

Kanamycin ist eines der älteren Aminoglykoside mit, unter anderem, guter Wirkung auf Tuberkulosebazillen. Wegen relativ hoher Toxizität (Innenohrschäden) wird das Arzneimittel nur äußerlich angewendet. KANAMYTREX®

Amikacin ist eine Tochtersubstanz von **Kanamycin** mit verbesserter Wirkung, besonders gegen Klebsiellen.

Ⓖ, BIKLIN®

Netilmicin hat eine verhältnismäßig geringe Nieren- und Innenohrtoxizität.

CERTOMYCIN®

Streptomycin wird unter Tuberkulostatika (☞ 6.11) besprochen.

Neomycin und **Paromomycin** werden unter Lokalantibiotika (☞ 6.9) besprochen.

Spectinomycin speziell gegen Gonorrhö, jedoch nicht auch gleichzeitige Lues, deshalb sorgfältig nachuntersuchen. Dosierung: Eine i.m. Injektion zu 2,0 oder 4,0.

STANILO®

6.6 Makrolide

Breitbandantibiotika hauptsächlich für Atemwegsinfekte, aber auch bei Chlamydienerkrankungen und weiteren Indikationen. Die Stoffe dieser Gruppe unterscheiden sich stark in ihrer Pharmakokinetik (Verhalten des Medikamentes nach Aufnahme in den Organismus). Einige Vertreter sind im Blut fast nicht nachweisbar, sie dringen sehr rasch in die Gewebe und vor allem bis in die Zellen vor. Dort bilden sie teilweise lang anhaltende Konzentrationen, so dass einige Medikamente nur einmal täglich und nur über wenige Tage verabreicht werden müssen. Bei einigen Substanzen muss auf Abstand zur Nahrungsaufnahme geachtet werden. Makrolide wirken bakteriostatisch und nur bei hohen Mengen bakterizid. Die Verträglichkeit ist meist gut, nur **Erythromycin** macht oft Magenbeschwerden.

Makrolide werden danach eingeteilt, aus wie vielen Gliedern der strukturbestimmende Laktonring besteht.

6.6.1 Makrolide mit 14er-Laktonring

Biosynthetische Stoffe:

Erythromycin:
Ⓖ (ERYTHROMYCIN, ERY…), INFECTOMYCIN®, KAREX-WOLFF®, MONOMYCIN®, PAEDIATHROCIN®, SANASEPTON®

Semisynthetische Stoffe:

Clarithromycin:
BIAXIN®, CYLLIND®, KLACID®, MAVID®

Roxithromycin:
Ⓖ, ROXIDURA®, ROXIGRÜN®, RULID®

6.6.2 Makrolide mit 15er-Laktonring

Azithromycin: ULTREON®, ZITHROMAX®

6.6.3 Makrolide mit 16er-Laktonring

Josamycin: WILPRAFEN®

Spiramycin:
ROVAMYCINE®, SELECTOMYCIN®

6.7 Antibiotika vorwiegend gegen grampositive Keime

Die drei folgenden haben ähnliche Eigenschaften wie die Makrolid-Antibiotika (☞ 6.6). Oral nur auf leeren Magen.

Lincomycin: ALBIOTIC®

Clindamycin:
Ⓖ (CLINDAMYCIN, CLINDA…), ACLINDA®, CLIN-SANORANIA®, SOBELIN®, TURIMYCIN®

Fusidinsäure (vor allem gegen grampositive Staphylokokken): FUCIDINE®

6.8 Antibiotika vorwiegend gegen gramnegative Keime

Bakterizid nicht nur im Teilungs-, sondern auch im Ruhestadium wirksam gegen **Pseudomonas, Klebsiellen, Coli, Salmonellen** u. a., **nicht** aber **gegen Proteus.** Nach oraler Gabe keine Resorption. Hohe Rate von Nebenwirkungen, besonders auf Nieren und Nervensystem. Dosierung 2 – 3 Millionen Einheiten und mehr i.m., auch i. v. möglich. Oral für Infektionen im Darm.

Polymyxin B: POLYMYXIN B PFIZER®

Polymyxin E (Colistin):
COLISTIN®, DIARÖNT MONO®

6.9 Antibiotika zur lokalen Anwendung

Diese Substanzen werden nach oraler Gabe im Magen-Darm-Kanal nicht resorbiert und erreichen daher keinen ausreichenden Blutspiegel. Sie können aber zur Abtötung von Darmbakterien verwendet oder als Puder o.ä. auf Oberflächen angewendet werden.

Neomycin: Ⓖ, BYKOMYCIN®

Paromomycin: HUMATIN®

Tyrothricin in verschiedenen Kombinationspräparaten (z. B. Lutschtabletten)

Bacitracin ebenfalls in zahlreichen Kombinationspräparaten zur örtlichen Anwendung.

Fusafungin: als Spray örtlich bei Infekten der oberen Atemwege, alle 2 Stunden durch Mund und Nase. LOCABIOSOL®

6.10 Nitrofurane

Wirken praktisch nur in den Hohlwegen der Harnorgane.

Nitrofurantoin:
Ⓖ, CYSTIT®, FURADANTIN®, NIFURANTIN®, NIFURETTEN®, URO-TABLINEN®

6.11 Antituberkulotika

Die folgenden Medikamente gehören ganz verschiedenartigen chemischen Gruppen an. Sie wirken alle besonders gut oder ausschließlich auf Tuberkuloseerreger, und zwar entweder bakteriostatisch (**tuberkulostatisch**) oder bakterizid (**tuberkulozid**). Behandelt wird die Tuberkulose in der Regel zunächst mit einer Kombination von drei oder vier Antituberkulotika über Wochen bis Monate, danach mit zwei Substanzen (Konsolidierungsphase) und schließlich nur noch mit einem Medikament.

6.11.1 Antituberkulotika der ersten Wahl

Isoniazid (INH): wichtigstes Basis-Antituberkulotikum zur Therapie jeder Form der Tuberkulose, sowohl in Kombinationen als auch allein. Bakterizid in der Teilungsphase, sonst bakteriostatisch. Höhere Dosen zeigen Nebenwirkungen auf das Nervensystem. Dosierung 0,3 (– 0,6) oral in einer Dosis täglich, auch als i. v. Infusion möglich. INH wird nicht von allen Menschen gleich schnell abgebaut und wirkt daher unterschiedlich lang. Die Handelspräparate enthalten zum Teil einen Vitamin-B_6-Zusatz.

ISOZID®, TEBESIUM®

Rifampicin: tuberkulozid wirkendes Antibiotikum, etwa so wirksam wie INH und neben diesem das wichtigste Antituberkulotikum. Vorsicht bei vorgeschädigter Leber. Dosierung 0,45 – 0,75 oral in einer Dosis, möglichst auf nüchternen Magen.

Ⓖ, EREMFAT®, RIFA®

Ethambutol: tuberkulostatisch wirksam, eignet sich für alle möglichen Kombinationen, sehr gut verträglich. Dosierung 0,025 pro kg Körpergewicht, oral in einer Dosis, auch i. v. Infusion möglich. Bei drei Prozent der behandelten Fälle treten Sehstörungen auf.

EMB-FATOL®, EMB-HEFA®, MYAMBUTOL®

Streptomycin: Antibiotikum, heute praktisch nur noch in der Tuberkulose-behandlung verwendet. In hohen Dosen bakterizid. Leider mit schwerwiegenden Nebenwirkungen belastet: Hör- und Gleichgewichtsstörungen, Schwindel. Diese treten ab Gabe von 30,0 pro Behandlungsserie vermehrt auf, insgesamt 60,0 – 80,0 möglichst nicht überschreiten.

Ⓖ, Strepto-Fatol®

6.11.2 Antituberkulotika zweiter Wahl

Diese Mittel finden als Kombinationspartner bei Resistenz oder Unverträglichkeit der wirksameren Mittel Verwendung. Sie werden nicht routinemäßig im Dreierschema verwendet und dienen als Reservemedikamente.

Protionamid: Ektebin®, Peteha®

Pyrazinamid: Ⓖ, Pyrafat®, PZA-Hefa®

6.12 Sulfonamide

Älteste Gruppe aller Chemotherapeutika. Ihre antibakterielle Wirksamkeit beruht auf der Ähnlichkeit mit Para-Amino-Benzoesäure, einem Stoff, den viele Keime zum Wachstum brauchen. Heute werden nur noch schwer resorbierbare Sulfonamide für Darmerkrankungen (☞ 35.1.5) oder für Sonderfälle (Longum®) ohne Kombinationspartner verwendet.

6.12.1 Potenzierte Sulfonamide

Wie erwähnt, hemmen die Sulfonamide einen Stoff, den Bakterien zum Wachstum brauchen. Die Kombination mit **Trimethoprim**, einem Hemmstoff der Folsäurebildung, blockiert nun noch ei-

nen weiteren Schritt im Aufbau der Bakterien. Dadurch entsteht ein Kombinationspräparat mit breiter Wirksamkeit und bakteriziden Eigenschaften. Anwendung hauptsächlich bei Harn- und Atemwegsinfekten. Gute Verträglichkeit. Dosierung meist 1 – 2 Tabletten/Tag. Auch als „forte" in höherer Dosierung im Handel.

Trimethoprim + Sulfamethoxazol (Co-trimoxazol):
Ⓖ, Cotrim, Co-Trimoxazol, Bactoreduct®, Berlocid®, Drylin®, Eusaprim®, Kepinol®, Microtrim®, Sigaprim®, Supracombin®, TMS®

Trimethoprim + Sulfadiazin (Co-Trimazin): Triglobe®

Tetroxoprim + Sulfadiazin: Sterinor®

Es hat sich gezeigt, dass auch mit Trimethoprim allein gute Ergebnisse bei Harnwegsinfekten erzielt werden können.

Trimethoprim:
Infectotrimet®, TMP-Ratiopharm®

6.13 Fosfomycin

Strukturell mit keinem anderen Antibiotikum verwandt, kann deshalb auch bei Allergien oder Resistenzen gegen andere Chemotherapeutika eingesetzt werden. Breites Spektrum gegen zahlreiche grampositive und gramnegative Erreger. Wirkt durch Enzymhemmung im Zellinneren.

Infectofos®, Monuril 3 000®

6.14 Beta-Lactamase-Hemmer

Substanzen aus dieser Klasse inaktivieren die von Krankheitserregern gebildete β-Lactamase – ein Enzym, das Penicillin-strukturen zerstören kann. Weil β-Lactamase-Hemmer an sich meist keine ausgeprägte Wirkung haben, ist ihre Kombination mit einem Antibiotikum angezeigt.

Clavulansäure in Kombination mit **Amoxicillin:** oral und Injektion

AMOCLAV®, AMOXILLIN-RATIOPHARM® COMP, AMOXI-CALVULAN STADA®, AMOXICLAV VON CT®, AMOXIDURA® PLUS, AMOXILLAT-CLAV®, AUGMENTAN®

Sulbactam: ohne Kombinationspartner COMBACTAN® zur Injektion

In Kombination mit **Ampicillin** UNACID® oral und zur Injektion

Tazobactam: in Kombination mit **Piperacillin** TAZOBAC® zu Injektion

6.15 Chemotherapeutika mit eng begrenztem Anwendungsgebiet

Dapson: Hauterkrankungen, Lepra DAPSON-FATOL®

Pentamidin-Diisethionat: Pneumocystitis-carinii-Pneumonie PENTACARINAT®

Taurolidin: TAUROLIN®

Vancomycin: Bei Erkrankungen durch Clostridium difficile und bei schweren Infektionen durch oxacillinresistente Staphylokokken:
Ⓖ (VANCOMYCIN, VANCO...)

Teicoplanin: TARGOCID®

Eine isolierte Wirksamkeit gegen Staphylokokken zeigt ein antibakterieller Eiweißstoff aus der Aminosäure Lanthionin, sogenanntes Lantibiotikum:

Mersacidin: bei Drucklegung noch nicht im Handel.

6.16 Nitroimidazole

Vorbeugung und Behandlung von Infektionen durch anaerobe Keime (Erreger, die ohne Sauerstoff wachsen ☞ 9.2.2.)

Metronidazol: Ⓖ, ARILIN®, CLONT®, FLAGYL®, METRONID-PUREN®, METRONI-MERCK®, METRONUR®, METRONT®, VAGIMID®

7 Antimykotika

Eine Gruppe von Substanzen verschiedener Herkunft, die sich zur Behandlung von **Pilzerkrankungen** des Organismus durch Dermatophyten oder Hefepilzen eignen. Der bekannteste Hefepilz ist der Soor. Vor allem bei Pilzbefall innerer Organe ist auch hier die Austestung auf das am besten wirkende Präparat notwendig. Zahlreiche Substanzen sind nur zur örtlichen, äußerlichen Behandlung geeignet, andere können systemisch (oral oder als Injektion, im ganzen Körper wirkend) angewandt werden.

7.1 Bei Erkrankung durch Hefepilze

7.1.1 Zur systemischen Anwendung

Amphotericin B: Dieses fungistatische Antibiotikum wird als i. v. – Infusion in 5%iger Glucose- oder Sorbitlösung verabreicht (**nicht** in Kochsalz- oder anderen Lösungen; fällt aus!). Venenreizungen mit Thrombosen an der Injektionsstelle sind möglich. Nicht schneller als in 4 – 6 Stunden eintropfen lassen; lebensbedrohliche Reaktionen sind möglich! Zu beachten ist außerdem eine Nierentoxizität.

Dosierung streng nach ärztlicher Anweisung.

AMBISOME®, AMPHO-MORONAL® (oral und lokal), AMPHOTERICIN B®

5-Flucytosin: Austestung ratsam, Resistenzen sind häufig.

ANCOTIL®

7.1.2 Zur lokalen Anwendung

Nystatin: Dieses Präparat dient vor allem zur lokalen Therapie von Soor-Pilz-Infektionen. Oral gegeben, wird es kaum resorbiert und kann daher zur Bekämpfung von Soor-Erkrankungen des Darmes herangezogen werden.

©, ADICLAIR®, BIOFANAL®, CANDIO-HERMAL®, CORDES-NYSTATIN®, FUNGIREDUCT®, LEDERLIND®, MORONAL®, MYKODERM®, MYKONDEX®, NYSTADERM®

Natamycin: zur örtlichen Anwendung, sehr gut verträglich. Gewisse Wirkung auch auf Hautpilze.

DERONGA®, PIMAFUCIN®

7.2 Bei Erkrankung durch Dermatophyten

7.2.1 Zur systemischen Anwendung

Griseofulvin: Domäne dieses Antibiotikums sind die Dermatomykosen, die durch Fadenpilze verursacht werden („Fußflechte"). Soor und Aktinomykose sprechen nicht an. Oral 0,5 – 1,0 täglich, über Monate. Hat eingeschränkte Bedeutung wegen Magenunverträglichkeiten und möglicher Schädigung des Erbgutes.

FULCIN S®, GRICIN®, GRISEO V. CT®, LIKUDEN M®

Terbinafin: LAMISIL® oral 0,25 täglich

7.2.2 Zur lokalen Anwendung

Tolnaftat: Nur lokal anwendbar bei Fadenpilzbefall der Haut, dort aber sehr gut wirksam, fungizid.

TINATOX®, TONOFTAL®

7.3 Breitband-Antimykotika

7.3.1 Zur lokalen Anwendung

Imidazolabkömmlinge: Breite Wirkung gegen Dermatophyten (Hautpilze), Soor (Candida albicans), Schimmelpilze und grampositive Kokken. Fungistatischer Effekt (entspricht dem unter bakteriostatisch erwähnten), in hohen Dosen fungizid (entspricht bakterizid). Bei oraler Anwendung muss die Leberfunktion überwacht werden.

Bifonazol: BIFOMYK®, BIFON®, CANESTEN®, EXTRA BIFONAZOL, MYCOSPOR®

Clotrimazol: ©, ANTIFUNGOL®, ARU®, AZUTRIMAZOL®, BENZODERM®, CANESTEN®, CANIFUG®, CLODERM®, CLOTRIGALEN®, CUTISTAD®, DURAFUNGOL®, FUNGIDERM®, FUNGIZID RATIOPHARM®, GILT®, HOLFUNGIN®, JENAMAZOL®, KADEFUNGIN®, MYKOFUG®, MYCOCORDES®, MYKOFUNGIN®, MYCOHAUG®, OVIS NEU®, SD-HERMAL®, UROMYKOL®

Econazol: EPI-PEVARYL®

Fenticonazolnitrat: LOMEXIN®

Isoconazol: TRAVOGEN®

Oxiconazol: MYFUNGAR®, OCERAL®

Croconazol: PILZCIN®

Sertaconazol: MYCOSERT®, ZALAIN®

7.3.2 Zur systemischen, teils auch lokalen Anwendung

Bei einigen der folgenden Substanzen ist die Überwachung der Leberfunktion wegen möglicher Nebenwirkungen erforderlich. **Fluconazol:** Erreicht als einziges das Gehirn (liquorgängig).

DIFLUCAN®, FUNGATA®

Itraconazol: auch zur lokalen Anwendung.

SEMPERA®, SIROS®

Ketoconazol: NIZORAL®, lokal auch als TERZOLIN®

Miconazol: nur lokal.

AMYKON®, DAKTAR®, DERMA-MYKOTRA®, FUNGUR®, MICOTAR®, MYCOTIN®

7.4 Lokal-Antimykotika

Tri-Phenyl-Methan-Farbstoffe: Stark färbende Lösungen zur örtlichen Anwendung, den obengenannten Substanzen meist unterlegen.

Brillantgrün, Gentianaviolett (= Methylviolett), Fuchsin.

Dequaliniumverbindungen: EVAZOL®

Ciclopiroxolamin: BATRAFEN®, als Nagellack NAGEL-BATRAFEN®

Chlorphenesin: SOORPHENESIN®

Naftifin: EXODERIL®

Amorolfin:
LOCERYL® (auch als Nagellack).

8 Virustatika

Virustatika (Einzahl: Virustatikum) sind Arzneimittel, welche die Vermehrung von Viren hemmen können.

8.1 Grundlagen

So wie im Mittelalter feindliche Soldaten eine mauerbewehrte Stadt überfielen, überfallen Viren eine menschliche Zelle mit ihrer schützenden Zellwand. Genügte den Soldaten eine schwache Stelle oder ein offenes Tor, so müssen Viren irgendwo im Körper eine Zelle finden, in deren Wand ein Eiweißkörper vorkommt, an dem sie sich festmachen können (Bindung an einen Rezeptor). Beispielsweise Hepatitisviren finden dies nur an Leberzellen.

Die Viren gelangen entweder direkt ins Zellinnere oder zunächst in kleine Bläschen (Endosomen). Dort tun sie das, was die Eroberer früher auch taten: Sie übernehmen den Oberbefehl über alle Vorgänge und lassen für sich arbeiten. Den Bauplan dazu bringen sie mit – sie bestehen praktisch nur aus ihm und einer Schutzhülle.

Dieser Bauplan kann die Erbinformation DNS (Desoxyribo-Nukleinsäure, DNS-Viren) sein. Dann befiehlt er dem Zellkern, neue Viren zu produzieren. Oder es ist RNS (Ribo-Nukleinsäure, RNS-Viren), dann steuert er die Herstellung neuer Viren direkt in der Zelle. Die neu gebildeten Viren bekommen nun noch eine Schutzhülle und verlassen die Zelle in großen Mengen. Dabei kann die Zelle unverändert bleiben oder zerstört werden.

8.2 Wirkungsweise

Es gibt folgende Möglichkeiten, Viren zu bekämpfen:

8.2.1 Kapsid-Inhibitoren und Canyon-Blocker

Das Festsetzen des Virus auf seinem Rezeptor an der Oberfläche der Wirtszelle wird behindert (z. B. **Pleconaril**).

8.2.2 Fehlende Freisetzung

Die Freisetzung des Virus aus dem Endosom wird verhindert (z. B. **Amantadin, Rimantadin**).

8.2.3 Nukleosid-Analoga

Ein falscher Baustein zum Aufbau des Virus-Erbmaterials wird eingeschleust. Ein Weiterbau zum fertigen Virus ist dann nicht mehr möglich. Da die Bausteine Nukleoside heißen, nennt man diese Medikamente Nukleosid-Analoga (z. B. **Aciclovir, Ganciclovir, Penciclovir, Famciclovir, Valaciclovir**).

8.2.4 Antisense-Präparate

Ein Stück spiegelblicher Erbsubstanz legt die weitere Virusvermehrung lahm, z. B. **Forivirsen**.

8.2.5 Enzymblockade

Die Enzyme zum Aufbau der Erbsubstanz des Virus werden blockiert (z. B. **Foscarnet** und **Cidofovir**).

8.2.6 Hemmung der reversiblen Transkriptase

Retroviren, z. B. das humane Immundefizienz Virus HIV, finden in der befallenen Zelle nicht alles vor, was sie zum Aufbau neuer Viren brauchen. Sie bringen daher einen Eiweißstoff mit: die reversible Transkriptase. Sie kann durch Medikamente gehemmt werden, z. B. **Ziduvodin, Nevirapin, Deliviridin, Didanosin, Lamivudin, Stavudin, Zalcitabin, Abacivir** und **Efivirenz.**

8.2.7 Proteasehemmer

Das neu hergestellt Virus braucht noch eine Schutzhülle. Medikamente können die Herstellung der dazu benötigten Eiweiße (Proteine) blockieren, z. B. **Ritonavir, Indinavir, Saquinavir, Nelfinavir** und **Amprenavir.**

8.2.8 Neuraminidase-Hemmer

Substanzen dieser Klassen hemmen das Ausschleusen und Freisetzen der neu gebildeten Viren aus der befallenen Zelle, z. B. **Zanamivir, Oseltamivir.**

8.3 Therapie

Bei der Behandlung mit virushemmenden Substanzen ist Folgendes zu beachten:

* Alle Therapien verhindern oder vermindern nur die Neubildung von Viren. Sie entfernen nicht die vorhandenen Viren aus dem Körper. Dies ist Aufgabe der körpereigenen Abwehr.

* Die beschriebenen Wirkungsmechanismen machen klar, dass eine Behandlung umso wirkungsvoller ist, je früher sie einsetzt.

* Weil Viren ihre Vermehrung der Körperzelle überlassen, kann eine Behandlung diese oder andere Körperzellen beeinträchtigen oder schädigen. Der Patient erlebt dies teilweise als erhebliche Nebenwirkung.

Die Behandlung mit Virustatika muss frühzeitig erfolgen, führt nicht zu Virusfreiheit und kann erhebliche Nebenwirkungen haben.

8.4 Anwendungsgebiete

8.4.1 Echte Grippe (Influenzaviren)

Amantadin: Ⓖ, ADEKIN®, AMAN®, AMANTA-ABZ®, AMANTAGAMMA®, AMANTA-SULFAT AZU®, AMIXX®, CEREBRA-MED®, INFEX®, INFECTO-FLU®, VIREGYT®, bei Virustyp A. Kann auch bei Parkinson-Syndrom eingesetzt werden, (☞ 18.1).

Rimantadin: FLUMADIN®, bei Virustyp A

Zanamivir: RELENZA®, bei Virustyp A und B, liegt vor als Inhalat.

Oseltamivir: TAMIFLU®, bei Virustyp A und B

8.4.2 Herpes zoster, Herpes labialis, Herpes genitalis (Herpesviren)

Aciclovir: Oral, 5 mal täglich, lokal. Ⓖ (ACICLOVIR, ACICLO...), ACIC®, ACIVIR®, HERPETAD®, MAPOX®, SUPRA VIRAU®, VIRAX-PUREN®, VIRZIN®, ZOVIRAX®

Famiciclovir: Oral, 3 mal täglich. FAMVIR®

Idoxuridin: Lokal, auf Iodbasis (Vorsicht bei Allergien!) OPHTAL®, VIRUNGUENT®, ZOSTRUM®

Penciclovir: Lokal. VECTAVIR®

Tromantadin: Lokal. VIRU-MERZ®

Valaciclovir: Oral, 3 mal täglich. VALTREX®

Vidarabin: Lokal. VIDARABIN®

8.4.3 Varicellen (Herpesviren)

Brivudin: Bei schweren Windpockenerkrankungen ZOSTEX®

8.4.4 Zytomegalie (Zytomegalievirus)

Bei folgenden Medikamenten ist mit teils erheblichen Nebenwirkungen zu rechnen:

Cidofovir: VISTIDE®

Ganciclovir: CYMEVEN®

Foscarnet: FOSCAVIR®

Fomivirsen: Zur Anwendung am Auge VITRAVENE®

8.4.5 Erworbene Immunschwächekrankheit (HIV)

Zur Behandlung von Patienten mit einer HIV-Infektion werden regelmäßig bis zu fünf Medikamente zugleich verabreicht, was sich aus den verschiedenen Wirkweisen von Virustatika erklärt (☞ 8.2).

Zidovudin (Azidothymin, AZT): RETROVIR®

Stavudin: ZERIT®

Lamivudin: EPIVIR®

Abacavir: ZIAGEN®

Amprenavir: AUGENERASE®

Atevidrin: bei Drucklegung noch nicht im Handel

Delaviridin: RESCRIPTOR®

Didanosin: VIDEX®

Efavirenz: SUSTIVA®, STOCRIN®

Indinavir: CRIXIVAN®

Lovirid: bei Drucklegung noch nicht im Handel

Nevirapin: VIRAMUNE®

Nelfinavir: VIRACEPT®

Ritonavir: NORVIR®

Saquinavir: FORTOVASE®, INVIRASE®

Zalcitabin: HIVID®

Lamivudin plus **Zidovudin:** COMBIVIR®

8.4.5.1 Akutbehandlung bei Kontakt mit HIV-Blut

Bei Kontakt mit HIV-Blut, z. B. durch Nadelstiche, Bisse oder Blutspritzer, ist sofortige Desinfektion (Ausbluten lassen von Nadelstichen, Augenspülen usw.) und die Einnahme von drei Medikamenten erforderlich. Nebenwirkungen müssen dabei in Kauf genommen werden.

Empfohlen werden u. a.:

Zidovudin (RETROVIR®) + **Lamivudin** (EPIVIR®) + **Indinavir** (CRIXIVAN®)
Stavudin (ZERIT®) + **Didanosin** (VIDEX®) + **Nelfinavir** (VIRACEPT®)

8.4.6 Verschiedene Virusinfektionen („Breitspektrum-Virustatika")

Wirksam z. B. bei Atemwegsinfekten, Lassafieber und Hepatitis (☞ unten).

Ribavirin: VIRAZOLE®, REBETOL®

8.4.7 Hepatitis B und C (Hepatitisviren)

Es hat sich gezeigt, dass neben der üblichen Therapie mit **Interferon** das an und für sich gegen Hepatitisviren wirkungslose **Ribavirin** in Kombination die Ergebnisse verbessert. Weitere Virustatika werden diskutiert.

9 Mittel gegen Protozooen und Parasiten

Der Befall des menschlichen Körpers durch Parasiten und Protozooen wird **Infestation** genannt. Bei der medikamentösen Behandlung gilt es, den Eindringling zu treffen und den Menschen dabei möglichst wenig zu schädigen. Die Dosierung liegt häufig an oder über der Nebenwirkungsgrenze und ist vom Arzt festzulegen. Daher wird sie hier nicht angegeben. Immer öfter werden Erkrankungen von Tropenreisenden eingeschleppt und daher hier erwähnt.

9.1 Mittel gegen Würmer (Antihelmintika)

9.1.1 Oxyuren (Madenwürmer)

Pyrvinium: MOLEVAC®, PYRCON®

9.1.2 Darm-Nematoden (Rundwürmer)

Askariden, Trichuris trichuria, Ancylostoma duodenale, Enterobius vermicularis:

Pyrantel: HELMEX®

Mebendazol: VERMOX®, SURFONT®

Albendazol: ESKAZOLE®, ZENTEL®

9.1.3 Bandwürmer (Cestoden)

Niclosamid: YOMESAN®

Praziquantel Tabl. zu 0,15: CESOL®, Tabl. zu 0,5: CYSTICIDE®

9.1.4 Trichinen

Mebendazol: VERMOX®, SURFONT®

Albendazol: ESKAZOLE®, ZENTEL®

Tiabendazol: für Sonderfälle

9.1.5 Echinokokken

Mebendazol: VERMOX®, SURFONT®

Praziquantel Tabl. zu 0,6: BILTRICIDE®

Albendazol: ESKAZOLE®, ZENTEL®

9.1.6 Onchozerkiaden

Ivermectin: MECTIZAN®

9.2 Mittel gegen Protozooen

9.2.1 Malaria

9.2.1.1 Vorbeugung (Prophylaxe)

Obwohl es keine absolut sichere Vorbeugung gibt und Nebenwirkungen auftreten können, darf bei Reisen in Malariagebiete auf keinen Fall darauf verzichtet werden. Immerhin handelt es sich um eine möglicherweise tödliche Erkrankung. Daher sollte man rechtzeitig vor Reiseantritt einen auf diesem Gebiet erfahrenen Arzt konsultieren.

Trotz Vorbeugung kann die Krankheit ausbrechen, auch noch Monate nach der Reise. Bei Fieber, das auch einige Zeit später nach einer Fernreise auftritt, sollte man daher den Gedanken an eine Malaria nicht außer Acht lassen.

Die im Folgenden genannten Dosierungen von Arzneimitteln sind nur als Anhaltspunkte zu verstehen:

Chloroquin: ⓖ, RESOCHIN®, WEIMERQUIN®. Einmal pro Woche 2 Tabletten, schon vor und noch nach der Reise.

Proguanil: PALUDRINE®. Zweimal täglich 1 Tablette, auch in Kombination mit Chloroquin (wie oben)

Mefloquin: LARIAM®. Eine Tablette pro Woche, möglichst nicht länger als 4 Wochen, zwei und vier Wochen danach noch je 1 Tablette.

9.2.1.2 Notfallbehandlung (Stand-by-Therapie)

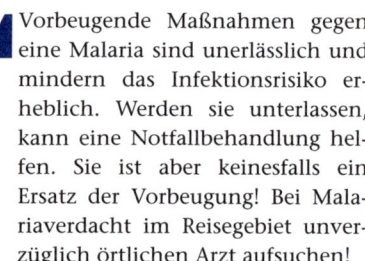 Vorbeugende Maßnahmen gegen eine Malaria sind unerlässlich und mindern das Infektionsrisiko erheblich. Werden sie unterlassen, kann eine Notfallbehandlung helfen. Sie ist aber keinesfalls ein Ersatz der Vorbeugung! Bei Malariaverdacht im Reisegebiet unverzüglich örtlichen Arzt aufsuchen!

Halofantrin: HALFAN®. An einem Tag in sechsstündigem Abstand je 2 Tabletten. Erhebliche Nebenwirkungen sind möglich.

9.2.1.3 Therapie der ausgebrochenen Malariaerkrankung

Die Behandlung einer Malariaerkrankung muss in der Klinik durchgeführt werden, wobei **Chinin**, **Mefloquin** und **Halofantrin** zum Einsatz kommen.

9.2.2 Trichomoniasis (Erkrankung durch Trichomonaden)

Imidazolverbindungen: Vorsicht in Schwangerschaft und Stillzeit.

Metronidazol: ⓖ, ARILIN®; CLONT®, FLAGYL®, FOSSYOL®, METRONID-PUREN®, METRONIMERCK®, METRONUR®, METRONT®, VAGIMID®

Tinidazol: SIMPLOTAN®

Nimorazol: ESCLAMA®

9.2.3 Amöbiasis (Erkrankungen durch Amöben)

Metronidazol (☞ 9.2.2 und 6.16)

9.2.4 Toxoplasmose (Erkrankung durch Toxoplasmen)

Pyrimethamin: DARAPRIM®

Sulfadiazin: Ⓖ

Spiramycin:
ROVAMYCINE®, SELECTOMYCIN®
(☞ auch 6.6.3)

Clindamycin:
Ⓖ (CLINDAMYCIN, CLIND...), ACLINDA®,
CLIN-SAMORANIA®, SOBELIN®, TURIMYCIN®
(☞ auch 6.7)

9.2.5 Lambliasis (Erkrankung durch Lamblien)

Metronidazol: Handelsnamen ☞ 9.2.2

Paromomycin: HUMATIN® (☞ 6.9)

9.2.6 Schistosomiasis (Erkrankung durch Bilharzien, Bilharziose)

Praziquantel: BILTRICIDE®

9.3 Mittel gegen Ektoparasiten

Ektoparasiten befallen den Körper von außen. Diese Erkrankungen sind wieder häufiger geworden.

9.3.1 Läusebefall

Lindan: JACUTIN®, QUELLADA®. Als Emulsion, Gel oder Shampoo.

Pyrethrumauszüge: GOLDGEIST®

9.3.2 Krätze (Befall mit Milben)

Lindan: (☞ 9.3.1)

Benzylbenzoat: ANTISCABIOSUM®

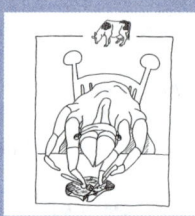

Entartung und Fehl-steuerung

10 Zytostatika

Zytostatika (Einzahl: Zytostatikum) sind Medikamente zur Behandlung bösartiger Tumore. Sie greifen meist hemmend in die Teilungsphase von Zellen ein. Da sich Tumorzellen besonders lebhaft teilen, wird dort auch die stärkste Hemmung des Zellwachstums erzielt. Daneben werden aber auch die normalen Körperzellen beeinflusst, vor allem die sich rasch teilenden Zellen des blutbildenden Knochenmarks. Am Abfall der Zahl von weißen Blutzellen im Blut wird daher der Einfluss einer zytostatischen Therapie ablesbar. Gut beeinflussbar sind nach dem augenblicklichen Stand der Entwicklung zytostatisch wirkender Medikamente vor allem die akute lymphatische Leukämie (häufigste Form der Leukämie bei Kindern), die Hodgkinsche Krankheit und andere Lymphome, das Chorionkarzinom und einige weitere, meist seltene Tumorformen. Andere bösartige Krankheiten sprechen unterschiedlich gut an, am wenigsten die langsam wachsenden Tumoren, weil die Zellen weniger oft in der angreifbaren Teilungsphase sind. Leider gehören die am häufigsten vorkommenden Geschwülste, wie das kleinzellige Bronchialkarzinom, zu dieser Gruppe.

 Bei der Verabreichung von Zytostatika treten immer Nebenwirkungen auf, meist sind sie schwer. Bei unsachgemäßer Anwendung kann es zu Todesfällen kommen. Daher Vorsicht bei der Anordnung, der Zubereitung und der Applikation.

Häufig wird eine optimale Wirkung erst durch Kombination verschiedener Zytostatika zugleich oder nacheinander erzielt.
Die Anwendung von Zytostatika muss besonders bei der Kombination mehrerer Substanzen in Menge und Häufigkeit individuell festgelegt werden. Teilweise erfolgt die Verabreichung als Infusion, wobei die Lösungen Hautschäden verursachen oder lichtempfindlich sein können. Man unterscheidet unterschiedliche Gruppen von Zytostatika, die im Folgenden beschrieben werden.

10.1 Alkylanzien

Wichtigste und größte Gruppe, seit vielen Jahren bekannt. Hemmen auf chemischem Weg die Zellteilungsvorgänge. Als Nebenwirkungen sind Appetitlosigkeit, Übelkeit, Durchfälle und Haarausfall bekannt. Ein bis zwei Wochen nach Therapiebeginn sinkt die Leukozytenzahl ab. Dosierung (i. v. oder oral) sehr verschieden.

Thiotepa: THIOTEPA®

Busulfan: bei myeloischen Leukämien MYLERAN®

Chlorambucil: bei lymphatischen Leukämien LEUKERAN®

Cyclophosphamid: Wegen möglicher Blasenschäden empfiehlt sich die gleichzeitige Gabe des Uroprotektors **Mesna** (UROMITEXAN®). Ⓖ, CYCLO-CELL®, CYCLOSTIN®, ENDOXAN®

Trofosfamid: vor allem zur Erhaltungstherapie IXOTEN®

Ifosfamid: IFO-CELL®, HOLOXAN®

Melphalan: ALKERAN®

Temozolomid: bei einigen Gehirntumoren TEMODAL®

Nitrosoharnstoffe:

Estramustin bei Prostatakarzinom: CELLMUSTIN®, ESTRACYT®, ESTRAMUSTIN®, MULTASIN®, PROSTAMUSTIN®

Die beiden folgenden treten in das Gehirn über und können daher zur Behandlung von Hirntumoren verwendet werden:

Carmustin: CARMUBRIS®

Lomustin: CECENU®

Treosulfan: OVASTAT® bei Karzinom von Ovar, Mamma, Hoden und bei Morbus Hodgkin

Irinotectan: bei kolorektalem Karzinom CAMPTO®

10.2 Antimetaboliten

Es handelt sich um Substanzen, die einem wichtigen Zellbaustein ähnlich sind, aber nicht dessen biochemische Wirksamkeit haben. Sie werden, wenn man sie als Medikament verabreicht, anstelle der zum Zellaufbau nötigen Substanzen eingefügt (**antagonistische Wirkung**). Die entstehende Zelle – zum Beispiel eine Krebszelle – ist dann nicht funktionsfähig. Man kennt Antagonisten der Folsäure, des Purins und andere.

6-Mercaptopurin: Purin-Antagonist PURI-NETHOL®

6-Tioguanin: THIOGUANIN WELLCOME®

Cytosin-Arabinosid (Cytarabin, Pryrimidin-Antagonist): ALEXAN®, ARA-CELL®, UDICIL®

Fluorouracil: Ⓖ, 5-FU LEDERLE®, 5-FU MEDAC®, O-FLUOR®, RIBOFLUOR®

Zur örtlichen Anwendung an der Haut (Vorsicht!): EFUDIX®

Methotrexat: Auch als Basistherapie bei rheumatoider Arthritis anwendbar (Warenzeichen ☞ 5.1.2.3).

Gemcitabin: bei Bronchial- und Pankreaskarzinom GEMZAR®

10.3 Antibiotika

Einige Antibiotika wurden als zytostatisch wirksam erkannt; zu ihnen zählen

Daunorubicin: Ⓖ, DAUNOBLASTIN®, DAUNOXOME®

Dactinomycin: LYOVAC-COSMEGEN®

Doxorubicin: Ⓖ, ADRIBLASTIN®, ADRIMEDAC®, CAELYX®, DOXO-CELL®, MYOCET®, RIBODOXO®

Bleomycin: besonders gegen Plattenepithelkarzinome. Eine mögliche Lungenschädigung wird diskutiert.

Ⓖ, BLEOMYCIN HEXAL®, BLEOMYCINUM MACK®

Idarubicin: Abkömmling von Daunorubicin ZADEVOS®

10.4 Alkaloide

Viele Pflanzenstoffe, chemisch einer typischen Gruppe, den Alkaloiden, zugehörig, entfalten zytostatische Wirkungen. Es sind Extrakte aus

Herbstzeitlose (nur als Mittel gegen Gicht verwendet): COLCHICUM-DISPERT®

Immergrün: Enthält verschiedene Alkaloide. Neurotoxische Nebenwirkungen sind möglich.

Vinblastin: ⑥, CELLPLASTIN®, VELBE®

Vindesin: ELDISINE®

Vincristin: ⑥, CELLOVISTIN®, FARMISTAN® CS

Vinorelbin: halbsynthetisch hergestellt NAVELBINE®

Halbsynthetische Derivate der Pflanzenklasse Podophyllum:

Etoposid:
ETO CS®, ETO-GRY®, ETOMEDAC®, ETOPOPHOS®, EXITOP®, RIBOPOSID®, VEPESID®

Teniposid:
VM 26 BRISTOL®

Extrakte aus der Mistelpflanze enthalten Immunmodulatoren mit zystostatischen Eigenschaften. Sei verbessern vor allem die Lebensqualität des Patienten, die Betroffenen fühlen sich besser, bei meist unverändertem Tumorgeschehen:

Lektine: EUROXIR®, HELIXOR®, ISCADOR®, LEKTINOL®

10.5 Sonstige

10.5.1 Carbamide und Carbazine
Hydroxycarbamid: LITALIR®, SYREA®
Procarbazin: NATULAN®

10.5.2 Platinverbindungen
Cisplatin: ⑥, PLATINEX®
Carboplatin: ⑥, CARPBOPLAT®, NEOCARBO®, RIBOCARBO®
Oxaliplatin: ELOXATIN® bei kolorektalem Karzinom

10.5.3 Fluoropyrimidine
Capecitabin: XELODA®, bei kolorektalem Karzinom, orale Gabe

10.5.4 Taxane
Wirken auf das mikrotubuläre Zellsystem des Tumors
Docetaxel: TAXOTERE®
Paclitaxel: TAXOL®

10.6 Hormone

Neben den eigentlichen Zytostatika verwendet man zur Behandlung von Tumoren der Prostata (Vorsteherdrüse) und Mamma (Brustdrüse) gegengeschlechtliche Hormone. Obwohl diese nicht als Zytostatika bezeichnet werden können, sollen sie in diesem Zusammenhang erwähnt werden. Auch bei Leukämien wirken Hormone günstig (Nebennierenrinden-Hormone).

10.6.1 Östrogene
Vor allem bei Prostatakarzinom.
Fosfestrol: HONVAN®

10.6.2 Androgene
Vor allem bei Mammatumoren.
Testolacton: FLUDESTRIN®

10.6.3 Gestagene
Vor allem bei Endometriumkarzinom und Hypernephrom.

Medroxyprogesteron: CLIMOPAX®, CLINOFEM®, CLINOVIR®, FARLUTAL®, 6-FAR-LUTAL®, MPA HEXAL®, MPA-BETA®, MPA-NOURY®

Megestrol: MEGESTAT®

Gestonoroncaproat mit Depotwirkung: DEPOSTAT®

10.6.4 LH-RH-Agonisten

Das natürliche Gonadorelin stimuliert die **Freisetzung der Gonadotropine LH** (luteinisierendes Hormon) und **FSH** (follikelstimulierendes Hormon), ist also ein LH-RH (LH-Releasing-Hormon). Langdauernde Zufuhr ähnlich wirkender Substanzen, der LH-RH-Agonisten, führt zu einem Verlust der Rezeptoren und kommt durch Einstellung der Sexualhormonproduktion einer Kastration gleich. Hauptanwendungsgebiete sind das Prostatakarzinom und die Endometriose. Zum Teil werden die Substanzen als Aerosol zum Einsprühen in die Nase angewandt.

Buserelin: PROFACT®, SUPRECUR®

Corticorelin: CRH FERRING®

Gonadorelin: KRYPTOCUR®, LUTRELEF®

Goserelin: ZOLADEX®

Leuprorelin: ENANTONE®, TRENANTONE®

Nafarelin: SYNARELA®

Somatorelin: GHRH FERRING®

Triptorelin: DECAPEPTYL®

10.6.5 Selektive Östrogen-Rezeptor-Modulatoren (SERM)

Wirken an der Mamma als Antiöstrogene (Einsatz bei Mammakarzinom), am Knochen dagegen als Östrogene.

Raloxifen: EVISTA®

Tamoxifen: ®, JENOXIFEN®, KESSAR®, NOLVADEX®, NOVRYTAM®, TAMOBETA®, TAMOFEN®, TAMSKADIN®, TAMOPHAM®, TA-MOX®, TAMOXSTADA®, TAMOX-GRY®, TA-MOXIGENAT®, TAMOXIMERCK®, TAMOXI-STAD®, TAMOX-PUREN®, ZEMIDE®

Taremifen: TARESTON®

Aminoglutethimid: ORIMETEN®, RODA-ZOL®

10.6.6 Somatostatin-Analoga

Bei schweren Magendarmblutungen und bestimmten Pankreaserkrankungen

Somatostatin: ®, AMINOPAN®

Octreotid: SANDOSTATIN® beim Karzinoid, einem seltenen Darmtumor

10.6.7 Aromatasehemmer

Zur Therapie des Mammakarzinoms

Anastrozol: ARIMIDEX®

Letrozol: FEMARA®

10.7 Monoklonale Antikörper

Durch die gentechnische Vermehrung einzelner Zellen kann eine Vielzahl gleichartiger Abkömmlinge produziert werden.

Trastuzumab: Bei Mammakarzinom, wenn auf den Tumorzellen der Oberflächenrezeptor HER 2 vorliegt: HERCEPTIN®.

Rituximab: MABTHERA® bei Non-Hodgkin-Lymphomen

11 Immuntherapeutika

Das körpereigene Abwehrsystem kann Fremdstoffe mittels geeigneter (immunkompetenter) Zellen, z. B. den T_4-Helfer-Lymphozyten, erkennen und mit Hilfe der Plasmazellen Antikörper (Immunglobuline) bilden. Diese sind gegen ganz bestimmte Substanzen gerichtet (streng spezifisch) und bleiben oft lebenslang nachweisbar. Antikörper können sich mit den Fremdstoffen (**Antigenen**) vereinigen und sie durch Bildung eines **Immunkomplexes** unschädlich machen. Solche Immunkomplexe können sich aber in kleinen Blutgefäßen niederschlagen und dort zu einer Entzündung führen (Immunkomplex-Vaskulitis). Daraus können eigenständige Krankheitsbilder entstehen.

Die immunkompetenten Zellen können sich auch „irren", häufig im Rahmen eines auslösenden Virusinfektes. Sie bilden dann Antikörper gegen körpereigenes Gewebe. Die daraus resultierenden Krankheiten nennt man **Autoaggressionskrankheiten.**

Eine **überschießende Immunreaktion** wird normalerweise durch spezifische T-Zellen unterdrückt (Suppressor-T_8-Zellen). Schwächt sich deren Wirkung ab, so entsteht eine **ungezügelte Immunreaktion** – z. B. in der Gelenkinnenhaut bei rheumatoider Arthritis. Therapeutisch kann es wünschenswert sein, die Immunreaktion zu unterdrücken, z. B. nach einer Organtransplantation. Dies tut man mit **Immunsuppressiva**. Man kann die Immunreaktion in anderen Fällen aber auch durch Immunstimulanzien fördern. Sollen nur Teilreaktionen beeinflusst werden, z. B. Anregung der Suppressorzellen, so kann man dies mit **Immunmodulatoren** versuchen. Bei der Immunschwächekrankheit Aids (acquired immunodeficiency syndrome, erworbenes

Immunmangelsyndrom) stört ein Virus (HIV-Virus) die Funktion der T_4-Helfer-Lymphozyten, so dass die Immunabwehr darniederliegt. Die Entwicklung eines Impfstoffes ist deshalb so schwierig, weil sich der durch Impfung gebildete Antikörper an die befallenen T_4-Lymphozyten heftet, diese dann zur Zielscheibe der körpereigenen Abwehr werden und erst recht zugrunde gehen. Erste therapeutische Ansätze bestehen in der Anwendung von Virustatika (☞ Kap. 8).

11.1 Immunsuppressiva

Immunglobuline: LYMPHOGLOBULIN®, PRESSIMUN® (ANTI-HUMANLYMPHOZYTEN-GLOBULINE), THYMOGLOBULIN®
Azathioprin: Ⓖ, AZAFALK®, AZA MEDAC®, AZATHIODURA®, IMUREK®, ZYTRIM®
Tacrolimus: PROGAF®
Monoklonale Antikörper: Gegen Abstoßung transplantierter Organe
Basiliximab: SIMULECT®
Daclizumab: ZENAPAX®

11.2 Immunstimulanzien

11.2.1 Biologische Mittel

Es gibt zahlreiche pflanzliche Kombinationspräparate mit verschiedenen Indikationsgebieten. Sie wirken ungezielt und werden meist bei banalen Krankheitszuständen eingesetzt, z. B.: ECHINACIN®, ESBERITOX N®, LYMPHOZIL®, PASCOTOX®, TOXI-LOGES®

Organpräparate:
BRONCHO-VAXOM®, IRS 19®, SYMBIOFLOR®, THYMUVOCAL®

11.2.2 Chemisch definierte Immunstimulanzien

Präparate dieser Gruppe haben meist eng umschriebene spezielle Anwendungsgebiete, v.a. bei Viruserkrankungen wie Aids oder Herpes oder zur Stimulierung bei immunsupprimierten Patienten. Anwendung und Dosierung durch Spezialisten.

Dimepranol: DELIMMUN®, ISOPRINOSINE®

Filgrastim: NEUPOGEN®

Lenograstim: GRANOCYTE®

Molgramostim: LEUCOMAX®

11.3 Immunmodulatoren

Verschiedene Präparate in Entwicklung oder im Ausland erhältlich (**Levamisol**).

Ciclosporin: Ursprünglich aus Bodenpilzen isoliert und als Mittel gegen Pilzbefall verwendet. Unterdrückt selektiv die Abstoßung von übertragenem Gewebe (Transplantat, z. B. Niere), ohne die körpereigene Abwehr gegen Infektionen zu beeinflussen. Auf dosisabhängige Nierenfunktionsstörungen ist zu achten.

SANDIMMUN®, SANGLYA®

11.4 Interferone

Interferone sind körpereigene Abwehrstoffe. Auslöser für ihre Produktion sind u. a. Viren.

Eingesetzt werden sie besonders bei Hepatitis C, schweren Viruskrankheiten und Knochenmarkserkrankungen. Nach Einleitung der Behandlung kann sich der Patient die subkutanen Injektionen selbst geben, oft monatelang. Die Medikamente sind nicht nur sehr teuer, sondern haben leider zahlreiche Nebenwirkungen. So treten fast immer grippeähnliche Symptome auf.

Interferon alfa-2a und -2b: ROFERON A®, INTRON A®, PEG-INTRON®

Interferon beta: Zur Basistherapie der Multiplen Sklerose. AVONEX®, BETAFERON®, FIBLAFERON®, REBIF®

Interferon gamma: IMUKIN®

Interferon alfacon-1 bei Hepatitis C: INFERAX®

11.5 Interleukine

Interleukine sind normalerweise im Körper vorkommende Substanzen zur Steuerung von Immunreaktionen (Zytokine). Sie werden therapeutisch als Immunstimulatoren eingesetzt oder haben spezielle Anwendungsgebiete.

Interleukin 2: PROLEUKIN® bei metastasierendem Nierenkarzinom.

Schlaf, Psyche und Motilität

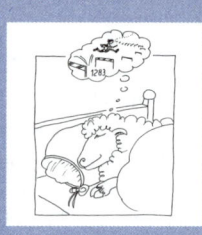

12 Sedativa

Sedativa (Einzahl: Sedativum) sind Beruhigungsmittel. Im Gegensatz zu den Schlafmitteln erfolgt hier nur eine teilweise Reizausschaltung. Der Begriff „Sedativum" ist aber dehnbar, so dass man auch geringe Schlafmitteldosen oder bestimmte Psychopharmaka (z. B. die Tranquilizer) als Beruhigungsmittel bezeichnet. Manche Antihistaminika (☞ Kap. 28) und Antihypertonika (☞ Kap. 30) haben ebenfalls sedative Wirkungen. Beruhigungsmittel sollten sehr kritisch verordnet werden. Vorzuziehen sind pflanzliche Substanzen, z. B.

Baldrian (Radix valerianae, Baldrianwurzel): als Tee, Tinktur oder in Handelspräparaten. Eine Überdosierung ist praktisch nicht möglich, so dass Baldrian zu den harmlosesten Medikamenten zählt.
Ⓖ (BALDIAN…), BALDRIPARAN® STARK NACHT®, EUVEGAL®, FUTURAN®, MELIVAL®, PHYTODORMA®, RECVALYSAT®, SEDONIUM®, VALDISPERT®

Hopfen: aus den Blüten gewonnene Extrakte; im Bier enthalten.
LACTIDORM®

Baldrian und Hopfen sind neben anderen pflanzlichen Bestandteilen in zahlreichen Kombinationspräparaten enthalten.

Meprobamat: beruhigend, angst- und spannungslösend.
Ⓖ, VISANO N®

13 Hypnotika

Hypnotika (Einzahl: Hypnotikum) sind Schlafmittel. Der schlaffördernde Effekt entsteht durch eine lähmende Wirkung auf die Großhirnrinde. Diese ist im Schlaf sehr aktiv, was durch Messung der elektrischen Potentiale nachgewiesen werden kann. Eine besondere Bedeutung haben dabei die Schlafphasen rascher Augenbewegungen (REM-Phasen, rapid eye movements). Schlafmittel sollten diese besonders erholsamen Phasen nicht stören.

Schlafmittel zählen zu den eingreifenden und potentiell gefährlichen Medikamenten. Geringe Dosen wirken nur dämpfend nach Art eines Sedativums, größere Dosen schalten Regionen des Stammhirns aus. Die größte Gefahr bei Überdosierung ist die Lähmung einer besonders wichtigen Region, des **Atemzentrums.**

Schlafmittel wirken ungleichmäßig auf verschiedene Hirnabschnitte und werden dadurch zu „Spezialisten", z. B. gegen motorische Erregungszustände wie bei der Epilepsie.

Schlafmittel zählen heute zu den am häufigsten eingenommenen Medikamenten.

Häufig geschieht die Einnahme aus Gedankenlosigkeit oder „zur Vorsorge". Ein normaler Schlaf wäre dabei oft einfacher durch Einhalten einer vernünftigen Lebensweise zu erlangen.

Nach der chemischen Verwandtschaft unterscheidet man verschiedene Gruppen von Hypnotika.

 Die Pflegenden sollten durch kritikloses Austeilen von Schlafmitteln als Nachtmedizin diesen Arzneimittelmissbrauch nicht noch vergrößern. Abgesehen davon ist die Verordnung ohne ärztliche Anweisung nicht zulässig.

13.1 Alkohole

Ethanol wirkt in niedrigen Dosen einschläfernd (bekannt nach Biergenuss). Hoher Alkoholkonsum wirkt sich aber störend auf die REM-Schlafphasen aus, die für die Erholung besonders wichtig sind.

Chloralhydrat, abgeleitet vom **Ethylalkohol (Ethanol)**, 0,25 – 1,0 oral. Nicht mehr sehr gebräuchlich. Wirkt ungefähr 5 Stunden.

CHLORALDURAT®

13.2 Imidazolpyridine

Wenig Einfluss auf die REM-Phasen.

Zolpidem: BIKALM®, STILNOX®

Zopiclon: ⒼＧ, DESIZOPICLON®, ESPA-DORM®, OPTIDORM®, XIMOVAN®, ZOPICLO-DURA®, ZOPI-PUREN®

Zalepon: SONATA®, SOMNOSAN®

13.3 Barbitursäureabkömmlinge (Barbiturate)

Phenobarbital auch als Antiepileptikum verwendbar (☞ 17.1); Wirkung bis zu 20 Stunden. Dosierung oral 0,1 – 0,2 pro Dosis, auch parenteral. Bei Überdosierung droht Atemlähmung.

LEPINAL®, LEPINALETTEN®, LUMINAL®, LUMINALETTEN®

Thiopental und **Methohexital** werden nur für Narkosen verwendet (☞ 14.1.1).

13.4 Benzodiazepine

Die schlafbahnende Wirkung von Benzodiazepinen hat dazu verleitet, sie als Schlafmittel anzubieten. Man sollte dabei aber nie vergessen, dass es sich um Psychopharmaka mit einem ernsthaften Nebenwirkungs- und Suchtpotential handelt (☞ 16.4.1).

13.4.1 Parenterale Benzodiazepine

Zur Injektion als Prämedikation bei diagnostischen und chirurgischen Eingriffen

Midazolam: ⒼＧ, DORMICUM®, MIDASELET®

13.4.2 Kurzwirkende Benzodiazepine

Einschlafmittel, Halbwertszeit unter 5 Stunden, belastet durch Nebenwirkungen

Triazolam: HALCION®

13.4.3 Mittellangwirkende Benzodiazepine

Flunitrazepam: Belastet durch Gebrauch als Ersatzdroge

Ⓖ, FLUNI1®, FLUNIMERCK®, FLUNINOC®, ROHYPNOL®

Loprazolam: SONIN®

Lormetazepam: Ⓖ, ERGOCALM®, LORETAM®, NOCTAMID®

Nitrazepam: Ⓖ, DORMALON®, DORMO-PUREN®, EATAN®, IMESON®, MOGADAN®, NOVANOX®, RADEDORM®

Temazepam: NORKOTRAL® TEMA, PLANUM®, PRONERVON®, TEMAZEP VON CT®

13.4.4 Langwirkende Benzodiazepine

Durchschlafmittel

Flurazepam: Ⓖ, DALMADORM®, STAURODORM®

14 Narkosemittel (Anästhetika)

Zu den Narkosemitteln zählen eine Vielzahl von Medikamenten. Um eine **Vollnarkose** durchführen zu können, muss man den Patienten in einen tiefen Schlaf versetzen. Eine effektive Schmerzausschaltung und eine ausreichende Muskelerschlaffung sind weitere Säulen der Narkose (☞ Abb. 14-1).

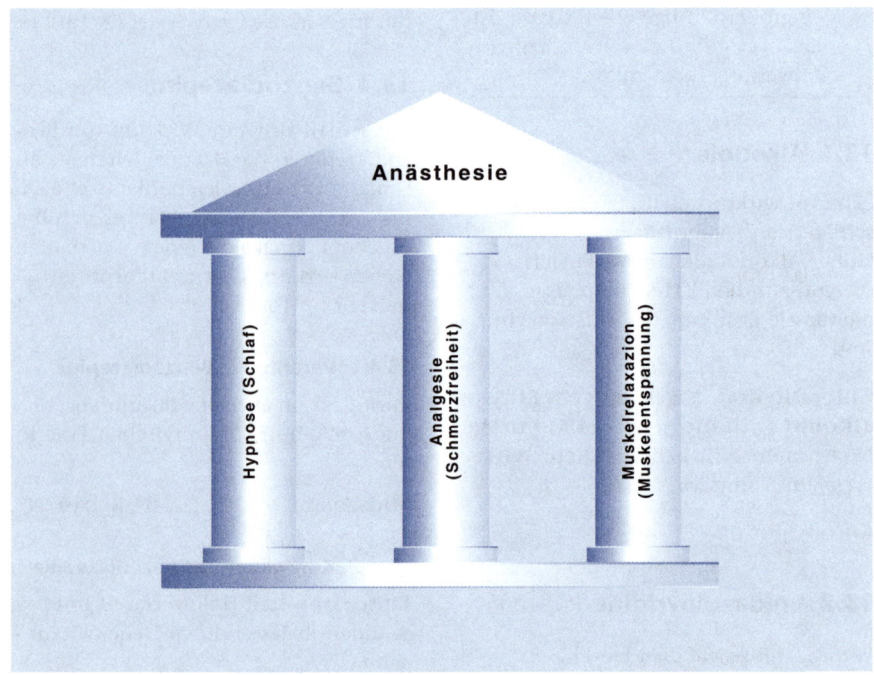

Abb. 14-1: *Die drei Säulen der Anästhesie.*

Im Idealfall verwendet man für jede der drei Säulen ein eigenes Arzneimittel. Dieses Prinzip nennt man „**balancierte Anästhesie**". Es birgt den Vorteil, dass man jede Funktion einzeln steuern kann: Hat ein Patient beispielsweise eine sehr schmerzhafte Operation vor sich, muss man ihm nicht unnötig viel Schlafmittel geben, sondern man braucht lediglich die Dosis des Schmerzmittels anzupassen.

Die für die örtlichen Betäubungsverfahren (z. B. Spinalanästhesie oder Leitungsanästhesie) benötigten Arzneimittel nennt man Lokalanästhetika (☞ Kap. 3).

Patienten sollen vor und nach einer geplanten Narkose sechs Stunden lang nüchtern bleiben. Damit wird das Risiko vermindert, dass Mageninhalt erbrochen wird und in die Lunge fließt (**Aspiration**). Durch eine Aspiration kann es zu einer schweren Lungenentzündung, einer **Aspirationspneumonie** kommen.

14.1 Hypnotika (Narkotika)

Hypnotika sind die wichtigsten Medikamente in der Anästhesie, denn sie versetzen die Patienten in einen Tiefschlaf. Sie verhindern ein zu frühes Aufwachen oder auch Wahrnehmungen während der Narkose (**Awareness**). Dabei unterscheidet man Mittel, die über die Blutbahn gegeben werden (**intravenöse Narkotika**), von den gasförmigen, die dem Patienten über die Atemluft zugeführt werden (**volatile Anästhetika**).

Eine Narkose wird in der Regel durch kurzwirksame i. v.-Narkotika eingeleitet und mittels gasförmiger Narkosemittel aufrechterhalten. Eine Sonderform ist die sog. total intravenöse Anästhesie (TIVA, ☞ 14.1.1).

Zur rektalen Anwendung eignen sich **Thiopental** und vor allem **Ketamin**. Letzteres ist das einzige i. v.-Narkotikum, dass man auch intramuskulär verabreichen darf (☞ 14.1.1.1).

Die Wirkung der Narkosemittel wird durch den Abbau der Wirkstoffe schnell beendet. Die endgültige Ausscheidung dieser Abbauprodukte aus dem Körper dauert jedoch wesentlich länger, so dass die Patienten nach einer Narkose überwacht werden müssen. Bei ambulanten Eingriffen muss man darauf achten, dass die Patienten nicht ohne Begleitung nach Hause gehen, sie dürfen für 24 Stunden nicht aktiv am Straßenverkehr teilnehmen, keine Maschinen bedienen und sollten in der ersten Nacht nach der Narkose nicht alleine sein.

14.1.1 Intravenöse Narkosemittel

Bei zu schnellem Injizieren kann es bei allen intravenösen Narkosemitten zu Blutdruckabfällen und Beeinflussung der Herzkraft kommen (**Kreislaufdepression**). Ideal ist ein langsames Spritzen, bis der Patient einschläft. Auf diese Weise kann man Überdosierungen vermeiden, und muss sich nicht strikt an die angegebenen Dosierungen halten.

Eine Sonderform der Narkose ist die „**total intravenöse Anästhesie**" (TIVA), bei der man auf gasförmige Schlafmittel verzichtet.

Die Patienten erwachen nach einer TIVA schneller und werden seltener

Arzneimittelname	Dosierung (mg/kg)	Wirkeintritt (sec)	Wirkdauer (min)
Thiopental (ⓖ, TRAPANAL®)	5 – 7	30 – 60	4 – 7
METHOHEXITAL (BREVIMYRTAL®)	1 – 2	30 – 40	2 – 4
Midazolam (ⓖ, DORMICUM®, MIDASELECT®)	0,05 – 0,15	60 – 120	30
Etomidate (ⓖ, HYPNOMIDATE®)	0,15 – 0,3	60	2 – 4
Propofol (ⓖ, DISOPRIVAN®)	2 – 3 (TIVA: 4 – 6 mg/kg/h)	30 – 60	3 – 6
KETAMIN (ⓖ, KETANEST®, VELONARCON®)	1 – 2 i. v. oder 5 – 10 i.m.	30 i. v. 5 – 10 min. i.m.	5 – 10 i. v. 10 – 25 i.m.

Tab. 14-1: Intravenöse Narkosemittel.

durch Übelkeit und Erbrechen beeinträchtigt. Man verwendet dazu **Propofol**, meist in Kombination mit **Remifentanil** (☞ 14.2.2), da diese Mittel rasch vom Körper abgebaut werden und sich nicht im Gewebe ansammeln. Es ist daher eine gute Steuerung der Narkose mittels Spritzenpumpen möglich.

14.1.1.1 Ketamin

Das **Ketamin** nimmt eine Sonderstellung in der Reihe der i. v.-Narkosemittel ein. Es erzeugt eine sog. „**dissozierte Anästhesie**" bei der die Sinnesreize aufgenommen, aber nicht bewusst wahrgenommen werden. Es wirkt sehr gut schmerzhemmend, ohne den Blutdruck oder die Atmung negativ zu beeinflus-

sen. Deshalb wird Ketamin in der Notfallmedizin verwendet. Bei Verwendung von Ketamin kommt es jedoch regelmäßig zu Albträumen (bad-trips) und Angstempfindungen. Aus diesem Grund sollte man dieses Mittel niemals ohne ein Sedativum anwenden. Die Kombination mit einem Benzodiazepin wie z. B. **Midazolam** hat sich in der Praxis bewährt.

Wegen seiner Nebenwirkungen wird Ketamin kaum mehr eingesetzt. Neben der Notfallmedizin wird es noch für kurze Eingriffe bei Kindern, z. B. bei Augenuntersuchungen oder Gipswechsel, genommen, um eine Vollnarkose zu umgehen.

14.1.2 Volatile Narkosemittel

Die gasförmigen Narkosemittel (☞ Tab. 14-2) werden der Einatemluft zugemischt und wie der Sauerstoff über die Lunge aufgenommen. Schwierig ist, die benötigte Menge eines Gases festzulegen. Bei einem flüssigen Medikament oder bei Tabletten kann man Milligramm oder Gramm-Dosierungen angeben. Bei den gasförmigen Narkosemitteln hat man dazu die „MAC50" (Minimale Alveoläre Concentration) entwickelt. Dieser Wert entspricht der Menge an Gas in der Einatemluft, die benötigt wird, um bei 50% aller Patienten einen chirurgischen Hautschnitt durchführen zu können, ohne dass die Patienten reagieren. Die MAC-Werte sind nur grobe Richtwerte, um einen Überblick über die verschiedenen Medikamente zu erhalten. MAC50 ist ein Richtwert, der an den Bedarf der einzelnen Patienten angepasst werden muss.

14.1.2.1 Lachgas (N₂O, Stickoxydul)

Das Lachgas nimmt eine Sonderstellung unter den gasförmigen Medikamenten ein, denn es wirkt schmerzhemmend (analgetisch), ohne Schaf zu erzeugen. Zusätzlich reduziert es den Bedarf der anderen Narkosemittel. Normalerweise werden 60 – 70% Lachgas der Einatemluft zugemischt.

Arzneimittelname	MAC50 (Erwachsene)	Besonderheiten
Halothan (Ⓖ, FLOUTHANE®)	0,8	Auf Halothan wird wegen der Gefahr einer „Halothanhepatitis" heute weitgehend verzichtet. In manchen Kliniken benutzt man es noch bei der Narkose von Kindern.
Enfluran (Ⓖ, ETHRANE®)	1,6	Langsames Wiedererwecken
Isofluran (Ⓖ, FORENE®)	1,2	Relativ schnelles Wiedererwachen, wenig Einfluss auf Puls und Blutdruck
Sevofluran (SEVORANE®)	2	Ideal für Kindernarkosen, wenig Einfluss auf Puls und Blutdruck
Desfluran (SUPRANE®)	8	Schnelles Wiedererwachen, wenig Einfluss auf Puls und Blutdruck

Tab. 14-2: Gasförmige Narkosemittel.

14.2 Analgetika (Schmerzmittel)

Ohne Schmerzmittel ist eine Narkose für eine Operation nicht durchführbar.

Da die Schmerzwahrnehmung des Körpers im Schlaf nicht ausgeschaltet ist, muss man die Schmerzen während einer Operation zusätzlich hemmen.

Dazu stehen neben den Regionalanästhesieverfahren und dem Lachgas die peripher angreifenden Schmerzmittel (☞ 2.1) sowie die zentral angreifenden Analgetika (Opioide) zur Verfügung.

14.2.1 Opioide in der Anästhesie

In diesem Abschnitt werden die speziell in der Anästhesie eingesetzten, sehr starken Opioide erklärt (Wirkungen der Opioide ☞ Kap. 19). Opioide haben unterschiedliche Stärken (☞ Tab. 14-3); die höchste analgetische Potenz ist gleichbedeutend mit einer sehr starken Wirkung. Die Wirkdauer ist für die Zeitdauer der Überwachung sehr wichtig. Patienten, die ein langwirksames Opioid erhalten haben, müssen z. B. wegen der Gefahr einer Atemschwäche (**Atemdepression**) lange im Aufwachraum oder auf der Intensivstation überwacht werden.

Opioid-Name	Wirkstärke (Potenz)	Dosierung (mg/kg)	Wirkeintritt	Wirkdauer
Morphin (Handelsnamen ☞ 19.1)	1	10	30 sec – 1 min	3 – 6 Std.
Fentanyl (Ⓖ ☞ auch 19.3)	100 – 200	0,01 (2 – 10 mg / kg)	30 sec – 1 min	2 – 4 Std
Alfentanil (RAPIFEN®)	100 – 500	0,01 – 0,05 (10 – 50 mg/(kg)	15 – 30 sec	1 – 2 Std.
Piritramid (DIPIDOLOR®)	10	1	5 min	4 – 8 Std.
Remifentanil (ULTIVA®)	100 – 200	1 – 2 mg/kg (TIVA: 0,1 – 0,2 mg/kg/min)	Sofort	5 – 10 min
Sufentanil (Ⓖ, SUFENIL®, SUFENTA®)	1 000	0,001 (1 mg/kg)	30 sec – 1 min	1 – 2 Std.

Tab. 14-3: Zentral wirksame Schmerzmittel (Opioide).

14.3 Muskelrelaxanzien

Für viele Operationen, bei manchen Vergiftungen und insbesondere für die Intubation benötigt man eine Erschlaffung der Muskulatur. Durch die **Muskelrelaxanzien** wird nur die sog. quergestreifte Muskulatur vorübergehend gelähmt, also die Muskeln in Armen, Beinen und alle weiteren bewusst steuerbaren Muskeln. Die glatte Muskulatur in den Blutgefäßen, beim Herzmuskel oder am Darm wird durch die Muskelrelaxanzien nicht beeinflusst.

Die Muskelrelaxanzien blockieren die Weiterleitung der Nervenimpulse zum Muskel. Zur Vereinfachung kann man sich diesen Vorgang wie ein Telefongespräch vorstellen: In der Telefonleitung werden Worte zu elektrischen Impulsen umgewandelt. Wenn diese Impulse im Telefonhörer ankommen, werden sie wieder zu Worten. Das menschliche Gehirn sendet seine Nachrichten – ähnlich wie elektrische Leitungen – über die Nervenbahnen. Im Körper wird das Nervensignal in Muskelbewegung umgesetzt. Dazu wird ein chemischer Botenstoff freigesetzt, das **Acetylcholin.** Es setzt sich am Muskel auf spezielle Empfangsstellen, sog. Rezeptoren. Wird Acetylcholin an sie gebunden, öffnen sich mikroskopisch kleine Kanälchen an der Muskeloberfläche für Bruchteile von Sekunden. Eine Muskelerregung findet statt, weil durch die offenen Kanälchen die elektrische Ladung im Muskel kurzfristig verändert wird (**Depolarisation**). Auf diese Weise steuert das Gehirn die

Bewegung eines Muskels. Ein Telefon kann man still legen, indem man den Stecker aus der Telefonbuchse zieht und damit die Leitung unterbricht. Die Muskelrelaxanzien unterbrechen die Weiterleitung der Nervenimpulse, indem sie die Rezeptoren blockieren; der Muskel wird für eine gewisse Zeit gelähmt.

Bei den Muskelrelaxanzien gibt es zwei Stoffgruppen: Die erste Gruppe führt am Beginn der Wirkung zu einem allgemeinen Muskelzucken (**depolarisierende Muskelrelaxanzien**), das durch eine kurzzeitige Öffnung der Übertragungskanälchen zu erklären ist. Die zweite Stoffgruppe blockiert von Anfang an alle Rezeptoren, so dass sich die Kanälchen an der Muskeloberfläche erst gar nicht öffnen können (**nicht depolarisierende Muskelrelaxanzien**).

Die Lähmung der Muskeln ist nur von begrenzter Dauer (☞ Spalte „Wirkdauer", Tab. 14-4 und 14-5), da die Muskelrelaxanzien durch spezielle Stoffe abgebaut und unwirksam gemacht werden. Diese Stoffe sind Enzyme (**Acetylcholinesterase**) und dienen dazu, die Wirkung des Acetylcholins zu beenden.

Muskelrelaxanzien dürfen nur in Vollnarkose verwendet werden, weil auch die Atemmuskulatur gelähmt wird. Patienten, die Muskelrelaxanzien erhalten haben, müssen daher künstlich beatmet werden. Wache Patienten würden die Lähmung ihrer Atemmuskulatur und damit ihr eigenes Ersticken bei vollem Bewusstsein miterleben!

14.3.1 Depolarisierende Muskelrelaxanzien

Name	Intubations-dosis (mg/kg)	Wirkungs-gipfel (sec)	Wirkdauer (min)	Elimination
Succinylcholin (Suxametho-niumchlorid) (PANTOLAX®, LYSTHENON®, SUCCICURIN®)	1 – 1,5	30 – 45	2 – 5	Plasmacholin-esterase in der Blutbahn

Tab. 14-4: Depolarisierende Muskelrelaxanzien.

14.3.2 Nichtdepolarisierende Muskelrelaxanzien

Name	Intuba-tionsdosis (mg/kg)	Wirkgipfel (min)	Wirkdauer (min)	Elimination
Atracurium (Ⓖ, TRACRIUM®)	0,3 – 0,6	1 – 2	60	Spontanabbau (Hofmann-Lyse)
Mivacurium (MIVACRON®)	0,08 – 0,25	2 – 3	15 – 25	Pseudocholin-esterase in der Blutbahn
Cis-Atracurium (NIMBEX®)	0,12 – 0,18	2 – 3	45	Spontanabbau (Hofmann-Lyse)
Vecuronium (NORCURON®)	0,08 – 0,12	1 – 3	20 – 30	Über den Stuhl und zu 15% über die Niere
Rocuronium (ESMERON®)	0,5 – 0,6	2 – 4	45 – 80	70% über den Stuhl , 30% über die Niere
Pancuronium (Ⓖ)	0,08 – 0,1	3 – 8	90 – 160	über die Nieren

Tab. 14-5: Nicht-Depolarisierende Muskelrelaxanzien.

14.4 Postoperative Übelkeit und Erbrechen

Nach neueren Erkenntnissen hängt das Auftreten von Übelkeit und Erbrechen nach Vollnarkosen von fünf Faktoren ab: Verwendung von gasförmigen Narkosemitteln, Anwendung von Opioiden, weibliches Geschlecht, Nichtraucherstatus und in der Krankengeschichte schon früher aufgetretene Übelkeit und Erbrechen nach Narkosen oder Reisekrankheit.

Um diesem Problem zu begegnen, kann man entweder auf gasförmige Narkosemittel verzichten (TIVA) oder Medikamente gegen das Erbrechen (Antiemetika, ☞ 31.4) prophylaktisch verabreichen.

15 Myotonolytika

Hierunter versteht man Substanzen, die zu einer Lösung von Muskelverspannungen führen. Sie unterscheiden sich von den eigentlichen Muskelrelaxanzien dadurch, dass die Kontraktionsfähigkeit des Muskels erhalten bleibt. Durch verschiedene Mechanismen, wie Blockierung von Synapsen (Übergangsstellen für Nervenimpulse) oder zentrale Dämpfung, erfolgt eine Verminderung der Muskelanspannung. Häufig macht sich die Hemmung höherer Nervenzentren durch Nebenwirkungen in Form von Müdigkeit und Konzentrationsschwäche bemerkbar. Vorsicht bei Autofahrern!

Baclofen: unterscheidet sich im Wirkungsmechanismus von den übrigen Substanzen. Ⓖ, LEBIC®, LIORESAL®

Carisoprodol wirkt nach 30 Minuten für ca. 6 Stunden: SANOMA®

Dantrolen: DANTAMACRIN®, DANTROLEN®

Memantin: AKATINOL MEMANTINE®

Mephenesin: DOLOVISANO M®

Methocarbamol: ORTOTON®

Orphenadrin: NORFLEX®

Pridinol-Mesilat: MYOSON®

Tetrazepam:
Ⓖ, MOBIFORTON®, MUSAPAM®, MUSARIL®, MUSKELAT®, MYSPASMOL®, RILEX, TETHEXAL®, TETRAMDURA®, TETRA-SAAR®, TETRAZEP1A®, TETRAZEP ABZ®, TETRAZEP V. CT® (☞ Abb. 16-3)

Tizanidin: SIRDALUD®

Tolperison: MYDOCALM®, Natrium-Kanal-Blocker (☞ 2.3)

Botulinumtoxin: In schweren Fällen macht man sich ein Bakteriengift zu Nutze, das in verdorbenen Konserven vorkommt.

BOTOX®, DYSPORT®, NEURO BLOC®

16 Psychopharmaka

Psychopharmaka (Einzahl: Psychopharmakon) im weiteren Sinn sind Medikamente, mit denen die Stimmungslage eines Menschen beeinflusst werden kann. Dazu zählen u. a. beruhigende oder anregende Substanzen. Im engerem Sinn sind Psychopharmaka Medikamente zur Behandlung einer **krankhaft** veränderten psychischen (seelischen) Situation. Sie können Symptome wie Angst, depressive Verstimmung, Antriebslosigkeit oder krankhaft gesteigerte Aktivität günstig beeinflussen. Psychopharmaka müssen nach genau festgelegten Dosisschemata eingenommen werden und entfalten ihre günstigen Effekte oft erst mehrere Wochen nach der Einnahme. Mit dem Auftreten von **Nebenwirkungen** muss gerechnet werden. Da sie oft vor der eigentlichen Medikamentenwirkung auftreten, können sie den Behandelten zum Absetzen der Therapie veranlassen. Nebenwirkungen können auch scheinbar günstige Effekte sein, z. B. Beruhigung oder Gelassenheit. Es ist aber keinesfalls gerechtfertigt, Psychopharmaka im engeren Sinn lediglich als Beruhigungsmittel zu verschreiben; ein Mittel dieser Klasse ist nicht geeignet zur Behandlung einer vorübergehenden Unpässlichkeit, Flug- oder Prüfungsangst. Ohne dass eine ernsthafte psychische Grundstörung vorliegt, sollte ein Psychopharmakon im engeren Sinn nicht verordnet werden.

Ein weiterer Grund, weshalb Psychopharmaka von einem mit dieser Stoffgruppe erfahrenen Arzt verordnet werden sollten, ist die Tatsache, dass sie in der Regel **mehrere** Effekte zugleich aufweisen. So kann beispielsweise ein depressionslösendes Medikament neben dieser Wirkung auch noch entweder antriebssteigernd oder beruhigend (sedativ) wirken.

Auch bedarf die Kombination mehrerer Psychopharmaka oder die mit anderen Arzneimitteln großer Erfahrung.

In Abbildung 16-1 wird eine Gesamtübersicht und Einteilung der Psychopharmaka gegeben. Im Folgenden werden die einzelnen Klassen mit ihren typischen Vertretern besprochen.

16.1 Psychostimulanzien

Diese Substanzen haben eine anregende, aufweckende und wachhaltende Wirkung (wegen ihrer typischen Struktur auch **Weckamine** genannt). Mit ihrer Hilfe kann der Schlaf-Wach-Rhythmus beeinflusst werden. Allerdings muss der Schlaf unbedingt nachgeholt werden. So segensreich die wachhaltende Wirkung z. B. für Piloten in Krisensituationen sein kann, so verhängnisvoll ist der Missbrauch von Psychostimulanzien. Dabei wird das später auftretende Schlafbedürfnis meist weiter unterdrückt, so dass dem Organismus im Laufe der Zeit schwere Schäden drohen. Die meisten dieser Substanzen unterliegen deshalb strengen Verordnungsrichtlinien und dürfen bei Leistungseinbußen in Sport, Studium, Sexualität etc. nicht verordnet werden. Als medizinische Indikation wird die Narkolepsie diskutiert. Einzelne Abkömmlinge haben appetitzügelnde Eigenschaften (☞ 24.2.4) Sie sollten wegen der Abstammung von Psychostimulanzien aber sehr zurückhaltend angewandt werden.

16.1.1 Amphetamin

Hauptvertreter ist das **Amphetamin**, von dessen Grundgerüst sich die meisten der folgenden Psychostimulanzien ableiten.

Amfetaminil: AN 1®

Fenetyllin: (BtM) CAPTAGON®

Mefenorex: RONDIMEN®

Methylphenidat: (BtM) MEDIKINET®, RITALIN®

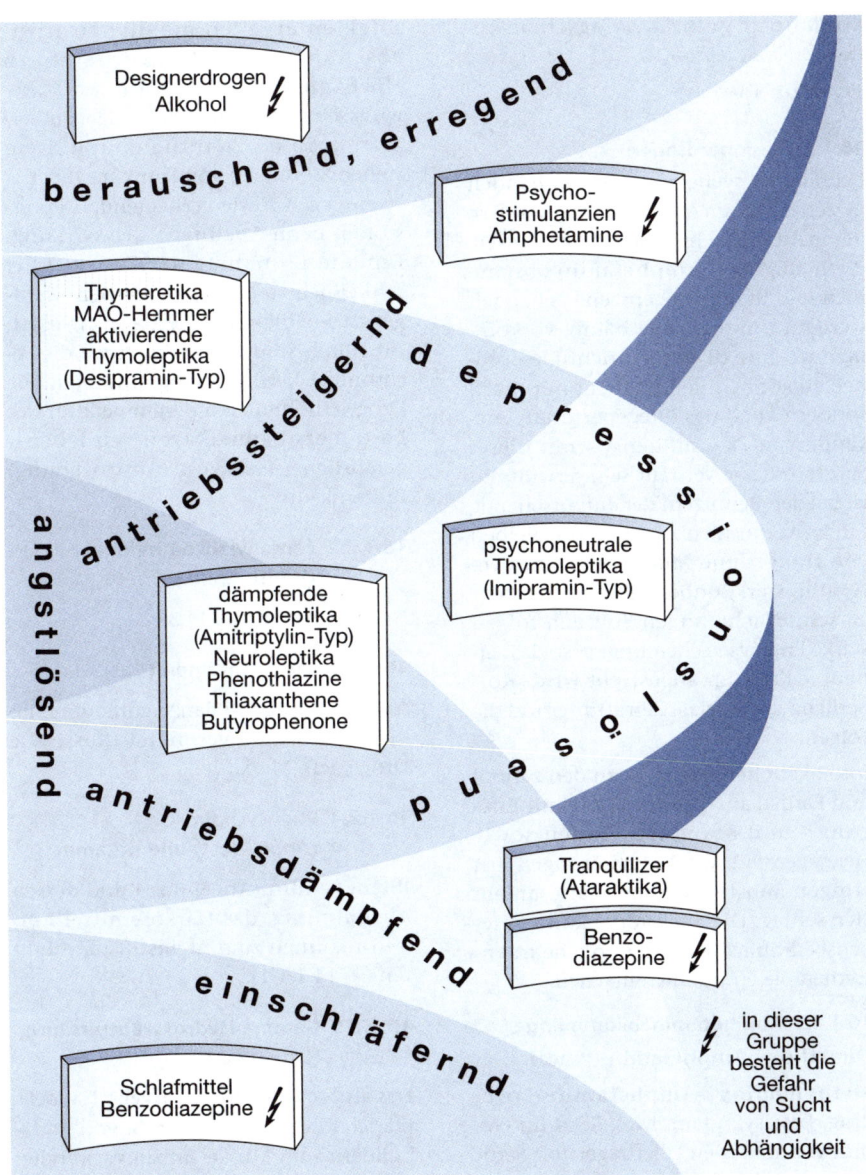

Abb.16-1: Das Wirkungsspektrum der Psychopharmaka.

Modafinil: VIGIL® bei Tagschlaf-Anfällen (Narkolepsie)

Pemolin: TRADON®

16.1.2 Designerdrogen

Bei diesen Psychostimulanzien handelt es sich nicht um Medikamente, sondern um meist illegal hergestellte Substanzen, die häufig vom **Amphetamin** abstammen und in der Drogenszene gehandelt werden. Um die dabei häufig vorkommenden Intoxikationen richtig einordnen zu können, sollten nicht nur Ärzte, sondern auch das Pflegepersonal – besonders im Notfalldienst – mit dieser Substanzklasse vertraut sein. Erwünscht ist bei den Benutzern der aufputschende Effekt, verbunden mit dem Ausbleiben von Hunger und Müdigkeit sowie dem Gefühl, stark, unbesiegbar und potent zu sein. Nach einigen Stunden folgen starke Entzugserscheinungen, so dass erneuter Konsum angestrebt wird. Körperliche und soziale Zerrüttung sind die Folgen.

Intoxikationen übersteigern den zentral und kardial anregenden Effekt mit Erregungs- und Krampfzuständen sowie Herzjagen mit Rhythmusstörungen, bei einigen Substanzen auch langsamem Herzschlag. Die Symptome können lebensbedrohlich werden und eine Intensivtherapie erforderlich machen.

16.1.2.1 Amphetaminabkömmlinge

Dimethoxy-Amphetamin (Peace)

Methylendioxy-Amphetamin (Lovedrug, Ecstasy, Adam, Eve): Setzt im Gehirn vermehrt den Überträgerstoff Serotonin frei. Die massive „Überschwemmung" des Gehirns führt zu Serotonin-Effekten an allen möglichen Hirnabschnitten und dies wiederum zu Hochstimmung (Euphorie) und „Bewusstseinserweiterung", weniger zu Verzerrungen der Wahrnehmung. Dem stehen Störungen von Panik bis Psychose entgegen sowie verheerende Depressionen beim Abklingen der Wirkung. Erneute Einnahme der Droge führt schließlich zu einer psychischen, weniger zu einer körperlichen Abhängigkeit. Allerdings sind Todesfälle durch die Serotonin-Überflutung beschrieben. Die Droge erhöht die Körpertemperatur, was besonders beim „Raven" zu lebensgefährlicher Exsikkose (Austrocknung) führen kann.

16.1.2.2 Fentanylabkömmlinge (White China)

☞ 19.3 und Tabelle 14.3

16.1.2.3 Methcanthinon (Cat)

Auch in der Kath-Pflanze vorkommend, viel in Russland verbreitet (Russische Droge, Jeff, Mulka).

16.1.2.4 Phencyclidin (Angel-dust) und Ketamin

Phencyclidin (Angel-dust) und dessen Abkömmling, das Narkosemittel **Ketamin** können zum Atemstillstand führen (☞ 14.1.1.1).

16.1.2.5 Gamma-Hydroxy-Buttersäure (Liquid ecstasy)

Das als Narkotikum entwickelte Handelspräparat (SOSANIT®) wird z. B. von Bodybuildern zum Muskelaufbau verwendet. Wegen seiner Neurotransmitterwirkung wird es in der Drogenszene gehandelt.

16.2 Antidepressiva

Große und wichtige Gruppe innerhalb der Psychopharmaka im eigentlichen Sinn. Geeignet zur Behandlung von Depressionen aller Art, aber auch bei chronischen Schmerzsyndromen, Panikattacken, Verhaltensstörungen wie Einnässen und bei zahlreichen anderen Indikationen. **Nicht geeignet** zur Behandlung flüchtiger Missstimmungen beim Gesunden, hierbei treten ausschließlich die unerwünschten Nebenwirkungen auf.

Es gibt mehrere chemische Haupt-Stoffklassen, nach welchen man die Antidepressiva einteilen kann. Sie werden im Folgenden aufgeführt. Sinnvoller ist es aber, sich die Antidepressiva anhand ihrer klinischen Wirkung zu merken. Sie deckt sich nämlich nicht immer mit den chemischen Grundstrukturen. Wesentlicher ist es, diese Medikamente danach einzuteilen, was sie außer der depressionslösenden Wirkung noch für Eigenschaften haben. Sie können psychisch aktivierend, dämpfend (sedierend) oder neutral sein. Nach diesem Prinzip erfolgt weiter unten die Klassifizierung.

Die klinische Wirkung setzt in der Regel erst mehrere Wochen nach Einnahmebeginn ein. Es muss dem Pflegepersonal geläufig sein, dass Antidepressiva nicht schon nach den ersten Tabletten wirken, denn nicht selten wenden sich die Behandelten an sie, wenn „die Tabletten nicht helfen".

Nebenwirkungen sind häufig und sollten mit den Patienten erörtert werden, bevor sie auftreten. Sie sind bei den einzelnen Stoffklassen unterschiedlich und werden dort besprochen. Ein Problem können sie insofern darstellen, als sie oft völlig den Symptomen der depressiven Grunderkrankung gleichen: z. B. Müdigkeit, Appetit- und Potenzstörungen.

16.2.1 Stoffklassen
(Handelsnamen ☞ 16.2.2)

16.2.1.1 Trizyklische Antidepressiva
Größte, wichtigste und älteste Gruppe (seit ca. 1960). Es gibt Dutzende unterschiedlicher Vertreter, die neben der depressionslösenden Wirkung auch anregen oder dämpfen. Benannt sind sie nach ihrer chemischen Grundstruktur mit drei Ringen (☞ Abb. 16-2).

Wie die Wirkung genau zustande kommt, wird noch immer diskutiert. Sicher ist, dass die Wiederaufnahme bestimmter Überträgerstoffe im Gehirn (**Neurotransmitter**) unterschiedlich gehemmt wird. Betroffen sind **Serotonin** und **Noradrenalin**. Offenbar werden aber auch die Zellmembranen der Nervenzellen im Gehirn beeinflusst.

Zu den häufigsten Nebenwirkungen gehören Mundtrockenheit und Schwindel, Benommenheit, Akkomodationsstörungen und Verstopfung. Wegen möglicher Einwirkungen sollen EKG und Leberwerte kontrolliert werden. Bei Prostataadenom sind Blasenentleerungsstörungen möglich. Typischer Vertreter: **Amitriptylin**

16.2.1.2 Tetrazyklische Antidepressiva
Abgeleitet von den trizyklischen Antidepressiva, aber mit weniger Nebenwirkungen auf Mund, Augen und Herz. Es wird an der Gehirnnervenzelle nicht

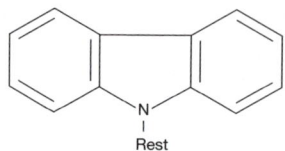

Abb. 16-2: Chemische Struktur trizyklischer Antidepressiva.

Serotonin, sondern nur Noradrenalin gehemmt.

Typischer Vertreter: **Mianserin**

16.2.1.3 MAO-Hemmer

Benannt nach ihrem Wirkungsmechanismus, der Hemmung von Mono-Amino-Oxydase (MAO). Wichtig sind heute nur noch die Vertreter der sogenannten zweiten Generation. Frühere Substanzen der ersten Generation vertrugen sich nicht mit Käse, Rotwein, Fisch etc. und werden jetzt selten angewandt. MAO-Hemmer sind allgemein depressionslösend und antriebssteigernd. Als Nebenwirkungen können unter anderem Schwindel, Schlafstörungen, Unruhe, Übelkeit, Kopfschmerz und Tachykardie vorkommen.

Typischer Vertreter der ersten Generation: **Tranylcypromin**

Typischer Vertreter der zweiten Generation: **Moclobemid**

16.2.1.4 Serotonin-Wiederaufnahmehemmer (SSRI)

Beeinflussen gezielt die Wiederaufnahme des Neurotransmitters Serotonin in die Gehirnnervenzelle und wirken deshalb antidepressiv. Daneben sind sie angstlösend und eher antriebsdämpfend. Als Nebenwirkungen treten vor allem Ma-

gen-Darm-Probleme (Übelkeit, Erbrechen), seltener Unruhe und Schlafstörungen auf.

Typischer Vertreter: **Fluvoxamin**

16.2.2 Wirkungsklassen

16.2.2.1 Stimmungsaufhellende, aktivierende Antidepressiva (Thymeretika)

Trizyklische Wirkstoffe (☞ 16.2.1.1):

Desipramin: PERTOFRAN®, PETYLYL®

Nortriptylin: NORTRILEN®
MAO-Hemmer (☞ 16.2.1.3):

Moclobemid: AURORIX®

Tranylcypromin: JATROSOM®

Sonstige:**Viloxazin:** VIVALAN®

16.2.2.2 Stimmungsaufhellende Antidepressiva ohne besondere Aktivierung oder Sedierung

Trizyklische Antidepressiva (☞ 16.2.1.1)

Clomipramin: Ⓖ, ANAFRANIL®, HYDIPHEN®

Dibenzepin: NOVERIL®

Dosulepin: IDOM®

Imipramin: Ⓖ, PYRLEUGAN®, TOFRANIL®

Lofepramin: GAMONIL®

Opipramol: INSIDON®

Tetrazyklische Antidepressiva (☞ 16.2.1.2)

Maprotilin: Ⓖ, DEPRILEPT®, LUDIOMIL®, MAPROLU®, MIRPAN®, PSYMION®

Serotonin-Wiederaufnahmehemmer (☞ 16.2.1.4)

Citalopram: CIPRAMIL®, SEPRAM®

Fluvoxamin: Ⓖ, DESIFLUVOXAMIN®, FEVARIN®, FLUVOHEXAL®, FLUVOXADURA®

Fluoxetin: ©, FLUCTIN®, FLUNEURIN®, FLUOX ABZ®, FLUOXA®, FLUOXEMERCK®, FLUOX-PUREN®, FLUXET®

Mirtazapin: REMERGIL®

Nefazodon: NEFADAR®

Paroxetin: SEROXAT®, TAGONIS®

Sertralin: GLADEM®, ZOLOFT®

Trazodon: THOMBRAN®

Venlafaxin: TREVILOR®

Noradrenalin-Wiederaufnahmehemmer:

Reboxetin: EDRONAX®

16.2.2.3 Stimmungsaufhellende Antidepressiva mit angstlösender und dämpfender (sedierender) Komponente

Trizyklische Wirkstoffe (☞ 16.2.1.1):

Amitriptylin: ©, AMINEURIN®, NOVO-PROTECT®, SAROTEN®, SYNEUDON®

Amitriptylinoxid: AMIOXID-NEURAX-PHARM®, EQUILIBRIN®

Doxepin: ©, APONAL®, DONEURIN®, MA-REEN®, SINQUAN®

Trimipramin: ©, HERPHONAL®, STANGYL®

Tetrazyklische Wirkstoffe (☞ 16.2.1.2):

Mianserin: ©, PRISMA®, TOLVIN®

16.3 Neuroleptika

Neuroleptika sind Psychopharmaka im engsten Sinn, da sie auch zur Behandlung von **Psychosen** verwendet werden können. Der psychotische Patient leidet unter Störungen des Denkens, Fühlens und Wollens. Unbewusste Gedankeneingebungen und Gedankenentzug führen zu Wahn und Halluzinationen. Krankheitseinsicht ist meist nicht vorhanden, das Bewusstsein voll erhalten.

Neuroleptika besitzen verschiedene klinische Basiswirkungen, die bei den einzelnen Wirksubstanzen zum Teil sehr unterschiedlich ausgeprägt sind. Sie können das psychoenergetische Niveau, also krankhafte psychische Verhaltensweisen, bei Erhaltung der Bewusstseinshelligkeit reduzieren.

Anwendungsgebiete sind z. B. Schizophrenien, Wahnzustände, Zwangs- und Abhängigkeitssyndrome, Manien, endogene und somatisierte Depressionen, Neurosen, Konfliktsituationen, Entzugs- und Schmerztherapie sowie psychosomatische Erkrankungen, Angst und Aggression. Nebenwirkungen sind häufig. Am belastendsten sind die **Dyskinesien**. Dies sind unwillkürliche Bewegungen (Zuckungen, Grimassieren, Krämpfe) verschiedener Muskelgruppen, zusammengefasst als extra-pyramidal-motorisches Syndrom (EPM). Sie können früh (nach Tagen) oder später (nach Jahren, tardive Dyskinesie) auftreten. Neuroleptika als Einzelsubstanz machen **nicht süchtig**.

Wie bereits bei den Antidepressiva werden zunächst die wichtigsten chemischen Stoffklassen aufgeführt. Da sie aber auch hier keine strenge Zuordnung zur klinischen Wirkung erlauben, erfolgt anschließend eine Klassifizierung anhand der praktischen Anwendung.

16.3.1 Einteilung nach Stoffklassen
(Handelsnamen ☞ 16.3.2)

16.3.1.1 Butyrophenone

Weitgehend selektive Dopamin-Antagonisten (mit hoher antipsychotischer Wirkung) oder Serotonin-Antagonisten (mit hoher angstlösender Wirkung), relativ gut verträglich.

Benperidol

Bromperidol

Haloperidol

Melperon

Pipamperon

Trifluperidol

16.3.1.2 Diphenylbutylpiperidine

Weitgehend selektive Dopamin-Antagonisten, hohe antipsychotische Wirkung, relativ gute Organverträglichkeit.

Fluspirilen

Pimozid

16.3.1.3 Phenothiazine

Trizyklische Neuroleptika, unterschiedlicher Angriffspunkt, größtenteils unspezifische Dopamin-Antagonisten. Psychomotorisch dämpfend, schlafanstoßend, affektiv dämpfend, vegetativ dämpfend, antiemetisch, schmerzdistanzierend.

Alimemazin

Chlorpromazin

Dixyrazin

Fluphenazin

Levomepromazin

Metofenazat

Perazin

Perphenazin

Promazin

Promethazin

Thioridazin

Trifluoperazin

Triflupromazin

16.3.1.4 Thioxantene

Trizyklische Neuroleptika, den Phenothiazinen vergleichbar.

Chlorprothixen

Clopenthixol

Flupentixol

Zuclopenthixol

16.3.1.5 Benzamide

Dopaminantagonisten, anregend, antidepressiv, gegen Schwindel, bei Schizophrenien.

Sulpirid

16.3.1.6 Dibenzodiazepine

Atypische trizyklische Neuroleptika zur Behandlung akuter und chronischer schizophrener Psychosen. Blutbildkontrollen sind erforderlich, um ein mögliches Absinken der weißen Blutkörperchen nicht zu übersehen. Teilweise auch andere erhebliche Nebenwirkungen.

Clozapin

Olanzapin

Quetiapin

16.3.2 Einteilung nach Wirkungsklassen

16.3.2.1 Hochpotente Neuroleptika

Ausgeprägte antipsychotische und psychomotorisch dämpfende Wirkung. Keine oder geringe sedierende, schlafanstoßende und vegetativ beruhigende Wirkung. Die Indikationsstellung, Anwendung und Überwachung erfordern Erfahrung und gehören in die Hand des Spezialisten. Einige Präparate sind auch in Depotform mit Langzeitwirkung im Handel.

Benperidol: ⑤, GLIANIMON®

Bromperidol: IMPROMEN®, TESOPREL®

Flupentixol: FLUANXOL®

Fluphenazin: ⑤, DAPOTUM®, LYOGEN®, LYORODIN®, OMCA®

Fluspirilen: ⑤, FLUSPI®, IMAP®, KIRAT®

Haloperidol: ⑤, HALONEURAL®, HAL-DOL®, HALOPER V. CT®, SIGAPERIDOL®

Perphenazin: ⑤, DECENTAN®

Pimozid: ORAP®

Risperidon: RISPERDAL®

16.3.2.2 Mittelpotente Neuroleptika

Mittelstarke antipsychotische und gute psychomotorisch dämpfende Wirkung. Ausgeprägte sedierende, schlafanstoßende und vegetativ beruhigende Wirkung.

Chlorpromazin: PROPAPHENIN®

Clozapin: ⑤, ELORIT®, LEPONEX®

Olanzapin: ZYPREXA®

Perazin: ⑤, TAXILAN®

Quetiapin: SEROQUEL®

Sulpirid: ⑤, ARMINOL®, DOGMATIL®, MERESA®, NEOGAMA®, SULP®, SULPIVERT®

Triflupromazin: PSYQUIL®

Zotepin: NIPOLEPT®

Zuclopenthixol: CIATYL-Z®

16.3.2.3 Schwach potente Neuroleptika

Milde bis sehr geringe antipsychotische Wirkung. Gut ausgeprägte sedierende, schlafanstoßende und vegetativ beruhigende Wirkung. Gut geeignet für die Anwendung in der täglichen Praxis. Nicht suchterregend.

Alimemazin: REPELTIN®

Chlorprothixen: ⑤, TRUXAL®

Levomepromazin: ⑤, LEVIUM®, NEUROCIL®

Melperon: ⑤, EUNERPAN®, HARMOSIN®, MELNEURIN®, MELPROMERCK®, MEL-PUREN®

Pipamperon: DIPIPERON®

Promazin: PROTACTYL®, SINOPHENIN®

Promethazin: ⑤, ATOSIL®, CLOSIN®, EUSEDON MONO®, PROMETHAVERN®, PRONEURIN®, PROTHAZIN®

Prothipendyl: DOMINAL®

Thioridazin: MELLERETTEN®, MELLERIL®

16.4 Tranquilizer

Zählen noch zu den Psychopharmaka im engeren Sinn, grenzen aber an die Beruhigungs- und Schlafmittel. Werden auch bezeichnet als: Ataraktika, Anxiolytika, Psychosedativa und ähnliche. Besprochen wird hier die größte und wichtigste Gruppe, die Benzodiazepine. Die wenigen anderen Substanzen werden bei den Beruhigungs- oder Schlafmitteln aufgeführt.

16.4.1 Benzodiazepine

Stoffklasse, deren biochemische Wirkungsweise über einen speziellen Rezeptor (Angriffspunkt) an Synapsen (Überträgerstellen von Nervenbahnen) läuft, an denen GABA (Gamma-amino-buttersäure) als Neurotransmitter wirkt.

Benzodiazepine haben im wesentlichen folgende Eigenschaften: **angstlösend, krampflösend, muskelentspannend, beruhigend und einschläfernd.** Jeder einzelne Vertreter dieser Stoffklasse besitzt diese Wirkungen in unterschiedlichem Maße. So entstehen teilweise „Spezialisten" mit z. B. vorwiegend schlafbahnender oder vorwiegend muskelentspannender Wirkung. Es bleiben aber Benzodiazepine mit den entsprechenden nachteiligen Effekten.

Nebenwirkungen: Bereits nach kurzer Einnahmezeit können folgende Effekte auftreten: Müdigkeit, Schläfrigkeit, reduzierte Bewusstseinshelligkeit, Magen-Darm-Störungen (Mundtrockenheit), Blutdruckabfall und gelegentlich auch **paradoxe Reaktionen** mit akuten Erregungszuständen. Bei Langzeitgebrauch drohen psychomotorische Verlangsamung, emotioneller Kontrollverlust, Merk- und Konzentrationsstörungen bis hin zu schweren seelischen Störungen. Wirkungen wie auch Nebenwirkungen werden durch gleichzeitige Gabe von zentral wirkenden Pharmaka, Analgetika, Muskelrelaxanzien und/oder Alkohol verstärkt.

Suchtgefahr: Bereits nach relativ kurzer Einnahme (wenige Wochen) und auch bei niedriger Dosierung tritt sehr häufig eine seelische und körperliche Abhängigkeit auf. Der Entzug ist schwierig, die Entzugserscheinungen gleichen mit Schlafstörungen, innerer Unruhe, Zittern, Kopfschmerzen, Ängsten und depressiven Verstimmungen den Symptomen, wegen derer ursprünglich zu einem Benzodiazepin gegriffen wurde. Die Notwendigkeit eines Entzuges trifft daher bei den Betroffenen meist auf Unverständnis.

Benzodiazepine sind Medikamente zur **kurzfristigen** Behandlung von Angst-, Spannungs- und Krampfzuständen, als Überbrückung von Schlafstörungen oder Unruhe und psychosomatischen Organsymptomen bei Konflikt- und Belastungsreaktionen, Angstneurose sowie psychiatrischen und neurologischen Leiden.

Benzodiazepine sind alles andere als harmlos. Die riesige Zahl von Abhängigen und der Gebrauch von z. B.

Flunitrazepam (z. B. ROHYPNOL®) in der Drogenszene sprechen eine eindeutige Sprache.

Warnhinweis:
Benzodiazepine sollten wegen der erheblichen Suchtgefahr niemals leichtfertig bei Befindlichkeitsstörungen oder als scheinbare Konfliktlösung angewandt werden.

Anwendungsgebiete: Auf die Indikationen wurde oben bereits mehrfach hingewiesen. Abbildung 16-3 zeigt die sich überschneidenden Eigenschaften dieser Stoffklasse. In Abbildung 16-4 werden die Einzelsubstanzen mit ihren Hauptwirkungen aufgeführt. Benzodiazepine mit Spezialwirkung werden in den entsprechenden Kapiteln zusätzlich nochmals genannt (☞ 13.4, 17.6).

16.5 Lithiumsalze

Verbindungen des Elementes Lithium sind Antidepressiva für Spezialindikationen. Sie sind angezeigt bei zyklischen oder periodischen Depressionen; dies sind in Abständen immer wiederkehrende oder mit Zeiten erregter Aktivität wechselnde (manische Phasen) Depressionen. Sie können vorbeugend gegeben werden, wobei sich der Effekt erst nach ungefähr sechs Monaten einstellt, oder in höherer Dosis zur relativ raschen Be-

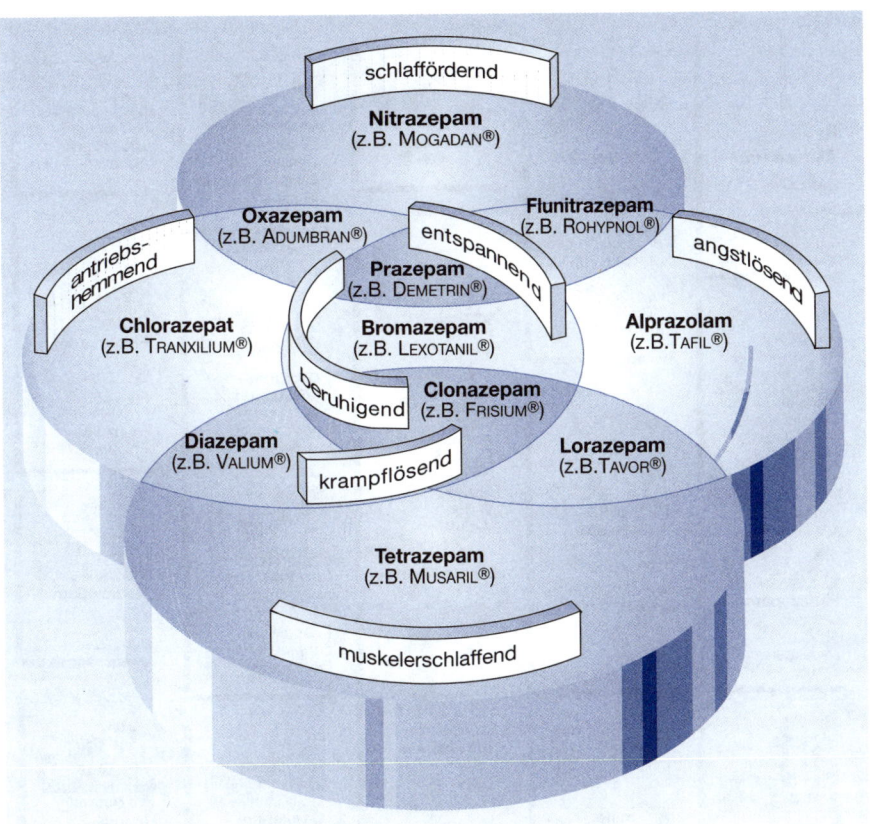

schlaffördernd

Nitrazepam
(z.B. MOGADAN®)

Oxazepam
(z.B. ADUMBRAN®)

Flunitrazepam
(z.B. ROHYPNOL®)

entspannend

antriebs-
hemmend

Prazepam
(z.B. DEMETRIN®)

angstlösend

Chlorazepat
(z.B. TRANXILIUM®)

Bromazepam
(z.B. LEXOTANIL®)

Alprazolam
(z.B. TAFIL®)

beruhigend

Clonazepam
(z.B. FRISIUM®)

Diazepam
(z.B. VALIUM®)

krampflösend

Lorazepam
(z.B. TAVOR®)

Tetrazepam
(z.B. MUSARIL®)

muskelerschlaffend

Abb. 16-3: Die sich überschneidenden Eigenschaften der Benzodiazepine.

handlung akuter manischer Phasen. Dabei vergehen aber auch 8 bis 10 Tage bis zum Wirkungseintritt.Die wirksame Lithiummenge im Blut muss mittels **Blutspiegelbestimmung** kontrolliert werden. Die Werte sollen ungefähr zwischen 0,6 und 0,8 mmol/l liegen.

Nebenwirkungen: Rückgang von Merk- und Konzentrationsfähigkeit, starker Durst, Schilddrüsenstörungen, Hautveränderungen, Zittern und andere.

Lithium wirkt fruchtschädigend in der Frühschwangerschaft, auch darf nicht gestillt werden.

Lithiumcarbonat: HYPNOREX RETARD®, LEUKOMINERASE®, LI 450 ZIETHEN®, LITHIUM APOGEPHA®

Lithiumsulfat: LITHIUM DURILES®

Lithiumacetat: QUILONUM®

Lithiumaspartat: LITHIUMASPARTAT®

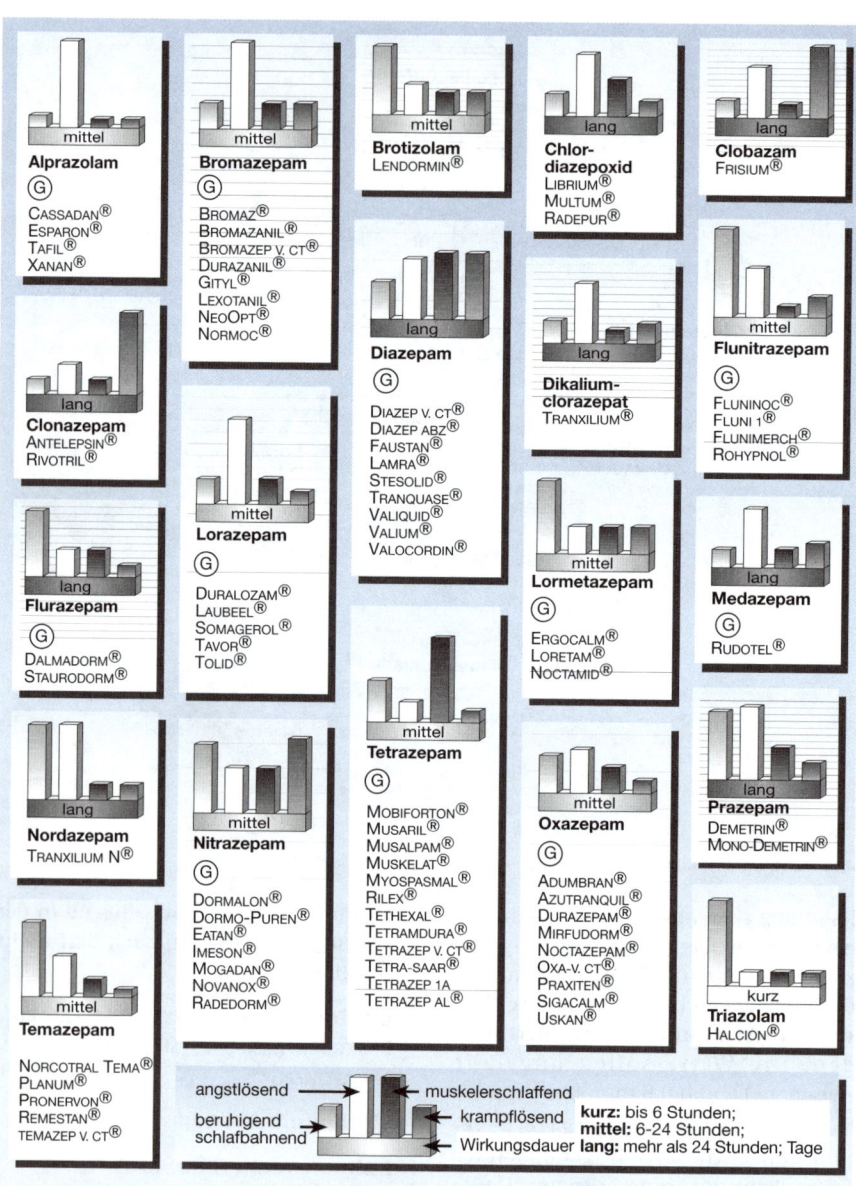

Abb. 16-4: *Das Wirkungsspektrum der Benzodiazepine.*

16.6 Pflanzliche Antidepressiva

Seit Jahrhunderten werden bestimmte Pflanzenextrakte zur Behandlung seelischer Störungen eingesetzt. Mit dem Aufkommen der Psychopharmaka Mitte des 20. Jahrhunderts schien diesen Stoffen die Grundlage entzogen. Sie wurden später im Zuge des Trends zu natürlichen Heilmethoden wiederentdeckt und spielen auch heute zur Behandlung leichter Formen depressiver Verstimmungen eine Rolle. Sie haben bis auf Kava-Kava-Extrakt weder ernsthafte Nebenwirkungen noch Einschränkungen in Schwangerschaft und Stillzeit. Auch bei pflanzlichen Antidepressiva setzt die Wirkung häufig erst nach mehreren Wochen ein. Ein beruhigender Effekt kann, besonders bei Kombinationspräparaten, schon früher spürbar werden.

Johanniskraut (Hypericum): Unter sehr vielen Handelsnamen erhältlich.

Kava-Kava: Aus Wurzelstock von Piperis methystici, mit angstlösender Komponente. Es sind zahlreiche Handelspräparate auf dem Markt.Darüber hinaus gibt es zahlreiche Kombinationspräparate, teilweise unter Einschluss der in Kapitel 12 genannten pflanzlichen Beruhigungsmittel.

17 Antiepileptika

Antiepileptika (Einzahl: Antiepiletikum) sind Medikamente gegen die verschiedenen Formen der Epilepsie. Sie stammen aus unterschiedlichen chemischen Gruppen. Wegen ihrer gemeinsamen Verwendungsmöglichkeit werden sie hier zusammen besprochen. Die Dosierung ist individuell verschieden und soll dem Einzelfall angepasst werden, besonders bei der oft jahrelangen Dauertherapie. Plötzliches Absetzen muss unbedingt vermieden werden, da sonst ein epileptischer Anfall auftreten kann. Blutbild- und Leberfunktionskontrollen sind unbedingt notwendig. Da die Antiepileptika die Krampfbereitschaft des Gehirns herabsetzen, werden sie auch **Antikonvulsiva** (Mittel gegen Krämpfe) genannt.

17.1 Barbiturate

(☞ auch 13.3)Einige Abkömmlinge der Barbitursäure sind nicht in erster Linie Schlafmittel, sondern wirken motorisch dämpfend.

Phenobarbital: LEPINAL®, LUMINAL®, in kleiner Dosis LEPINALETTEN®, LUMINALETTEN®. Dosierung ca. 0,1 – 0,5 oral/Tag, im Anfall 0,2 i. v.

Primidon (Desoxyphenobarbital): Dosierung 0,75 – 1,5 oral/Tag, einschleichen. Nebenwirkungen: Schläfrigkeit, evtl. Anämie.

Ⓖ, LISKANTIN®, MYLEPSINUM®, RESIMATIL®

Phenyl-Äthyl-Barbiturat (Barbexaclon): Dosierung wie **Phenobarbital.**
MALIASIN®

17.2 Hydantoine

Wirkung tritt langsam ein. Menge von ca. 0,05/Tag vorsichtig wöchentlich um 0,05 bis 0,1 oral steigern bis auf 0,2 – 0,6/Tag, im Anfall 0,5 i. v. Bei Langzeitanwendung ist die Wirkung gleichzeitig eingenommener oraler Kontrazeptiva nicht mehr gesichert.

Nebenwirkungen: Schläfrigkeit, Arzneimittelexanthem, Zahnfleischhyperplasie. Sorgfältige Mundhygiene ist bei diesen Patienten wichtig! Über Herzwirkung bei Rhythmusstörungen ☞ 21.2.1.2.

Phenytoin (Diphenylhydantoin):
Ⓖ, EPANUTIN®, PHENHYDAN®

Bei Petit-mal sowie myoklonischer und akinetischer Epilepsie, Dosierung 0,9/Tag.

17.3 Succinimidverbindungen

Bei kleineren Anfällen und Absencen. Anfangs oral ca. 0,5; dann langsam steigern, bis der Effekt ohne Nebenwirkungen erreicht ist.

Ethosuximid:
PETNIDAN®, SUXILEP®, SUXINUTIN®

Mesuximid: PETINUTIN®

17.4 Valproinsäure

Hat eine frühe (nach intravenöser Gabe sofortige) und eine späte Wirkung, die noch nach Tagen bis Wochen eintreten kann. Anwendung bei myoklonischen (muskelverkrampfenden) Anfällen und bei Absencen (kurzdauernde Bewusstseinsstörungen). Blutgerinnung und Leberwerte müssen überwacht werden. Der Patient muss über die Besonderheiten einer solchen Behandlung aufgeklärt werden! **Valproinsäure** verstärkt die Wirkung zahlreicher Psychopharmaka.

CONVULEX®, CONVULSOFIN®, ERGENYL®, LEPTILAN®, ORFIRIL®, VALPROAT AZU®, VALPROLEPT®

17.5 Vigabatrin

Als Zusatztherapie zu laufender antiepileptischer Behandlung, wobei Indikation und Dosis streng überwacht werden müssen.
SABRIL®

17.6 Benzodiazepine

(☞ auch 16.4.1)

Diazepam im Anfall 0,01 – 0,02 i. v.
Ⓖ, DIAZEP V.CT®, DIAZEP ABZ®, DIAZEPAM-LIPURO®, VALIUM® ODER REKTAL DIAZEPAM DESITIN REKTAL®, STESOLID®

Clonazepam im Anfall 0,001 – 0,002 i. v., auch bei Säuglings- und Kinderepilepsien anwendbar, Packungsbeilage beachten. ANTELEPSIN®, RIVOTRIL®

17.7 Carbamazepin

Epilepsien mit motorischen und psychopathologischen Erscheinungen, auch wenn psychische Erscheinungen im Vordergrund stehen. Darf nicht mit MAO-Hemmern kombiniert werden. Strukturell mit den Antidepressiva verwandt. Wirkt auch bei Trigeminusneuralgie.

Ⓖ (CARBA...), CARBIUM®, ESPA-LEPSIN®, FINLEPSIN®, FOKALEPSIN®, SIRTAL®, TEGRETAL®, TIMONIL®

17.7.1 Oxcarbacepin

Ähnlich **Carbamazepin**, besser verträglich: TRILEPTAL®

18 Motilität

Es gibt im Gehirn Regelsysteme, welche die Bewegungsabläufe der Skelettmuskulatur (Motilität) koordinieren. Dabei spielen einige chemische Überträgersubstanzen **(Transmitter)** wie **Acetylcholin, Dopamin, Noradrenalin und**

Serotonin eine Rolle. Die gleichen Stoffe sind andererseits an der Auslösung und Unterhaltung psychischer Krankheiten, wie der Depression, beteiligt. So führt zum Beispiel ein Mangel an **Dopamin** in bestimmten Hirnabschnitten zu einer Verarmung an Motorik (**Parkinsonsche Krankheit**), während ein **Dopamin**überschuss krankhaft vermehrte Motilität (**Hyperkinetik**) auslösen kann. Neurotransmitter wirken an bestimmten Bindungsstellen (Rezeptoren), so dass auch Veränderungen am Rezeptor bei regelrechtem Angebot von Neurotransmittern zu krankhaften Zuständen führen können.

18.1 Anti-Parkinson-Mittel

Die Parkinsonsche Krankheit ist gekennzeichnet durch schwere Störungen im Bewegungsablauf des Körpers, durch mimische Veränderungen und Zittern. Als ein ursächlicher Faktor wurde **Mangel an Dopamin** in bestimmten Hirnregionen festgestellt. Zur Behandlung bieten sich verschiedene Mittel an.

18.1.1 L-Dopa (Levodopa)

Während Dopamin nicht vom Blut in das Gehirn dringt, ist dies für **L-Dopa** möglich. Im Gehirn wird dann durch **Decarboxylation** (Abspalten einer chem. Gruppe) **L-Dopa** zu **Dopamin**. DOPAFLEX®

Bei Gabe von **L-Dopa** wird dieses auch im übrigen Körper zu **Dopamin** umgewandelt, welches unangenehme Nebenwirkungen nach sich zieht. Man kombiniert daher L-Dopa mit einer Substanz, welche diese Umwandlung im Körper – nicht aber im Gehirn – unterbindet: **L-Dopa plus Decarboxylasehemmer.** Zahlreiche Vorsichtsmaßnahmen; nicht geben bei Personen unter 25 Jahren, bei Schwangeren und zusammen mit MAO-Hemmern. Langsam einschleichende Dosierung, wöchentlich steigern.

L-Dopa + Benserazid:
LEVODOPA-COMP.B®, PK-LEVO®, LEVORPAR®, MADOPAR®

L-Dopa + Carbidopa:
DOPA-DURA®, ISICOM®, LEVOBETA®, LEVOCAL, LEVOCARB®-GRY, LEVOCARB-TEVA®, LEVOCOMP®, LEVODOPA-CARBI-AZU®, LEVODOPA COMP.C®, LEVODOPA COMP V.CT®, LEVODOPA-RATIOPHARM COMP®, LEVODOP NEURAX-PHARM®, NACOM®, STRIATON®

Amantadin führt – vereinfacht ausgedrückt – zu einer besseren Verwertung von körpereigenem **Dopamin**.

Ⓖ, ADEKIN®, AMAN®, AMANTA®, AMANTAGAMMA®, AMANTA-SULFAT AZU®, AMIXX®, CEREBRAMID®, PK-MERZ®, TREGOR®

18.1.2 Pridinol

Pridinol liegt in zwei verschiedenen chemischen Bindungen vor: als Hydrochlorid ist es ein Anti-Parkinson-Mittel: PARKS 12®

als Methansulfonat (Mesilat) ist es ein Muskelrelaxans: MYOSON®

18.1.3 Dopamin-Agonisten

Verstärken an den Rezeptoren das durch die **Dopamin**-Verminderung abgeschwächte Signal des Nervenimpulses. Einige Stoffe, z. B. **Pramipexol**, können zu plötzlichem Einschlafen tagsüber führen. Bei anderen sind Nebenwirkungen häufig. Trotzdem hat sich diese Gruppe zu wichtigen Parkinsonmedikamenten entwickelt.

Bromocriptin:
Ⓖ, BROMOCREL®, KIRIM®, PRAVIDEL® (☞ auch 40.1.4)

Cabergolin: CABASERIL®

Alpha-Dihydroergocryptin: ALMIRID®, CRIPAR®

Lisurid: DOPERGIN®

Pergolid: PARKOTIL®

Pramipexol: SIFROL®

Ropinirol: REQUIP®

Entecapon: COMTESS®

18.1.4 Monoaminoxydase-B-Hemmer

Diese auch MAO-B-Hemmer bezeichneten Substanzen hemmen das Enzym, das für den Abbau von **Dopamin** im Gehirn zuständig ist, so dass etwas mehr **Dopamin** zur Verfügung steht.

Selegilin: Ⓖ, AMINDAN®, ANTIPARKIN®, MOVERGAN®, SELEGAM®, SELEMERCK®, SELEPARK®, SELGIMED®, XILOPAR®

18.1.5 Glutamat-Rezeptor-Blocker

Wirkt gegen alle Parkinson-Symptome wie Zittern, Muskelsteife und Bewegungseinschränkung. Dosis niedrig beginnen und wöchentlich steigern:

Budipin: PARKINSAN®

18.2 Dopamin-Inhibitoren

Durch Hemmung der für **Dopamin** empfindlichen Rezeptoren können krankhaft gesteigerte Bewegungsabläufe (Chorea, Hyperkinesien, Dyskinesien) behandelt werden.

Tiaprid: TIAPRIDEX®

18.3 Anticholinergika

Präparate dieser Gruppe hemmen die Reizübertragung vom Nervensystem zur Muskulatur durch Einwirkung auf den Überträgerstoff **Acetylcholin**. Übermäßige Bewegungen werden dadurch unterbunden. Nebenwirkungen im Sinn einer **Atropin**-Wirkung (☞ 27.1) sind möglich. Nicht anwenden bei Glaukom.

Benzatropin: COGENTINOL®

Biperiden auch bei spastischen Lähmungen und nicht willkürlichen Muskelbewegungen (extrapyramidale Symptome) anwendbar: Ⓖ, AKINETON®, NORAKIN®. Chemisch ähnlich sind:

Bornaprin: SORMODREN®

Metixen: Ⓖ, TREMARIT®

Procyclidin chemisch mit den Antihistaminika verwandt:OSNERVAN®

Trihexyphenidyl: ARTANE®, PARKOPAN®

18.4 Hirnstoffwechsel

Substanzen unterschiedlicher chemischer Herkunft können den Stoffwechsel des Gehirns günstig beeinflussen. Sie werden im Alter, nach Hirnverletzungen und Schlaganfällen sowie bei Demenz eingesetzt. Obwohl durchaus Erfolge erzielt werden können, sind übersteigerte Hoffnungen auf Verjüngung und Heilung nicht angebracht (☞ auch 25.3.2).

Meclofenoxat: CERUTIL®, HELFERGIN®

Memantin: Neuromodulator, der keine spezifischen Rezeptoren benötigt. Wirkt normalisierend auf pathologische Veränderungen der Erregungsbildung und -leitung im zentralen Nervensystem. AKATINOL MEMANTINE®

Nicergolin: ⓖ, CIRCO MAREN®, DURACE-BROL®, ERGOBEL®, MEMOQ®, NICERGOBE-TA®, NICERIUM®, SERMION®
Nimodipin: NIMOTOP®
Piracetam: ⓖ, AVIGILEN®, CEREBROFOR-TE®, CEREPAR®, CUXABRAIN®, ENCETROP®, MEMO-PUREN®, NOOTROP®, NORMA-BRAIN®, PIRACEBRAL®, PIRACETROP®, SI-NAPSAN®
Pyritinol: ARDEYCERYL®, ENCEPHABOL®
Vincamin: ⓖ, CETOL®

18.4.1 Alzheimer-Medikamente

Angestrebt wird eine Verbesserung der Alltagsaktivitäten. Im Rahmen der Behandlung können unerwünschte Reaktionen auftreten. Meist handelt es sich um Hemmer der **Azetylcholinesterase**, wodurch im synaptischen Spalt mehr **Acetylcholin** zur Verfügung steht. **Donepezil:** ARIZEPT®. Anwendung nur durch erfahrenen Arzt, einmal täglich. Vorsicht bei bevorstehenden Operationen. Durchfälle, Übelkeit und Krämpfe möglich.
Tacrin: COGNEX®. Viermal täglich, Dosis langsam steigern, Leberwerte kontrollieren.
Rivastigmin: EXELON®. Übelkeit, Erbrechen, Gewichtsabnahme möglich.
Galantamin: REMINYL®

18.4.2 Abstinenz-Therapie

Das bei Alkoholikern gestörte Neurotransmitter-Gleichgewicht zwischen dem aktivierenden Glutamat und der erregungsdämpfenden Gamma-Amino-Buttersäure (GABA) soll durch diese Behandlung wiederhergestellt werden. Es handelt sich ausschließlich um eine Zusatzbehandlung nach Entgiftung und ist

kein Wundermittel gegen regelmäßigen Alkoholmissbrauch.
Acamprosat: CAMPRAL®

Ganz anders wirkt die folgende Substanz. Sie bewirkt eine absolute Unverträglichkeit von Alkohol mit Auftreten sehr unangenehmer Effekte. Zahlreiche weitere Unverträglichkeiten und Nebenwirkungen. Nur unter ärztlicher Aufsicht anwenden.
Disulfiram: ANTABUS®

19 Opiumalkaloide

Opiumalkaloide sind stark wirksame Stoffe, die ihren Namen aus dem Vorkommen im Saft der Mohnkapsel (Opium) und aus ihrem chemischen Charakter (Alkaloid) ableiten (☞ Abb. 19-1).

Viele dieser ungefähr 25 Substanzen sind starke **Schmerzmittel**; die bekannteste davon ist das **Morphin**. Morphin und alle Opiumalkaloide, die ähnlich wirken, werden unter dem Begriff „Opioide" zusammengefasst. Stoffe gleicher Wirkung, aber anderer chemischer Zusammensetzung kann man auch künstlich herstellen. Man nennt diese Substanzen **synthetische Opioide**; sie werden hier mitbesprochen.

19.1 Morphin (Morphium)

(☞ 1.3.2, BtM) Dosierung meist 0,01 s.c., auch oral (0,01 bis 0,1 und mehr pro Tag) und i. v. anwendbar. Hauptwirkung hält ca. 6 Stunden an; eine Ausscheidung ist aber 24 Stunden und länger nachweisbar.

Die Hauptwirkung des **Morphins** ist ein **starker schmerzstillender Effekt**.

Daneben tritt eine Verbesserung der Stimmungslage (**Euphorie**) auf. Zentral werden das Husten-, aber auch das **Atemzentrum gehemmt**; Vagus- und Okulomotoriuszentrum werden gereizt (Bradykardie, oft Übelkeit, **sehr enge Pupillen**). Peripher regt Morphin die Schließmuskeln an: Harnblase, Gallenausführungsgang u. a. Einen typischen Nebeneffekt stellt die **Obstipation** dar. Krampfartige Bauchschmerzen stellen deshalb keine Indikation für **Morphin** dar. Die Schmerzen würden zwar gedämpft, der Sekretabfluss aber behindert. Eine Gallenkolik kann durch **Morphin** provoziert werden! Indikationen sind dagegen der schwere Karzinomschmerz oder Schmerzen bei Herzinfarkt.

Es kann zu **Gewöhnung** und **Sucht** (☞ 1.3.2) kommen. Gewöhnung erfordert allmähliche Steigerung der Dosis, jedoch passt sich der Patient auch entsprechend an die Nebenwirkungen an. Die früher gefürchtete **Morphin**sucht ist durch ausschließliche Verwendung der langsam anflutenden oralen und besonders der oralen Retardform bei den meist stark leidenden Patienten kein Problem mehr. Auch in der Drogenszene wird **Morphin** selten benützt. Eine echte Gefahr stellt bei Überdosierung die **Lähmung des Atemzentrums** dar. Insgesamt wird die segensreiche Wirkung von **Morphin** bei schwerkranken Patienten zu wenig ausgenützt.

ⓖ, Capros®, Kapanol®, M-beta®, M-dolor®, M-long®, Mogetic®, MSI®, MSR®, MST®, M-Stada ®, Onkomorphin®, Sevredol®

19.2 Morphinderivate

Im wesentlichen gilt hierfür das für **Morphin** Gesagte, einschließlich Sucht und Gewöhnung.

Hydrocodon: (BtM ☞ 1.3.2) 0,001 oral, wirkt ca. 6 Stunden; hustenstillende Wirkung im Vordergrund, verhältnismäßig geringe Atemdepression. Dicodid®

Hydromorphon (Dimorphon): (BtM) 0,002 s.c., wirkt nach 15 Minuten für ca. 5 Stunden. Dem **Morphin** sehr ähnlich. Dilaudid®, Palladon®

In diese Gruppe gehört auch das sehr gut analgetische, aber überaus stark suchterregende und deshalb als Arzneimittel nicht verwendete **Heroin (Diamorphin, Diacetyl-Morphin)**.

Oxycodon:
(BtM) stärker wirksam als Morphin; Oxygesic®

19.3 Synthetische Opioide und ähnliche Substanzen

Auch diese Substanzen unterscheiden sich in der Wirkung wenig vom **Morphin**. Sie haben dieselben Nebenwirkungen und Vergiftungserscheinungen. Als Suchtmittel sind sie gegen Morphin austauschbar. Oral gegeben, wirken sie stärker als dieses (☞ auch 14.2.1).

Pethidin: (BtM ☞ 1.3.2) 0,05 s.c. oder i.m., auch oral, i. v. und als Supp. Wirkt **rascher** (nach 10 Minuten) und **kürzer** (2 – 4 Stunden) als **Morphin**, dem es außerordentlich ähnlich ist. Kann Blutdruckerniedrigung und Gallenwegsspasmen erzeugen. Die oft angenommene spasmolytische Wirkung konnte von

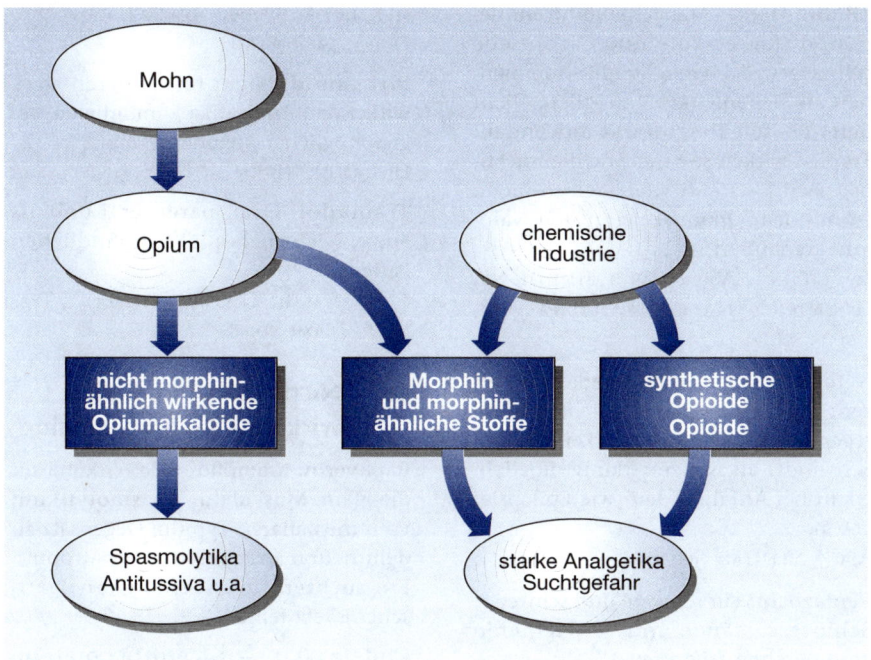

Abb.19-1: *Stammbaum der Opioide.*

vielen Untersuchern nicht bestätigt werden. Nebenwirkungen: Benommenheit, Schweißausbruch, Mundtrockenheit, Übelkeit u. a.

AB-PETHIDIN®, DOLANTIN®

Methadon: (BtM) 0,005 (5 mg) s. c. oder i.m., auch oral und i. v. Etwas **stärker** und **länger** wirkend als **Morphin**, in höheren Dosen sedierend und spasmolytisch. Blutdrukkerniedrigung bei ambulanten Patienten möglich. **Methadon** wird von besonders geschulten Ärzten zum Ersatz (Substitution) von **Heroin** bei Süchtigen eingesetzt. Es kann die Entzugserscheinungen lindern, gibt jedoch nicht den „Kick" der Suchtdroge.

Nebenwirkungen: Vagusreiz ist häufig: Erbrechen, Übelkeit, Schwindel, Bradykardie.

METHADDICT®, L-POLAMIDON®, optisch linksdrehende Form **Levomethadon**.

Buprenorphin: Lange Wirkungsdauer (6 – 8 Stunden). Bei starken und stärksten Schmerzen. Anwendung oral, i.m. oder i. v. Nicht bei beeinträchtigter Atmung. Wird unter den Substanzen der Gruppe als erste Wahl empfohlen (☞ 2.2).

TEMGESIC® (BtM ☞ 1.3.2), SUBUTREX® (zur Substitution s.o.)

Tilidin: Starkes Analgetikum für mittlere und starke akute und chronische Schmerzen. Schwindel und Benommenheit als Nebenwirkung möglich. Nicht beim akuten Herzinfarkt anwenden. Tropfen wirken so rasch wie die Injektion, nach 5 – 15 Minuten. Sediert nicht. Ist mit dem Opiumantagonisten **Naloxon** kombiniert.
Ⓖ (TILI...), ANDOLOR®, FINDOL N®, GRUNTIN®, NALIDIN®, TILNALOX®, VALORON®

Nefopam: Gegen mäßig starke Schmerzen. Sediert nicht und ist nicht suchterregend. Übelkeit, Mundtrockenheit und Schwindel als Nebenwirkung möglich. Nicht bei Anfallsleiden (wie Epilepsie) geben.
AJAN®, SILENTAN NEFOPAM®

Pentazocin: Für schwere und schwerste Schmerzzustände und bei kleineren chirurgischen Eingriffen.
FORTRAL® (BtM)

Flupirtin: Zur kurzfristigen Anwendung bei schweren Schmerzen. Nicht mehr als 0,6 pro Tag.
KATADOLON®, TRANCOPAL® DOLO

Meptazinol: Mittelgradige bis starke Schmerzen, nicht bei Herzinfarkt.
MEPTID®

Nalbuphin: Zur kurzdauernden Anwendung bei postoperativen Schmerzen und in der Geburtsphase, auch beim Herzinfarkt.
NUBAIN®

Dextropropoxyphen: DEVELIN RETARD®

Fentanyl: Opioidanalgetikum für Tumorschmerzen liegt als Membranpflaster zum Aufkleben auf die Haut vor.
DUROGESIC® (BtM)

Piritramid: Nicht mit anderen stark wirkenden Analgetika kombinieren wegen möglicher Atemdepression.
DIPIDOLOR® (BtM)

Tramadol: Oral, parenteral und als Supp. Nicht bei opioidempfindlichen Patienten.
Ⓖ (TRAMADOL, TRAMA...), AMADOL®, TRAMAL®, TRAMUNDIN®

19.4 Nicht morphinähnlich wirkende Opiumalkaloide

Papaverin: Krampflösende Wirkung auf die glatte Muskulatur. **Spasmolytikum** vom muskulären Typ (im Gegensatz zu dem neural spasmolytischen Atropin). Ein suchterzeugender oder analgetischer Effekt fehlt.

Codein: 0,01 – 0,1 pro Tag oral. Im Vordergrund steht die **hustenstillende** Wirkung, daneben schwach analgetisch. In hohen Dosen ungünstige Wirkung auf die Atmung möglich. Codein ist in zahlreichen Schmerzmitteln als Kombinationsbestandteil enthalten. Wird von Süchtigen häufig als Ersatzdroge verwendet, teils in massiven Dosen. Verschreibung an Abhängige deshalb nur auf BtM-Rezept (☞ 1.3.3.1). Im Handel befindliche **Codein**präparate ☞ 20.1.1.

19.5 Opium

Opium, der eingetrocknete Saft der Mohnkapsel, enthält zahlreiche verschiedene Substanzen, die teilweise oben aufgeführt sind:

Extractum opii (BtM) mit 20% **Morphin** (☞ 19.1).

Tinctura opii (BtM) mit 1% **Morphin** (☞ 19.1).

19.6 Antagonisten

Antagonisten sind Gegenspieler der entsprechenden Stoffe, hier also der Opiumalkaloide. Sie binden sich an die Rezeptoren (Empfängerstellen) der jeweiligen Wirkstoffe (Agonisten). Dadurch kann die ursprüngliche Medikamentenwirkung nicht mehr ausgelöst werden.

Naloxon: Morphinantagonist

Ⓖ, NALOSELECT®, NARCANTI®

Naltrexon: Opioid-Langzeitantagonist
NEMEXIN®

Nalbuphin: Schmerzmittel und Opioidantagonist. Werden starke Schmerzen bei Heroinsüchtigen damit behandelt, kann es zu akuten Entzugserscheinungen kommen. Gegenmittel ist dann **Morphin**.

NUBAIN®

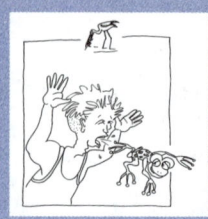

Husten

20 Mittel bei Husten

20.1 Antitussiva

Antitussiva (Einzahl: Antitussivum) sind hustenstillende Mittel. Damit sind nicht die schleimlösenden Expektoranzien gemeint, sondern zentral angreifende Substanzen. Zahlreiche dieser Stoffe gehören den Opiumalkaloiden an.

20.1.1 Morphinabkömmlinge

Codein: besitzt gegenüber dem Morphin eine viel schwächere analgetische (schmerzstillende) Wirkung, wirkt hustenreizstillend (☞ auch 19.4).

Ⓖ, (CODEIN..., CODEINUM PHOSPHORICUM), ANTITUSSIVUM BÜRGER LÖSUNG®, BRONCHICUM® MONO CODEIN, CODICAPS® MONO, CODI OPT®, CODIPERTUSSIN®, CODIPRONT MONO®, DICTON®, LONGTUSSIN®, MAKATUSSIN® CODEIN, OPTIPECT® CODEIN, TRICODEIN®, TRYASOL® CODEIN, TUSSORET®

Hydrocodon: (☞ 19.2, BtM) DICODID®

Noscapin: CAPVAL®

Dihydrocodein:
DHC®, PARACODIN®, REMEDACEN®, TIAMON MONO®

Bei **Dihydrocodein** und **Codein** ist die suchterregende Wirkung des **Morphins** noch vorhanden, so dass Präparate in Überdosis von Drogenabhängigen verwendet werden. Dabei tritt meist massive Obstipation ein.

20.1.2 Sonstige Antitussiva

Benproperin: TUSSAFUG®

Clobutinol: oral, s. c., i.m., i. v. So stark wie Codein, ohne Atemdepression, vegetative und analgetische Effekte in therapeutischen Dosen.
NULLATUSS®, ROFATUSS®, SILOMAT®, STAS HUSTENSTILLER N®, TUSSED®

Pentoxyverin: Wirkt zentral, ähnlich wie Codein. Atropinartige Begleitwirkung.
SEDOTUSSIN®

Pipazetat: ähnlich den Phenothiazinen, etwas schwächer als Codein, keine Atemhemmung. Wirkt nach 10 – 30 Minuten für 2 – 4 Stunden.
SELVIGON®

20.2 Expektoranzien

Expektoranzien fördern die Schleimentfernung aus den oberen Luftwegen.

Ambroxol:
Meist oral oder als Inhalationslösung, verflüssigt das Bronchialsekret.
Ⓖ (AMBROXOL, AMBRO...), AMBRIL®, AMBROPP®, BRONCHOPRONT®, BRONCHOWERN®, DURAMUCAL®, EXPIT®, FRENOPECT®, LARYLIN HUSTENLÖSER®, LIN-

DOXYL®, MUCO-ASPECTON®, MUCOBRO-
XOL®, MUCOPHLOGAT®, MUCOSOLVAN®,
NEO-BRONCHAL®, PÄDIAMUC®, SIGA-
BROXOL®, STAS HUSTENLÖSER®

Bromhexin:
Verflüssigt das Bronchialsekret, dadurch
leichteres Abhusten; oral oder als Inha-
lationslösung.
Ⓖ, APARSONIN N®, BISOLVON®, HUSTEN-
TABS RATIOPHARM®, OMNIAPHARM® (zur
Injektion)

Acetylcystein:
Häufig als Granulat oder Brausetablet-
ten zum Auflösen. Verflüssigt das Bron-
chialsekret.
Ⓖ (ACETYLCYSTEIN, NAC), ACC®, ACE-
MUC®, ACETABS®, ACETYST®, ATSE®, AZU-
BRONCHIN®, BROMUC®, DURABRONCHAL®,
FLUIMUCIL®, MENTOPIN®, MUCITERAN®,
MUCOCEDYL®, MUCO SANIGEN®,
MUCRET®, MYXOFAT®, PHA MUC®, PUL-
MICRET®, SIGAMUCIL®, SIRAN®

Carbocistein:
Verflüssigt das Bronchialsekret.
MUCOPRONT®, PECTOX®, PULMOCLASE®,
TRANSBRONCHIN®

20.2.1 Pflanzenextrakte
Von alters her sind zahlreiche Heilpflan-
zen für ihre lindernde Wirkung bei Husten
und Verschleimung bekannt. Sie werden
auch heute verwendet, meist allerdings in
Form standardisierter Extrakte.

Thymian:
Zahlreiche Handelspräparate.

Efeu:
Mehrere Handelspräparate.

Darüber hinaus sind viele andere Substanzen und Kombinationen im Handel.

Herz

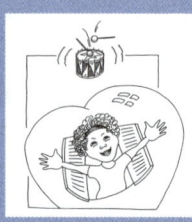

21 Substanzen zur Beeinflussung des Herzrhythmus

(Antiarrhythmika)

Das Herz hat einen Eigenrhythmus, der selbst das isolierte Organ noch schlagen lässt. Dieser sehr langsame und untergeordnete Eigenrhythmus kommt aber nur beim Versagen des normalerweise vorherrschenden Grundrhythmus zur Geltung.

Beim gesunden Herzen läuft die Erregung, beeinflusst von den als „Zügel" wirkenden vegetativen Nerven, über den als Schrittmacher wirkenden Sinusknoten, ein Impulszentrum, zunächst zu den Herzvorhöfen und dann zu den Herzkammern. Dabei hat ein Überwiegen des Sympathikus **raschere** Aktion (Tachykardie), des Vagus **langsamere** Schlagfolge (Bradykardie) zur Folge. Neben dieser Beeinflussung der Frequenz verändern sich auch die Auswurfmenge des Herzens und die Zeit, in der die Erregung vom Herzvorhof zu den Kammern läuft, die sogenannte Überleitungszeit.

Unter bestimmten Bedingungen kann die normale Steigerung der Herzaktion ausfallen und der langsamere Eigenrhythmus zutage treten, oder es können zusätzlich zum normalen Herzschlag weitere Aktionen auftreten, sog. Extra-systolen. Alle diese genannten Vorgänge lassen sich medikamentös beeinflussen.

Mehrere Jahre dauernde umfassende Untersuchungen an Tausenden von Patienten haben allerdings Hinweise dafür gegeben, dass der Nutzen antiarrhythmischer Substanzen auf Dauer fraglich ist.

Dosierung und Anwendungsbereich der folgenden Medikamente müssen individuell bestimmt werden; hier werden nur Richtwerte genannt.

21.1 Medikamente gegen bradykarde Rhythmusstörungen

Eine zu langsame Herzaktion kann, wenn kein Schrittmacher angezeigt ist, medikamentös beschleunigt werden.

21.1.1 Sympathikomimetika

Sympathikomimetika (☞ 24.2.1) beschleunigen den Herzrhythmus und verkürzen die Überleitungszeit.

ALUPENT® **(Orciprenalinsulfat)**, z. B. oral oder Amp. in Kochsalz- oder Zuckerlösung als i. v. Infusion unter dauernder Pulskontrolle. Auch i.m. und s.c.

21.1.2 Parasympathikolytika

Parasympathikolytika (☞ Kap. 27) hemmen die bremsende Funktion des

Vagus und bewirken dadurch ein Überwiegen der sympathischen Reize.

Ⓖ (ATROPIN, ATROPINUM SULFURICUM), DYSURGEL®, NOXENUR®, z. B. oral 0,3 – 0,5 – 1 mg (!), auch s. c. oder i. m.

21.2 Medikamente gegen tachykarde Rhythmusstörungen

Die Anwendung und Dosierung dieser Arzneimittel muss dem kardiologisch erfahrenen Arzt vorbehalten bleiben. Hier gegebene Dosierungsangaben können daher nur ungefähre Richtwerte darstellen. Man unterscheidet je nach Wirkungsmechanismus folgende Gruppen, wobei die Einteilung unterschiedlich gehandhabt wird.

21.2.1 Natriumantagonisten (Gruppe 1)

Wirkstoffe dieser Klasse haben eine Wirkung auf den raschen Natriumeinstrom in die Herzmuskelzelle. Sie werden auch als membranstabilisierende Substanzen oder Antifibrillanzien bezeichnet. Der Ablauf der elektrischen Erregung am Herzen wird insgesamt verlangsamt. Gastrointestinale und zentralnervöse Nebenwirkungen sind nicht selten. Man unterscheidet zwei Untergruppen, einige Kardiologen teilen diese Substanzen in vier Kategorien ein, die im Folgenden erörtert werden.

21.2.1.1 Chinidintyp (Gruppe 1a)

Chinidin wird, wie auch Chinin, aus der Rinde des Chinabaumes gewonnen und wird bei Extrasystolen und Tachykardien angewendet, zum Teil über Monate und länger. Allergische Reaktionen sind möglich; anfängliche kleine Testdosis (Tablette 0,2) wird empfohlen.
Dosierung: Meist alle 2 – 3 Stunden 1 Tablette 0,1 oder 0,2.
CHINIDIN-DURILES®, CHINIDIN-RETARD-ISIS®

Ajmalin kommt neben Reserpin in der Rauwolfia-Pflanze vor. Hat dieselben Effekte wie **Chinidin** greift an den Reizbildungsstätten des Herzens an. Intravenöse Injektion nur unter EKG-Kontrolle!
GILURYTMAL®

Prajmalium-Bitartrat: ähnlich Ajmalin, aber mit raschem Wirkungseintritt (25 Minuten nach oraler Gabe) und langer Wirkungsdauer (ca. 6 Stunden).
NEO-GILURYTMAL®

Disopyramid: Bei ventrikulären Extrasystolen und Tachykardien, auch bei WPW-Syndrom. Nicht bei Blockbildern und Sinusknotensyndrom.
Erhaltungsdosis 3 – 4mal 0,1 – 0,15 oral.
DISO-DURILES®, NORPACE®, RYTHMODUL®

Flecainid: Wirkt auf hohe Frequenzen stärker dämpfend als auf niedrige und hat bei Normalfrequenz praktisch keine Wirkung. Langzeitbeobachtungen haben Anlass zu sehr kritischer und eingeschränkter Anwendung der Substanz gegeben. Oral zweimal täglich, auch i. v.
TAMBOCOR®

Propafenon: Bei allen ventrikulären und supraventrikulären Tachykardien und Extrasystolen. Oral und i. v.
Ⓖ, CUXAFENON®, PROPARMERCK®, PRORYNORM®, RYTMOGENAT®, RYTMONORM®, RYTMO-PUREN®

21.2.1.2 Lidocaintyp (Gruppe 1b)

Lidocain: Ein Abkömmling des Lokalanästhetikums **Procain**, bei dem die anästhetische Wirkung verringert und die Herzwirkung verstärkt ist. Wird gegeben bei Kammerflimmern, Extrasystolen und tachykarden Rhythmusstörungen. Dosierung: Einleitend 0,5 – 0,1 i.v., dann 0,002 – 0,004 pro Minute als i. v. - Infusion.
Ⓖ, LIDOCARD®, XYLOCAIN® F.D.KARDIOLOGIE XYLOATIN-COR®

Aprindin: Bei supraventrikulären und ventrikulären Tachykardien und Extrasystolen. Nicht bei Blockbildern und Epilepsie. 0,05 – 0,1 oral, auch i. v. unter klinischer Kontrolle.
AMIDONAL®

Tocainid:
Bei ventrikulären Arrhythmien.
XYLOCTAN®

Mexiletin: Effekte ähnlich wie Lidocain. Wirkt aber wesentlich länger (bis 20 Stunden) und kann sowohl beim akuten Herzinfarkt als auch bei laufender Digitalistherapie gegeben werden. Möglichst nicht mit anderen Antiarrhythmika kombinieren. Zur oralen und i. v. Verabreichung.
MEXITIL®

Phenytoin (Diphenylhydantoin), eine auch als Antiepileptikum bekannte Substanz, eignet sich besonders zur Behandlung ventrikulärer Rhythmusstörungen. Gleiche Indikation, aber andere Wirkungsweise als Lidocain.
Ⓖ, EPANUTIN®, PHENHYDAN®

21.2.2 Beta-Rezeptor-Antagonisten (Gruppe 2)

Diese Gruppe wird zusammenfassend in einem anderen Kapitel besprochen (☞ 30.4).

21.2.3 Kaliumantagonisten (Gruppe 3)

Substanzen dieser Gruppe hemmen den Kaliumausstrom aus der Zelle, sie führen zu einer Verlängerung der Überleitung elektrischer Reize vom Sinusknoten zum Vorhof und weiter zur Herzkammer. Außerdem wird die Zeit, bis das Herz für den nächsten Schlag wieder erregungsfähig ist (Refraktärzeit), verlängert.

21.2.3.1 Amiodaron

ist ein Alpha- und Beta-Rezeptoren-Hemmer mit ausgezeichneter antiarrhythmischer Wirkung bei supraventrikulären und ventrikulären Rhythmusstörungen. Bei oraler Gabe setzt der Effekt erst nach etwa vier Tagen ein und hält bis zu ein bis eineinhalb Monate nach Absetzen an. Das Medikament kann sich in der Cornea des Auges ablagern (bildet sich wieder zurück). Es enthält 36% Jod und kann zu Störungen der Schilddrüsenfunktion führen.
Ⓖ (AMIO...), CORDAREX®, CORNARON®, TACHYDARON®

21.2.3.2 Sotalol

Ebenfalls ein (Alpha- und) Beta-Blocker mit langer Wirkdauer, so dass zweimalige, oft sogar einmalige Gabe pro Tag ausreicht. In Langzeitstudien hat sich diese Substanz als sehr günstig in der Wirkung erwiesen.
Ⓖ (SOTA...), DAROB®, FAVOREX®, GILUCOR®, RENTIBLOC®, TACHYTALOL®

21.2.4 Calciumantagonisten (Gruppe 4)

Stoffe dieser Klasse hemmen den langsamen Calciumeinstrom durch die Zellmembran der Herzmuskelzelle. Einige davon wirken günstig auf supraventrikuläre Rhythmusstörungen, vor allem:

Verapamil
Diltiazem
Gallopamil.

Hauptwirkungen dieser Substanzklasse sind jedoch die Einschränkung des Sauerstoffverbrauches des Herzmuskels und der blutdrucksenkende Effekt. Die Calciumantagonisten werden daher bei 23.3 besprochen.

22 Substanzen zur Beeinflussung der Herzkraft (Herzglykoside)

Schon im Altertum war bekannt, dass in der Fingerhutpflanze (Digitalis lanata) Stoffe enthalten sind, die günstig auf das Herz wirken. Nach einer Analyse weiss man heute, dass sie an Zuckermoleküle gebunden sind und hat sie deshalb Glykoside genannt (glykos = süß). Diese Digitalisglykoside steigern die Herzkraft und verlangsamen den Puls. Mit Diuretika und ACE-Hemmern kombiniert, bilden sie heute die Basistherapie der Herzinsuffizienz. An ihnen kann man viel über Pharmakologie lernen: Bereits bei einer etwas höheren als der bestwirksamen Dosierung beginnen **Nebenwirkungen** wie langsamer Puls, Übelkeit und Farbensehen. Die **therapeutische Breite** dieser Substanzen ist also sehr gering. Weiterhin ist bei ihrer Anwendung zu beachten:

1. **Wirkungsdauer.** Einige Herzglykoside wirken rasch und kurz, andere verzögert und lang. Wie lang die Wirkung anhält, wird durch die **Abklingquote** bestimmt. Dieser Begriff bezeichnet die Menge eines Glykosids, die nach 24 Stunden aus dem Körper ausgeschieden worden ist. Bei **Digitoxin** ist die Abklingquote nur 7%. Das bedeutet, dass nach Gabe einer Dosis dieses Medikamentes tags darauf noch 93% wirksame Dosis vorhanden sind. Stoffe mit einer so geringen Abklingquote müssen in zunehmend niedrigeren Dosen zugeführt werden, da sich sonst die Restwirkungen addieren und schließlich soviel Glykosid im Körper ist, dass es zu Vergiftungserscheinungen kommt. Man nennt diese Anhäufung von Wirkungsresten **Kumulation** (☞ 1.6.6).

2. **Resorption** (☞ 1.6.1). Gibt man ein Glykosid intravenös, so befindet sich die gesamte Menge im Blutkreislauf und wird am Herzen wirksam. Gibt man ein Glykosid aber oral, so wird nicht immer die gesamte Menge aus dem Magen-Darm-Kanal resorbiert und in den Kreislauf eingeschleust. Die Menge, welche resorbiert und daher wirksam ist, wird mittels der **Resorptionsquote** angegeben. Während **Digitoxin** zu 100%, also vollständig resorbiert wird, ist dieser Prozentsatz bei **Proscillaridin** nur 35%. Bei schlecht resorbierbaren Glykosiden muss man bei oraler Behandlung mehr Substanz zuführen als bei intravenöser Gabe, um dieselben Mengen im Blut

zu erreichen. Ein Teil des Medikamentes geht in diesen Fällen nach oraler Gabe wirkungslos durch den Darm ab.

22.1 Digitalisglykoside

22.1.1 Acetyl- und Methyldigoxin

Glykoside der Wahl für die meisten Fälle von Herzinsuffizienz. Werden nach oraler Gabe fast vollständig in den Körper aufgenommen, die Resorptionsquote beträgt 90%. Ihre Abklingquote ist 20%, die Kumulationsneigung muss also bei der Dosierung berücksichtigt werden. Anfangsdosis 0,4 – 0,8 mg. Erhaltungsdosis 0,1 – 0,4 mg.

β-Acetyldigoxin:
Ⓖ, DIGOSTADA®, DIGOTAB®, DIGOXIN DIDIER®, DIGOX V.CT®, GLADIXOL®, NOVODIGAL®, STILLACOR®

Metildigoxin (Methyldigoxin):
LANITOP®

22.1.2 Digoxin

Wegen seiner Resorptionsquote von 66% hauptsächlich zur parenteralen Verabreichung geeignet (☞ auch 22.1.1). Für alle akuten Fälle von Herzinsuffizienz.
Dosierung: 0,25 – 0,5 mg i. v., oral wegen der eingeschränkten Resorption 0,5 bis 0,75 mg.

Ⓖ, DIGACIN®, DILANACIN®, LANICOR®, LENOXIN®, NOVODIGAL® Injektionslösung (NOVODIGAL® Tabletten enthalten β-**Acetyldigoxin**).

22.1.3 Digitoxin

Wirkt besonders lang, die Abklingquote beträgt nur 7%. Es besteht also deutliche Kumulationsgefahr. Dagegen wird es zu 100% resorbiert. Dosis muss sorgfältig eingestellt werden. Für alle Fälle, bei denen ein bradykarder Effekt erwünscht ist (besondere Formen von Herzjagen).

Im Gegensatz zu **Digoxin**, welches durch die **Niere** ausgeschieden wird, erfolgt der Abbau von **Digitoxin** durch die **Leber**. Patienten mit Niereninsuffizienz sollten also Digitoxin erhalten, um gleichmäßige Wirkspiegel zu erzielen. Dagegen kann selbst eine geschädigte Leber das Digitoxin noch zeitgerecht abbauen.
Dosierung anfangs 0,3 – 0,5 mg, Erhaltungsdosis 0,05 – 0,2 mg.

Ⓖ, CORAMEDAN®, DIGIMED®, DIGIMERCK®, TARDIGAL®

22.1.4 Proscillaridin

Hauptvertreter von Glykosidkomplexen, die aus Scilla-Zwiebeln extrahiert werden. Ungünstige Resorptionsquote von nur 35%, relativ rasche Abklingquote von ebenfalls 35%.

TALUSIN®

22.2 Digitaloide

Neben den bisher aufgeführten Glykosiden werden solche auch von zahlreichen anderen Pflanzen gewonnen. Viele davon sind nur milde wirksam; sie werden Digitaloide genannt und sind in vielen Kombinationspräparaten zur Behandlung nicht schwer dekompensierter „Altersherzen" enthalten. Klinische Bedeutung haben sie kaum, werden jedoch von vielen Patienten als sehr hilfreich empfunden.

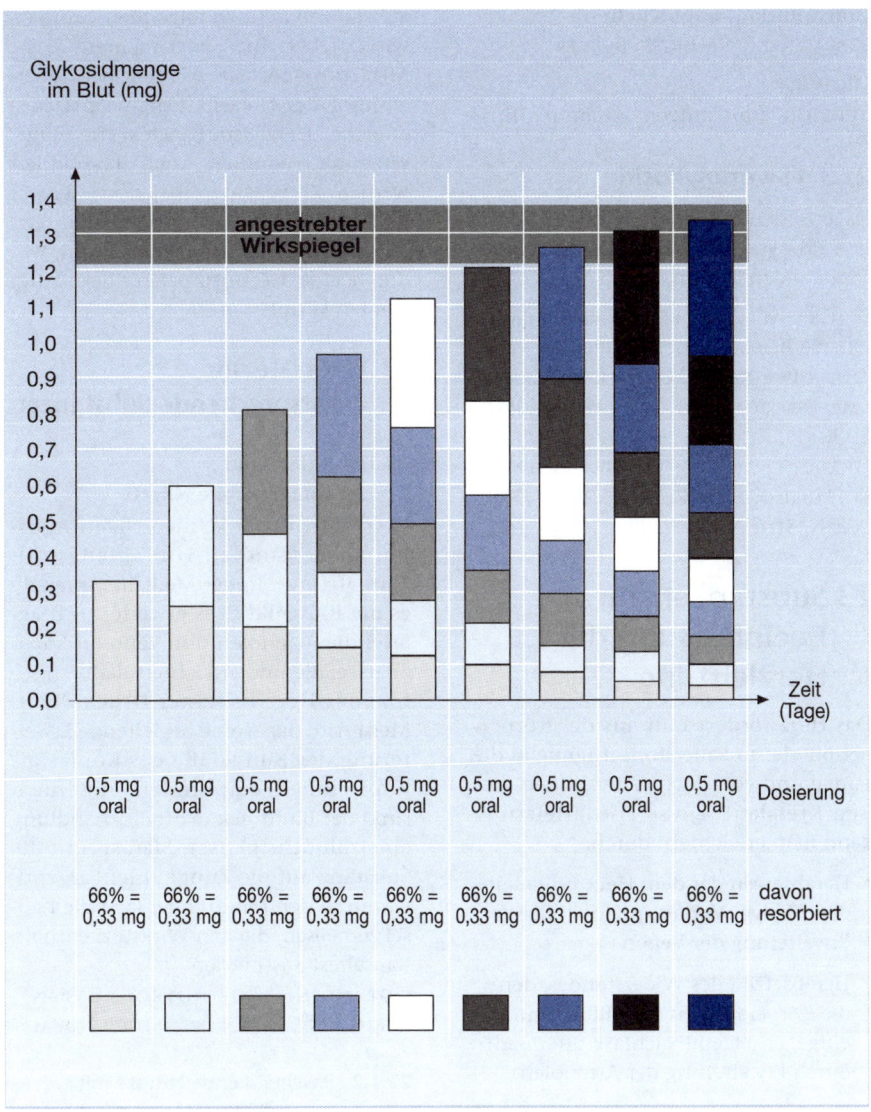

Abb. 22-1: *Langsame Sättigung durch tägliche Gabe derselben Menge von* **Digoxin.** *Der angestrebte Wirkspiegel ist erst nach ungefähr einer Woche erreicht, danach halten sich Zufuhr und Ausscheidung die Waage. Vorteil: einprägsames, einfaches Dosierungsschema, Nachteil: später Wirkungseintritt.*

Convallaria (Maiglöckchen):
CONVACARD®, VALDIG®N BÜRGER

Oleander:
MIROTON® (mit anderen zusammen).

22.3 Flavonglykoside

Dazu zählen die im Weißdorn enthaltenen **Procyanidine**, deren Wirkung den Digitaloiden ähneln.

Ⓖ (CRATAE...), ADENYLOCRAT®, BASTICRAT®, BOMACORIN®, CHRONOCARD®, CORDA PUR NOVO®, COROCRAT®, CRAEGIUM®, ESBERICARD®, FAROS®, HERZTROPFEN EU RHO®, KYANGUTT®, KYTTA-COR®, NATUCOR®, ORTHANGIN®N, OXACANT®MONO, POIKILOCARD®, REGULACOR®POS, SENICOR®N, STEICORTON®

23 Substanzen zur Beeinflussung der Herzleistung

Das Herz fördert Blut aus der Körperperipherie zur Sauerstoffsättigung in die Lunge und von dort weiter in den großen Kreislauf. Diese Förderleistung kann man erleichtern durch:

- Herabsetzen der dem Herz zufließenden Menge (Vorlast, preload) durch Erweiterung der Venen

- Herabsetzen des Widerstandes, den die Körperarterien dem Blutstrom entgegensetzen (Nachlast, afterload) durch Erweiterung der Arteriolen

- Herabsetzen des Sauerstoffverbrauches des Herzmuskels durch geringeren Leistungsaufwand („Sparschaltung").

Substanzen aus den folgenden Gruppen wirken über einen oder mehrere dieser Mechanismen. Sie werden bei Sauerstoffnot des Herzens (Angina pectoris) oder bei Herzleistungsschwäche eingesetzt und können auch kombiniert werden. Zu beachten ist jedoch, dass es dadurch nicht zu einer zu geringen Förderleistung des Herzens kommt, wodurch eine Herzinsuffizienz begünstigt werden könnte.

23.1 Nitrate und entsprechende Substanzen

23.1.1 Rasch- und kurzwirkende Nitrate

Glyceroltrinitrat kennen Nichtmediziner als Bestandteil von Sprengstoff: Nitroglycerin. In der Medizin „sprengt" es die Blutgefäße, es erweitert schlagartig die Arteriolen und venösen Kapazitätsgefäße und erleichtert dadurch sofort das Herz in seiner Druckarbeit. Meist wird dabei eine begleitende Erweiterung der Blutgefäße des Kopfes als Kopfschmerz empfunden, außerdem sinkt der Blutdruck (Notfallbehandlung einer Blutdruckkrise). Man sprüht die Substanz auf die Zunge (nicht irgendwohin in den Mund) oder lässt die Kapsel zerbeißen, die den Wirkstoff enthält. Kapselrest ausspucken.
CORANGIN®, CORONITRO®, GEPAN®, NITRANGIN®, NITROKOR®, NITROLINGUAL®

23.1.2 Raschwirkende Nitrate mit besonderen Anwendungsformen

Glyceroltrimitrat: Salbe, wird durch die Haut aufgenommen:
NEOS-NITRO®

Intravenöse Infusion bei akutem Herzinfarkt und Linksherzversagen (Lungenödem):

NITROLINGUAL®, PERLINGANIT®, TRINITROSAN®

23.1.3 Langwirkende Nitrate

Glyceroltrinitrat wie oben, jedoch in Zubereitungsform mit Langzeiteffekt. Nur unzerkaut schlucken! Bei den Handelspräparaten ist der Name meist mit dem Zusatz „retard" versehen.

AQUO TRINITOSAN®, CORANGIN®, GEPAN®, NITRANGIN®, NITROCOR®, NITROLINGUAL®, NITRO-MACK RETARD®, PERLINGANIT®

Anwendung auch in Form eines depotartigen Hautpflasters, aus welchem die Substanz kontinuierlich über mehrere Stunden abgegeben wird.

DEPONIT®, MINITRANS®, NITRODERM TTS, NITROPFLASTER RATIOPHARM®

Pentaerithrityl-tetranitrat (PETN): Gleicher Wirkungsmechanismus wie bei **Glyceroltrinitrat.** Wirkt nach 10 – 30 Minuten für 3 – 6 Stunden.

PENTALONG®, DILCORAN 80®, NIRASON®

Isosorbid-Dinitrat (ISDN): wichtigste Gruppe, Wirkungsmechanismus wie **Glyceroltrinitrat**, als raschwirkende Kaukapsel oder in Retardform zur Langzeitbehandlung. Kopfschmerzen als Nebenwirkung möglich. Einzeldosis 20 – 120 mg. Um die Wirkung über lange Zeit zu erhalten und einen Gewöhnungseffekt zu vermeiden, soll das Medikament nicht 24 Stunden lang wirken, sogenannte „Nitratpause".

Ⓖ, DURANITRAT®, ISODINIT®, ISOKET®, ISO-MACK®, ISO-PUREN®, ISOSTENASE®, JENACARD®, MAYCOR®, NITROSORBON®

23.1.4 Mononitrate

Isosorbit-Mononitrat (ISMN): Ähnlich wie Dinitrate, angeblich weniger Nebenwirkungen.

Ⓖ (ISMN…), COLEB-DURILES®, CONPIN®, CORANGIN®, DURA-MONITAT®, ELANTAN®, IS-5-MONO-RATIOPHARM®, ISOMONIT®, MONI-SANORANIA®, MONIT-PUREN®, MONO-5-WOLFF®, MONOBETA®, MONOCLAIR®, MONO-CORAX®, MONOLONG®, MONO MACK®, MONITAT VERLA®, MONOPUR®, MONOSTENASE®, OLICARD®, ORASORBIL®, SIGACORA®, TURIMONIT®

23.1.5 Nitratähnlich wirkende Substanzen

Molsidomin: Wirkungsmechanismus ähnlich wie **Glyceroltrinitrat.** Senkt den Sauerstoffbedarf des Herzmuskels, ohne dessen Leistungsfähigkeit wesentlich zu senken. Setzt Stickoxid (NO) frei, das an der Gefäßwand eine wichtige Rolle zur Erweiterung der glatten Muskulatur spielt.

Ⓖ (MOLSI…), CORVATON®, DURACORON®

23.1.6 Intensivtherapeutika

Zur kurzfristigen intravenösen Injektionsbehandlung, wenn andere wirksame Wirkprinzipien nicht ausreichend angesprochen haben.

Amrinon: WINCORAM®
Enoximon: PERFAN®

23.2 Beta-Rezeptoren-Blocker

Die bei 30.4 besprochenen Wirkungen der Beta-Rezeptoren-Blocker (kurz: Beta-Blocker) führen zu einer langsameren, energieeinsparenden Herzaktion. Um sie aber bei bestehender Herzinsuffizienz (Herzschwäche) einzusetzen, bedarf es großer Umsicht und einer gleichzeitigen Behandlung mit Diuretika und ACE-Hemmern. Substanzen und Handelsnamen ☞ Tabelle 30-1.

23.3 Calciumantagonisten

Die Verschiebung elektrisch geladener Teilchen (**Ionen**) durch die Wand (**Membran**) der Herzmuskelzelle führt zur Erregung und damit Zusammenziehung der muskulären Elemente. Die Kontraktionskraft des Herzens hängt von der Menge der Calciumionen außerhalb der Zellen ab. Calciumantagonisten hemmen den Einstrom von Calciumionen durch die **Calciumkanäle** in der glatten Muskulatur von Herz und Blutgefäßen. Außerdem beeinflussen sie calciumabhängige Vorgänge in der Zelle. Am Herzen resultieren daraus eine Sauerstoffeinsparung und Reduktion der Nachlast infolge herabgesetzter Gefäßwiderstände in der Peripherie des Körpers. Das Herz wird entlastet, die Pump- und Druckfunktion umgestellt und so das Verhältnis von Sauerstoffbedarf und -angebot verbessert. Substanzen dieser Gruppe wirken im Prinzip **blutdrucksenkend**, so dass einige mehr bei Herzerkrankungen, andere mehr bei Bluthochdruck angewandt werden (☞ 30.3). Sie wirken allerdings nicht leistungssteigernd.

23.3.1 Dihydropyridingruppe (DHP-Calciumantagonisten)

Schwerpunkt: Blutdrucksenkung
Amlodipin: NORVASC®
Felodipin: MODIP®, MUNOBAL®

Isradipin: LOMIR®, VASCAL®
Nicardipin: ANTAGONIL®
Nifedipin: Ⓖ (NIFE...), ADALAT®, APRICAL®, CORDICANT®, CORINFAR®, DIGNOKONSTANT®, DURANIFIN®, JEDIPIN®, NIFECLAIR®, NIFECOR®, NIFEDIPAT®, NIFEHEXAL®, NIFELAT®, NIFE-PUREN®, NIFEWOLFF®, NIFICAL®, PIDILAT®

Die Substanz wird in Dosierungen von 0,01 bis 0,06 in Kurz-, Mittel- und Langzeitdosierung (24 Stunden) angeboten. Kurzwirkende Formen dürfen nur in niedriger Dosis angewandt werden.

Nilvadipin: ESCOR®, NIVADIL®
Nimodipin: NIMOTOP®
Nisoldipin: BAYMYCARD®
Nitrendipin: Ⓖ (NITRE..., NITREN...), BAYOTENSIN®
Lacidipin: MOTENS® besonders langanhaltende Wirkung
Lercanidipin: CORIFEO®, CARMEN®

23.3.2 Verapamilgruppe

Schwerpunkt:
tachykarde Rhythmusstörung
Gallopamil: GALLOBETA®, Procorum®
Verapamil: Ⓖ (VERA...), AZUPAMIL®, DURASOPTIN®, FALICARD®, ISOPTIN®, JENAPAMIL®, VERAMEX®, VERANORM®, VEROPTINSTADA®

23.3.3 Diltiazemgruppe

Schwerpunkt:
Schutz der Herzkranzgefäße
Diltiazem: Ⓖ (DILTA...), CORAZET®, DILSAL®, DIL-SANORANIA®, DILTI V.CT®, DILTIAGAMMA®, DILTIUC®, DILZEM®, DILZICARDIN®

23.3.4 Fendilingruppe

Schwerpunkt:
koronare Herzerkrankung

Fendilin: Sensit®

23.4 Sympathikomimetika

Bei akutem Herzversagen können unter
Intensivbedingungen rasch und brüsk
wirkende Substanzen zur Steigerung der
Herzleistung eingesetzt werden
(☞ auch 24.2.1).

Dobutamin: ⓖ, Dobutrex®

Vegetativum

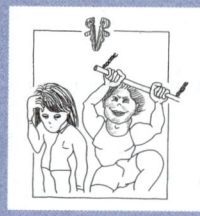

Das vegetative Nervensystem steuert jene Funktionen des Körpers, die dem Willen nicht unterliegen (z. B. Atmung, Herztätigkeit, Verdauung und Stoffwechsel). Es gibt hierbei zwei Gegenspieler: das **sympathische System**, das im wesentlichen **leistungssteigernd** wirkt, und das **parasympathische System**, das die **Erholungsphase** steuert. Die beiden Systeme halten sich normalerweise die Waage. Ruhe im vegetativen Nervensystem bedeutet nicht, dass beide Systeme abgeschaltet sind, sondern dass beide gleich stark wirken und sich so ausgleichen. Der Ausschlag zur einen oder anderen Seite kann demnach, und das ist sehr wichtig für unsere Betrachtung, entweder durch Anregung des einen Systems oder durch Abschwächung des anderen zustande kommen. Zwei Arten von Medikamenten werden daher dieselbe Wirkung haben – diejenigen, die einen Partner im vegetativen Nervensystem anregen, und diejenigen, die seinen Gegenspieler unterdrücken.

Alle anregenden Substanzen nennt man „Mimetika" (mimen; nachahmen), alle abschwächenden „Lytika" (Lysis; Lösung). Wichtig ist weiterhin, dass auf die hier zu besprechenden Substanzen nicht immer alle Funktionen des vegetativen Nervensystems reagieren. Dadurch gelangt man zu Spezialisten, deren Effekt bei normaler Anwendung nur ein Teilgebiet betrifft, in hoher Dosierung dann aber meist auf alle Organe übergreift und die für das jeweilige System typischen Reaktionen hervorruft. Die wichtigsten Funktionen des vegetativen Nervensystems sind in Tabelle 24-1 dargestellt.

Vegetatives Nervensystem		
Sympathisches System		**Parasympathisches System**
Sympathikus Leistung Sympathomimetika Parasympatholytika	*Hauptnerv* *Allgemeine Wirkung* *Medikamentengruppen mit den Effekten des Systems*	Vagus Erholung Parasympathomimetika Sympatholytika
Wirkung auf Teilbereiche		
schneller	*Herzfrequenz*	langsamer
größer	*Auswurfleistung des Herzens*	kleiner
150/80 ⬆ höher	*Blutdruck*	niedriger 105/90 ⬇
enger	*Blutgefäße (Gesamteffekt)*	weiter
weiter	*Bronchialsystem*	enger
weiter	*Pupille und Lidspalte*	enger
verlangsamt	*Funktion des Magen-Darm-Traktes*	angeregt
weniger, zäher	*Sekretion der Speicheldrüsen*	mehr, dünner
stillgelegt	*Uterus (unter bestimmten Bedingungen)*	angeregt
bereitgestellt, mobilisiert	*Stoffwechselsubstanzen (Glukose, Fettsäuren)*	gespeichert

Tab. 24-1: *Die wichtigsten Funktionen des vegetativen Nervensystems.*

24 Sympathikomimetika (Sympathomimetika, Adrenergika)

Zwei körpereigene Substanzen, das **Epinephrin (Adrenalin)** und das **Noradrenalin** (Katecholamine), dienen dem Organismus als Überträgerstoffe sympathischer Reize. Dabei wird **Epinephrin** im Nebennierenmark produziert und erreicht die Erfolgsorgane auf dem Blutweg (**humorale Reaktion**), während Noradrenalin an den Enden bzw. Überträgerstellen der sympathischen Nervenfasern **Synapsen** in den Körpergeweben produziert und durch Nervenreize freigesetzt wird. Die Erfolgsorgane selbst – z. B. glatte Muskulatur von Blutgefäßen und Bronchien; Herz; Stoffwechselorgane – haben einen oder mehrere der drei verschiedenen Empfänger für die sympathischen Überträgerstoffe: Alpha-, Beta-1- und Beta-2-Rezeptoren.

Epinephrin erregt alle drei Rezeptoren, während **Noradrenalin** nur die Alpha- und Beta-1-Rezeptoren erreicht.

Die Wirkungen sympathischer Reize auf die zahlreichen Rezeptoren an vielen Organen im Körper ergeben vielfältige Effekte, die stets im Zusammenhang gesehen werden müssen. Dennoch kann man sich einige typische Wirkungen veranschaulichen (☞ Tab. 24-2).

24.1 Körpereigene Sympathikomimetika

Epinephrin (Adrenalin). Rasch und kurz wirkend. Verengt durch die vorherrschende Alpha-Rezeptoren-Stimulation die meisten Blutgefäßbezirke, erweitert gleichzeitig durch Beta-1-Stimulierung andere Gefäßbereiche, verschiebt dadurch die Blutmenge in die arbeitenden Gebiete und erhöht den Blutdruck. Am Herzen wird die Frequenz beschleunigt und die Reizbil-

	Ort der Reaktion	Effekt der Rezeptorreizung
Alpha-1-Rezeptoren	Glatte Muskulatur, vorwiegend der Blutgefäße	Gefäßverengung: Blutdruck steigt
Alpha-2-Rezeptoren	Nervenendigung (präsynaptisch)	hemmen den Transmitter, dadurch Gefäßerweiterung
Beta-1-Rezeptoren	Herz	Steigerung von Frequenz und Leistung
Beta-2-Rezeptoren	Glatte Muskulatur der Blutgefäße	Gefäßerweiterung: Blutdruckabfall
	Glatte Muskulatur der Bronchien	Erweiterung der Bronchien
	Stoffwechsel	Anregung: Anstieg von Glukose und Fettsäuren im Blut

Tab. 24-2: Angriffspunkte und Effekte bei Erregung des sympathischen Systems.

dung gesteigert. Spastisch verengte Bronchien und die Pupillen werden erweitert, das Zentralnervensystem und der Stoffwechsel angeregt. Wegen seines brüsken Effektes ist Epinephrin als Medikament nur für Notfälle im Gebrauch.

Kontraindikationen: Überfunktion der Schilddrüse, starker Bluthochdruck, Zerebral- und Koronarsklerose, vorausgegangener Digitalisgebrauch.

Ⓖ, ANAPHYLAXIE BESTECK, FASTJEKT®, INFECTOKUPP®, INHAL®, SUPRARENIN®

Noradrenalin:
Wirkt langsamer und länger als **Epinephrin**, die Effekte sind insgesamt, bis auf die fehlende Beta-2-Stimulation (keine Bronchialerweiterung), sehr ähnlich. Herzfrequenz und Minutenvolumen werden im Gegensatz zu Epinephrin weniger stark erhöht.

ARTERENOL®
Neben diesen physiologischen Substanzen sind zahlreiche weitere, chemisch meist ähnliche entwickelt worden. Meist steht bei diesen die **Kreislaufwirkung** im Vordergrund, bei einigen auch ein anderer Effekt aus dem Wirkungsspektrum des Sympathikus.

24.2 Alpha- und Beta-1-Stimulatoren (Alpha- und Beta-1-Adrenergika)

24.2.1 Sympathomimetika mit sofortiger Herz-Kreislauf-Wirkung

Diese für Notfälle gedachten Substanzen werden neben sonstigen Maßnahmen (Volumenersatz) intravenös oder als Infusion beim Schock und ähnlichen Zustandsbildern angewandt. Sie müssen individuell dosiert werden und können zu übersteigerten sympathomimetischen Nebenwirkungen führen (Tachykardie, Blutdrucksteigerung).
Alpha-Sympathomimetikum bei akutem Kreislaufversagen (Schock):
Dopamin: Ⓖ
Beta-1-Sympathomimetikum bei akutem Herzversagen:
Dobutamin: Ⓖ, DOBUTREX®

24.2.2 Sympathomimetika mit protrahierter Kreislaufwirkung

Anwendung bei Neigung zu Blutdruckabfall, auch vorbeugend, im allgemeinen oral. Auch in Retardformen und teilweise zur Injektion verfügbar. Verursachen oft Tachykardien und haben zum Teil eine leicht krampflösende Wirkung auf die Bronchien.

Etilefrin: ADRENAM®, BIOFLUTIN®, CARDANAT®, CARDIALGINE®, CIRCUPON®RR, CIRCUVIT®, EFFORTIL®, ETHIL V. CT
Midodrin: GUTRON®, vorwiegend peripher alpha-stimulierend.
Norfenefrin: bei oraler Gabe nur zu 20% bioverfügbar; Ⓖ, NOVADRAL®
Oxilofrin: CARNIGEN®

24.2.3 Sympathomimetika mit Kreislaufwirkung, zentral erregender Komponente und broncholytischer Wirkung

Wirken später (nach 15 – 30 Minuten) und länger (3 – 8 Stunden) als **Epinephrin**, sind vor allem zentral anregend und bronchienerweiternd.

Ephedrin: in Kombinationspräparation, z. B. WICK-MEDINAIT®

24.2.4 Sympathomimetika mit vorwiegend zentral erregender Komponente

Substanzen dieser Gruppe haben eine stark anregende Wirkung und fallen daher unter die Psychopharmaka im weiteren Sinn. Sie werden unter 16.1 besprochen. Sucht und Gewöhnung sind häufig, das Verlangen nach Nahrungsaufnahme wird reduziert. Deshalb leiten sich hiervon auch Appetitzügler ab.

24.2.4.1 Appetitzügler

Im Vergleich zu den unter 16.1 genannten Substanzen ist die Suchtgefahr gering oder fehlt. Herzklopfen und Schlafstörungen sind dagegen noch häufig vorkommende sympathomimetische Restwirkungen (☞ auch 38.8).

DL-Norephedrin (Phenylpropanolamin): BOXOGETTEN®S, RECATOL®MONO.

Die sogenannten Appetitzügler können höchstens eine unterstützende Wirkung bei der Reduzierung eines erhöhten Körpergewichtes haben. Entsprechende Ernährung und Lebensweise stehen im Vordergrund.

24.3 Beta-1- und Beta-2-Stimulatoren (Beta 1- und Beta-2-Adrenergika)

24.3.1 Kurzwirkende Sympathomimetika mit Kreislauf- und Bronchienwirkung

Zur Inhalation geeignet, führen sie zu Bronchienerweiterung, Blutdrucksteigerung und Tachykardie.

Epinephrin: ADRENALIN MEDIHALER® für Notfälle (☞ auch 24.1).
Orciprenalin (Isoproterenol): ALUPENT® als Bronchialspray. Bezüglich der Herzwirkung ☞ 21.1.1.

24.3.2 Vorwiegend beta-2-stimulierende Sympathomimetika (Broncholytika)

Wirken nahezu ausschließlich bronchienerweiternd, fast keine Kreislaufwirkung mehr. Anwendung häufig als Dosieraerosol, bei Asthma oft auch oral. Weit verbreitete Substanzgruppe in der Asthmabehandlung, bei der die Patienten oft zuviel des Guten tun. Eine Schädigung der Bronchien durch das Treibgas wird diskutiert. Einzelne Substanzen wirken wehenhemmend oder anabol (muskelaufbauend, z. B. **Clenbuterol**).

24.3.2.1 Kurzwirkende Beta-2-Stimulatoren

Bambuterol: BAMBEC®
Clenbuterol: CONTRASPASMIN®, SPIROPENT®
Fenoterol (Hydroxy-Orciprenalin): BEROTEC®, PARTUSISTEN®
Reproterol: BRONCHOSPASMIN®
Salbutamol: Ⓖ (SALBU…), AEROLIND®, APSOMOL®, ASTHMALITAN®, ASTHMASPRAY VON CT®, BRONCHO FERTIGINHALAT®, BRONCHO SPRAY®, CYCLOCAPS®, EPAQ®, LOFTAN®, PÄDIAMOL®, PENTAMOL®, SALBUPP®, SALMUNDIN®, SALVENT®, SULTANOL®, VOLMAC®
Terbutalin: Ⓖ, AERODUR®, ARUBENDOL®, ASTHMO-KRANIT®, ASTHMAPROTECT®, BRICANYL®, BUTALIRET®, BUTALITAB®, CONTIMIT®, TERBUL®, TERBUTURMANT®

24.3.2.2 Langwirkende Beta-2-Stimulatoren

Formoterol: Oxis®, Foradil®
Salmeterol: Aeromax®, Serevent®

24.3.3 Mittel gegen Asthma (Antiasthmatika)

Die unter 24.3.2 genannten Substanzen stellen die eine Säule der Asthmabehandlung dar. Es ist daher sinnvoll, die andere Säule und weitere Mittel hier zu klassifizieren.

24.3.3.1 Inhalative Steroide

Bilden die zweite Säule der Asthmabehandlung, ☞ 42.3.5.

24.3.3.2 Cromone

Mögliche Zusatztherapie ☞ 28.6.1

24.3.3.3 Theophyllinverbindungen

Dem Coffein verwandte Substanzen mit anregender Wirkung auf Bronchien, Herz und Nieren. Hemmen die Diesterase in der Körperzelle.

Theophyllin (zum Teil mit Lösungsvermittler) oral oder zu i. v.-Injektion bei Asthmaanfall:
Ⓖ, Aerobin®, Afonilum®, Afpred®, Bronchoretard®, Contiphyllin®, Cronasma®, Duraphyllin®, Euphylong®, Perastman®, Pulmidur®, Pulmo-Timelets®, Solosin®, Theolair®, Theo® von CT, Tromphyllin®, Unilair®, Uniphyllin®
Cholintheophyllin: Euspirax®
Diprophyllin: Asthmolysin®

24.3.3.4 Parasympatholytika
☞ 27.1.1

24.3.3.5 Antileukotriene

Antileukotriene beeinflussen die Entzündungsreaktion in der Bronchialschleimhaut.
Montelukast: Singulair®
Zafirlukast: Accolate®

24.4 Sympathomimetika zur vorwiegend lokalen Anwendung

Wirken schleimhautabschwellend, besonders als Nasentropfen in Gebrauch. Bei hoher Dosis oder bei Kindern treten die Kreislaufeffekte zutage. Kein Dauergebrauch (☞ Tab. 24-3).

25 Sympathikolytika (Sympatholytika)

Eine blockierende Wirkung auf sympathische Reize kann auf deren Weg vom Gehirn über Schaltstellen (Ganglien, Synapsen) in die Peripherie unterschiedlich zustande kommen. Die verschiedenen Wirkungsprinzipien sind im Kapitel der blutdrucksenkenden Substanzen besprochen, weil die Aufhebung des Sympathikuseffektes unter anderem zu erweiterten Blutgefäßen führt und damit zu einer Senkung des Blutdruckes beiträgt. Erfolgt die Wirkung über eine Beeinflussung von Empfangsstellen (Rezeptoren) für sympathische Reize, muss zwischen Angriffspunkten an Alpha- und/oder Beta-Rezeptoren unterschieden werden (☞ Tab. 24-2).

	Für das Auge	Für die Nase
Naphazolin	PROCULIN®	PINIOL®, PRIVIN®, RHINEX®
Oxymetazolin		EM-EUKAL® NASENSPRAY, NASIVINETTEN®, NASIVIN®, WICK®SINEX
Phenylephrin	NEO-MYDRIAL®, NEOSYN-EPHRIN®, VISADRON®	
Tetryzolin	BERBERIL®, DIABENDYL®T, OPHTALMIN®N, VASO-POS®N, YXIN®	CALTHEON®, RHINOPRONT®, TETRILIN®, TYZINE®
Tramazolin	BICIRON®	ELLATUN®, RHINOSPRAY®
Xylometazolin	OTRIVEN®	BALKIS®, DORENASIN®, GELONASAL®, IMIDIN®, MENTOPIN®, NASAN®, NASENSPRAY AL®, NASENGEL RATIOPHARM®, OLYNTH®, OTALGICIN®, RAPAKO® XYLO, SCHNUPFEN ENDRINE®, SNUP® AKUT, STAS® NASENTROP-FEN, XYLO-COMOD®, XYLO VON CT®

Tab. 24-3: Sympathomimetika zur lokalen Anwendung.

25.1 Beta-Rezeptoren-Blocker

Diese wichtige Gruppe wird aus den eben erwähnten Gründen bei den blutdrucksenkenden Substanzen unter Kap. 30.4 besprochen.

25.2 Mutterkornalkaloide

Mutterkorn ist ein Pilz, der auf Getreide vorkommt. Er enthält eine große Zahl pharmakologisch hochwirksamer Stoffe, die wegen ihrer gemeinsamen chemischen Struktur zu den Alkaloiden gerechnet werden.

Die Mutterkornalkaloide, die sich nach Molekülgröße und Seitenketten unterscheiden, haben alle eine zentral sympathikolytische Wirkung. In ihren sonstigen Effekten unterscheiden sie sich aber voneinander; vor allem haben Alkaloide ohne Dihydro-Gruppe eine starke Uteruswirkung, während die dihydrierten Vertreter vorwiegend Gefäßwirkungen aufweisen.

Ergotamin: Dieses Alkaloid führt zu starker Uteruskontraktion, besonders in der Schwangerschaft und in der Nachgeburtsperiode. Da eine **Dauerkontraktion** eintritt, darf **Ergotamin** nur bei entleertem Uterus gegeben werden. Daneben hat die Substanz eine zentral sympathikolytische Wirkung und einen tonisierenden Einfluß auf die Gefäße. Therapeutisch erfolgt die Anwendung in der Gynäkologie (Nachgeburtsblutung), bei Migräne (wegen der Gefäßwirkungen) und bei Asthma (wegen der

sympathikolytischen Komponente). Zur Migränetherapie werden auch Kombinationspräparate mit **Coffein** angeboten.
Ergo-kranit mono®, Ergo-Sanol spezial n®, Migrexa®, Rubie Nex®

Methylergometrin: Hier tritt die sympathikolytische Wirkung ganz in den Hintergrund; der tonisierende Effekt auf die Blutgefäße ist schwächer als beim Ergotamin. Hauptwirkung ist eine Uteruskontraktion, die in kleinen Dosen auch wehenartig sein kann. Die Anwendung vor Austritt des Kindes sollte dennoch unterbleiben.
Methergin®, Methylergobrevin®

Dihydroergotamin: Wie oben erwähnt, besteht hier keine Uteruswirkung. Die Blutgefäße werden durch direkten Angriff an der glatten Muskulatur tonisiert (verengt), der sympathikolytische, von zentral her kommende Einfluss kann sich nicht durchsetzen. Als Medikament wirkt Dihydroergotamin gegen Hypotonie.
Ⓖ, Agit Depot®, Angionorm®, Clarigrenin®, Det MS®, DHE-Puren®, DHE-Ratiopharm®, Dihydergot®, Dihytamin®, Ergomimet®, Ergont®, Ergotam von ct, Verladyn®

Dihydroergocornin, -cristin und -cryptin: In dieser Mischung (**Dihydroergotoxin**) tritt die sympathikolytische Gefäßkomponente hervor; das Präparat wirkt durchblutungsfördernd. Keine Wirkung auf den Uterus (Gebärmutter).
Circanol®, Dacoren®spezial, Dcck®, Defluina N®, Enirant®, Ergodesit®, Ergotox von ct, Hydergin®, Hydro-Cerebral-Ratiopharm®, Ney hydrin N®, Orphol®, Sponsin®

Bei der **Mutterkorn-Vergiftung** tritt die direkt verengende Wirkung auf die glatte Gefäßmuskulatur ganz in den Vordergrund. Sie bewirkt langdauernde Spasmen der Gefäße, so dass es an den Extremitäten zu **Gangrän** kommt.

25.3 Substanzen zur Förderung der Durchblutung und zur Verbesserung zentraler und peripherer Funktionen

Ausgehend von der Beobachtung, dass Sympathikolytika über eine Gefäßerweiterung zu verbesserter Durchblutung von peripheren Strombahnen (Arme, Beine) führen können, wurden zahlreiche durchblutungsfördernde Substanzen entwickelt. Diese gründen sich nur noch zum Teil auf eine Hemmung des sympathischen Systems, oft sind andersartige Wirkungsmechanismen maßgebend. Alle diese Stoffe haben aber gemeinsam, dass sie die Funktionen der betreffenden Blutgefäßbezirke verbessern – zum Teil **peripher** (z. B. Beine), zum Teil **zentral** (Gehirn), oft bei beiden. Die Substanzen gleichen sich also in ihrem Anwendungsgebiet, den peripheren und zentralen Durchblutungsstörungen. Hierbei wieder ähneln sie den Sympathikolytika und werden daher hier besprochen.

25.3.1 Nikotinsäuregruppe

Nikotin hat eine große Zahl verschiedenartiger, erregender und hemmender Wirkungen auf das vegetative Nervensystem. Die Effekte sind zeit- und dosisabhängig, sie können therapeutisch nicht ausgenützt werden.

Nikotinsäure und ihre Ester haben eine ausgeprägte Gefäßerweiterung zur Folge, die zur Behandlung von Durchblutungsstörungen ausgenützt werden kann. Als **Nebenwirkungen** werden Hautrötung, Wärmegefühl und Hitzewallungen beobachtet. Darauf sollten die Patienten vorher hingewiesen werden. Hohe Dosen können die Harnsäure im Blut erhöhen (Vorsicht bei Gichtpatienten) und beim Diabetiker den Kohlehydratstoffwechsel stören, wodurch höhere Dosen von Insulin oder oralen Antidiabetika notwendig werden. Außerdem werden erhöhte Cholesterinspiegel gesenkt und das körpereigene fibrinolytische System aktiviert.

Beta-Pyridyl-Carbinol (3-Pyridylmethanol): Im Organismus erfolgt eine Umwandlung zu **Nikotinsäure**, ☞ oben. RADECOL®

Xantinolnicotinat: Eine Verbindung mit den ebenfalls gefäßerweiternden Xanthinen, ☞ 29.1.
ⓖ, COMPLAMIN®

Inositol-Nicotinat:
HÄMOVANNAD®, NICOLIP®

Nikotinsäure-Benzylester: Zur örtlichen Anwendung als Einreibung.

RUBRIMENT®, außerdem in zahlreichen Kombinationspräparaten zur äußerlichen Anwendung.

25.3.2 Zentral und peripher wirkende Verbindungen

Nach Zusammensetzung und Wirkungsmechanismus unterschiedliche Substanzen, die wegen ihrer gemeinsamen Indikationsgebiete hier zusammengefasst werden. Viele dieser Substanzen wirken über eine Hemmung des Calciumeinstromes in die Zelle, was zu Gefäßerweiterung und daher verbesserter Durchblutung führt (☞ auch 23.3 unter Calciumantagonisten). Ob bei peripheren Durchblutungsstörungen wirklich eine Verbesserung am Ort der verminderten Durchblutung erreicht wird oder lediglich schon zuvor gut versorgte Gebiete verbessert werden, wird diskutiert. (Ähnlich wirkende Stoffe ☞ auch 18.4)

Buflomedil: ⓖ (BUFLO...), BUFEDIL®, DEFLUINA®

Butalamin: ADREVIL®

Cinnarizin: ⓖ, CINNACET®

Cyclandelat: NATIL®, SPASMOCYCLON®

Flunarizin: ⓖ, SIBELIUM®

Moxaverin: CERTONAL®, KOLLATERAL®

Naftidrofuryl: ⓖ (Nafti...), ARTOCORON®, AZUNAFTIL®, DUSODRIL®, LUCTOR®

Nicergolin: ⓖ, CIRCO-MAREN®, DURACEBOL®, ERGOBEL®, MEMOQ®, NICERGOBETA®, NICERIUM®, SERMION®

Pentoxifyllin: ⓖ (PENTO..., PENTOXY...), AGAPURRIN®, AZUPENTAT®, CLAUDICAT®, DURAPENTAL®, PENTO-PUREN®, RALOFEKT®, RENTYLIN®, TRENTAL®

Piribedil: TRIVASTAL®

Viquidil: DESCLIDIUM®

26 Parasympathikomimetika (Parasympathomimetika)

Parasympathikomimetika (Einzahl: -mimetikum) sind Substanzen, welche die Wirkungen des Parasympathikus hervorrufen oder nachahmen.

26.1 Acetylcholin

Diese außerordentlich wichtige körpereigene Substanz hat **zwei verschiedene Aufgaben** zu erfüllen:

Acetylcholin ist der Überträgerstoff an der motorischen Endplatte aller **quergestreiften Muskeln**; er dient hier der Weiterleitung willkürlicher Reize.

Acetylcholin ist der körpereigene Wirkstoff parasympathischer Funktionen im **vegetativen Nervensystem**. Er kann hierbei als **Gegenspieler des Adrenalins** angesehen werden.

Der im Körper überall vorkommende Wirkstoff **Cholinesterase** baut Acetylcholin unmittelbar nach seinem Entstehen wieder ab. Soll eine länger dauernde Wirkung erzielt werden, so muss laufend Acetylcholin neu gebildet werden.

In der Therapie wird reines Acetylcholin wegen seiner kurzen Wirkungszeit wenig eingesetzt.

26.2 Acetylcholin-ähnliche Stoffe

Diese Substanzen wirken wie Acetylcholin, können aber nicht so rasch abgebaut werden und entfalten daher eine länger dauernde Wirkung. Kein Effekt an der quergestreiften Muskulatur!

Pilocarpin: vorwiegend zur Anwendung am Auge; es wirkt pupillenverengend.

G, BOROCARPIN®-S, ISOPTO-PILOCARPIN®, PILOCARPOL®, PILOGIL®, PILOMANN®, PILOPOS®, PILOSTULLN®, SALAGEN®, SPERSACARPIN®

Carbachol: 0,00025 s.c. Es erzeugt starke parasympathische Effekte. Anwen-

dungen am Auge meist in 1%iger Lösung.

CARBAMANN®, DORYL®, ISOPTO-CARBACHOL®, JESTRYL®

26.3 Hemmer der Cholinesterase

Hemmt man den Abbau des **Acetylcholins**, so wirkt es länger. In dieser Richtung intensivieren die folgenden Substanzen den Effekt am quergestreiften Muskel und am vegetativen Nervensystem. Es wirkt dabei nicht die zugeführte Substanz, sondern das Acetylcholin.

Neostigmin: synthetischer Stoff. Besonders ausgeprägt sind die Effekte auf den Darm und die abdominellen Hohlorgane (Anregung).

Pyridostigmin: synthetischer Stoff. Wie **Neostigmin**, aber länger wirkend (vier Stunden). Für alle Zustände, bei denen der Parasympathikus angeregt werden soll wie Myasthenia gravis (hierbei Wirkung an der motorischen Endplatte) und im vegetativen System.

KALYMIN®, MESTINON®

27 Parasympathikolytika (Parasympatholytika, Anticholinergika)

27.1 Atropin

Atropin ist der wichtigste Hemmstoff des Parasympathikus. Er wird aus Tollkirsche (Atropa belladonna) und anderen Pflanzen gewonnen. **Atropin** hemmt den Angriff von Acetylcholin am Erfolgsorgan, zum Beispiel an Darm-muskulatur, Herz oder Drüsen. Auch andere Parasympathomimetika werden in ihrer Wirkung aufgehoben.

Besonders stark wird die Sekretion der Speichel- und Schweißdrüsen gehemmt; sehr ausgeprägt ist auch die Wirkung am Auge. Sie führt zu stunden- bis tagelanger **Pupillenerweiterung**, die der atropinhaltigen Pflanze den Namen gegeben hat (bella donna; schöne [großäugige] Frau). Allerdings wird dabei auch die Akkommodation gestört, so dass große glänzende Augen mit einem Verlust an Sehschärfe bezahlt werden müssen.

Therapeutisch wird neben der Augenwirkung die Aufhebung von Bronchial- und Hohlorganspasmen ausgenützt. Man findet daher **Atropin** oder atropinartige Substanzen äußerst häufig als Komponenten in Spasmolytika, Antiasthmatika und Magenpräparaten (Aufhebung übermäßiger Sekretion und zu starker Motorik). Meist machen sich allerdings die übrigen Wirkungen wie Mundtrockenheit störend bemerkbar.

Kontraindikation aller Parasympatholytika stellt das **Glaukom** dar. Bei dieser Augenkrankheit muss die Pupille eng stehen, um die Strömungsverhältnisse des Kammerwassers günstig zu halten. Atropin und die folgenden Substanzen bewirken das Gegenteil.
Ⓖ (ATROPIN, ATROPINUM SULFURICUM), DYSURGAL®, NOXENUR®
Dosierung 0,0003 – 0,0005 – 0,001 (= 0,3 – 0,5 – 1 mg) oral, s.c., i.m. oder vorsichtig i. v.

Als Augentropfen: Ⓖ, ATROPIN®, ATROPI-NOL®

Atropinverbindungen

Wirken an den Bronchien ähnlich wie Beta-2-Mimetika und werden daher bei Asthma als Spray inhaliert, ☞ 24.3.3.4
Ipatropiumbromid: ATROVENT® , ITROP®

27.2 Belladonna-Wirkstoffe

Neben **Atropin** enthält die Belladonna-Pflanze weitere Wirkstoffe, vor allem **Scopolamin (Hyoscin):** ähnlich **Atropin**, wirkt besonders auf das Auge und die Speichelsekretion. Während Atropin zentral anregt, tritt bei Scopolamin eine Dämpfung ein.
Als Augentropfen: BORO-SCOPOL®

In Form eines Pflasters zur Anwendung auf der Haut wird **Scopolamin** auch zur Vermeidung von Reisekrankheit eingesetzt: SCOPODERM TTS®

Scopolamin-N-Butyl-Bromid (Butyls-copolamin): hat eine vorwiegend spasmolytische Wirkung und die sonstigen atropinartigen Effekte.
Ⓖ, BS-RATIOPHARM®, BUSCOLYSIN®, BUSCOPAN®, SPASMAN®, SPASMOWERN®

27.3 Spasmolytika

Ausgehend von der guten krampflösenden Wirkung von Atropin entwickelte man künstlich (synthetisch) ähnlich wirkende, aber chemisch anders zusammengesetzte Substanzen, die im Folgenden erörtert werden.

27.3.1 Spasmolytika mit vorwiegender Wirkung im Magen-Darm-Bereich

Denaverin: SPASMALGAN®
Drofenin: SPASMO CIBALGIN®
(kombiniert mit Propyphenazon)

Glycopyrroniumbromid: ROBINUL®
Hymecromon: CHOL SPASMIN®, CHOL SPASMETTEN®, GALLO MERZ SPASMO®
Mebeverin: DUSPATAL®, MEBEMERCK®
Pipoxolan: ROWAPRAXIN®

27.3.2 Spasmolytika mit vorwiegender Wirkung im Harnwegsbereich

Tolterodin: DETRUSITOL®
Trospiumchlorid: SPASMEX®, SPASMO-LYT®, SPASMO RHOIVAL®, SPASMO URGENIN®, TROSPI®

27.4 Muskelrelaxanzien

Einige anticholinergisch wirkende Stoffe werden zur Abschwächung der Erregung **quergestreifter Muskulatur** (Krämpfe der Skelettmuskulatur) verwendet (☞ 18.3.). Ähnlich muskelabschwächend oder -erschlaffend wirken auch andere Substanzen, die in Kap. 15 und 16.4.1 aufgeführt sind.

28 Antihistaminika und ähnliche Substanzen

Histamin ist ein körpereigener Stoff, der vor allem in Lunge, Magen-Darm-Trakt und Haut vorkommt. Er wird bei Weichteilverletzungen oder im allergischen Schock freigesetzt. Seine Hauptwirkungen sind dann: starke verkrampfende Wirkung auf die Bronchien (allergischer Asthmaanfall), Gefäßerweiterung (juckende Hautquaddeln, wie zum Beispiel nach dem histaminhaltigen Stich von Insekten) und starke Steigerung der Magensaftsekretion.

Antihistaminika (Einzahl: Antihistaminikum) sind chemisch dem **Histamin** sehr ähnlich. Verabreicht man sie, so besetzen sie stellvertretend die An-griffspunkte (Histamin-Rezeptoren) des Histamins. Da sie selbst aber keine Histaminwirkung haben, bleibt diese nun aus. Mit Ausnahme des Magens, bei welchem die Sekretion des Magensaftes durch Histamin-2-Rezeptoren vermittelt wird, werden die Histaminwirkungen durch Histamin-1-Rezeptoren ausgelöst.

28.1 Histamin-1-Rezeptor Antagonisten (Antihistaminika)

Substanzen der ersten Generation machen müde und stellen ruhig. Dies kann erwünscht sein (Nachtschlaf), nicht aber bei Verkehrsteilnehmern. Mittel der zweiten und dritten Generation haben diese Nebenwirkungen immer weniger bis gar nicht mehr.

Unterschiedlichste weitere Nebeneffekte machen einige Substanzen zu Spezialisten, bei denen diese Eigenschaften die eigentlich beabsichtigte Wirkung sind. Dies wird im Folgenden angegeben.

28.1.1 Antihistaminika der ersten Generation

Alimemazin: REPELTIN®.
Wirkt als Neuroleptikum
Azelastin: ALLERGODIL®
Bamipin: SOVENTOL®
Chlorphenoxamin: SYSTRAL® (nur lokal)
Clemastin: TAVEGIL®
Dexchlorpheniramin: POLARONIL®
Dimenhydrinat:
Wirkt gegen Übelkeit und Brechreiz (Antiemetikum) DIMEN®, REISEGOLD®, REISETABLETTEN RATIOPHARM®, REISETABLETTEN STADA®, RUBIEMEN®, SUPERPEP®, VERTIGO VOMEX®, VOMACUR®, VOMEX A®
Dimetinden: FENISTIL®

Diphenhydramin: Wirkt auch als Sedativum und Antiemetikum BENADRYL®, DOLESTAN®, DORMUTIL® , EMESAN®, HALBMOND®, HEVERT DORM®, NERVO OPT®, S 8®, SEDATIVUM HEVERT®, SEDIAT®, SEDOPRETTEN®, SLEEPIA®

Doxylamin: GITTALUN®, HEWDORMIR®, HOGGAR®, MEREPRINE®, SCHLAFTABS RATIOPHARM®, SEDAPLUS®.
Wirkt als Sedativum

Meclozin: PEREMESIN®, POSTADOXIN®, POSTAFEN®, wirkt auch als Sedativum und Antiemetikum

Mequitazin: METAPLEXAN®

Promethazin: Wirkt als Neuroleptikum (☞ 16.3.2.3).

28.1.2 Antihistaminika der zweiten Generation

Cetirizin: ALERID®, ZYRTEC®
Loratadin: ©, LISINO®
Terfenadin: ©, HISFESDIN®, TELDANE®, TERFEDURA®, TERFEMUNDIN®

28.1.3 Antihistaminika der dritten Generation

Desloratadin: AERIUS®
Fexofenadin: TELFAST®
Levocetirizin: XUSAL®
Mizolastin: MIZOLLEN®, ZOLIM®

28.2 Serotonin

Ein dem **Histamin** ähnlicher Stoff ist Serotonin, das besonders hoch konzentriert in der Darmschleimhaut vorkommt und bei Entartung dieser Zellen zu einem charakteristischen Krankheitsbild führt (Karzinoid). In der Entstehung der Migräne (anfallartiger einseitiger Kopfschmerz) und als Überträgersubstanz im Gehirn

(Neurotransmitter) spielt diese interessante und vielseitige Substanz ebenfalls eine Rolle.

28.3 Serotonin-Antagonisten

Ein Histamin- und Serotonin-Antagonist ist **Cyproheptadin**, das neben antiallergischen auch appetitfördernde Eigenschaften hat. PERITOL®

Methysergid-Dimaleinat:
DESERIL® dagegen ist ein Mittel gegen Migräne und Horton-Kopfschmerz.

28.4 Serotonin-Agonisten, Migränemittel

Die Stimulation (Anregung) bestimmter Serotonin-Rezeptoren kann zu einer Vasokonstriktion (Gefäßverengung) von Blutgefäßen im Schädelbereich führen. Dadurch kann ein Migräneanfall verhindert oder eine bereits ausgebrochene Migräne gebessert werden. Wichtig ist, dass innerhalb einer bestimmten Zeit nur eine bestimmte Menge an Substanz zugeführt werden darf. Anwendung als Tablette, Injektion, Suppositorium oder Nasenspray.

Almotriptan: ALMOGRAN®
Eletriptan: RELPAX®
Naratriptan: NARAMIG®
Rizatriptan: MAXALT®
Sumatriptan: IMIGRAN®
Zolmitriptan: ASCO TOP®

28.5 Histamin-2-Rezeptor-Antagonisten

Hemmen die durch **Histamin** ausgelöste Magensekretion und wirken dadurch gegen Magen- und Duodenalgeschwüre. Sie entfalten nicht die unter 28.1 genannten Wirkungen und werden wegen ihrer ausschließlichen **Anwendung bei Magen-Darm-Leiden** unter 31.1.1 besprochen.

28.6 Synergistische Substanzen

Die folgenden Substanzen sind keine Antihistaminika im engeren Sinn, entfalten aber eine den Histamin-1-Antagonisten gleichgerichtete (synergistische) Wirkung und werden deshalb wie diese bei allergischen Reaktionen angewendet (☞ auch 42.3).

28.6.1 Cromoglicinsäure, Dinatrium-Cromoglicinsäure, DNCG, Cromone

Verhindert das Wirksamwerden von Vermittlerstoffen der Allergie aus der Zelle. Die Anwendung erfolgt lokal in Form von Sprays, Inhalationen oder Lösungen auf Schleimhäute (Nase, Bronchien, Augen). Da es sich um eine **Prophylaxe** (Vorbeugung) handelt, ist **rechtzeitige** Gabe wichtig, also vor Ausbruch von Symptomen.
Ⓖ (CROMOGLICIN..., CROMO..., DNCG...), ACECROMOL®, ALERG®, ALLERGO-COMOD®, ALLERGOCROM®, ALLERGORAL®, COLIMUNE®, CROMOL®, CROMOLYN®, CROM-OPHTAL®, DIFFUSYL®, DISPACROMIL®, DURACROMAN®, FENISTIL AUGENTROPFEN®, FLENID® (ORAL), GELODRIN®, INTAL®, LOMUPREN®, OPTICROM®, OTRIVEN H®, PÄDIACROM®, PENTACROM®, PENTATOP® (ORAL), PROTHANON®, PULBIL®, VIVIDRIN®

28.6.2 Mastzellstabilisatoren

Wirken vorbeugend durch Stabilisierung der am allergischen Prozess beteiligten Mastzelle und symptomatisch durch Blokkierung von Vermittlerstoffen der allergischen Reaktion (Mediatoren).
Ketotifen: Ⓖ, ASTIFAT®, KETOF®, PÄDIATIFEN®, ZADITEN®, ZATOFUG®
Nedocromil: HALAMID®, IRTAN®, TILADE®
Tritoqualin: INHIBOSTAMIN®

Blutdruck, Niere und Wasserhaushalt

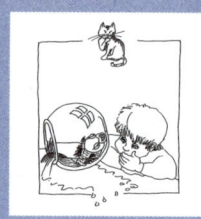

29 Diuretika

Diuretika (Einzahl: Diuretikum) sind wasser(flüssigkeit-)ausscheidende Mittel. Der menschliche Körper besteht zu einem erheblichen Teil aus Wasser, und zwar beim durchschnittlichen Erwachsenen:

- 3 x 1 = 3 Liter in den Blutgefäßen
- 3 x 3 = 9 Liter im Zwischenzellraum (Interstitium)
- 3 x 9 = 27 Liter in den Zellen.

Dieses Wasser enthält zahlreiche Ionen, es ist eine Elektrolytlösung. Neben Cl^-, HCO_3^-, Mg^{++}- und Ca^{++}-Ionen kommen K^+-Ionen vor, diese vor allem in den Zellen, und Na^+-Ionen, letztere vor allem außerhalb der Zellen.

Der Elektrolytgehalt des Körperwassers wird außerordentlich konstant gehalten. Droht durch starke Wasserzufuhr eine Verdünnung, so wird sofort eine verstärkte Ausscheidung eingeleitet (Harnflut bei reichlichem Trinken). Werden dagegen vermehrt Elektrolyte zugeführt, so sucht der Körper dies sofort durch Wasseraufnahme zu kompensieren (heftiger Durst nach stark gesalzenen Speisen). Bei diesen Regulationsmechanismen wird die **Gesamtmenge des Körperwassers** verändert, vor allem die zirkulierende Blutmenge.

Diese wiederum beeinflusst den **Blutdruck:** Vermehrung des Gesamtgefäßvolumens steigert den Blutdruck, Abfall der zirkulierenden Blutmenge senkt ihn. Dass dies therapeutische Konsequenzen hat, ist bekannt: So muss beim Kreislaufschock vor allem durch Infusionen die Flüssigkeitsmenge erhöht werden, um den Blutdruck zu stabilisieren. Umgekehrt macht man sich diese Vorgänge bei der Behandlung des erhöhten Blutdruckes zunutze, wobei durch Flüssigkeitsausscheidung das Blutvolumen verringert und damit der Blutdruck gesenkt werden kann. Entwässernde Medikamente haben also auch einen Einfluss auf den Blutdruck. Man unterscheidet unterschiedliche Gruppen von Diuretika.

29.1 Mittel zur Erhöhung des Nierendurchflusses

Im einfachsten Fall führt ein erhöhtes Flüssigkeitsangebot zu vermehrter Ausscheidung, z. B. Infusion von Elektrolytlösungen bei Vergifteten (forcierte Diurese). Auch die Verstärkung der Nierendurchblutung durch Wärme, Kurzwellenbestrahlung oder die folgenden Medikamente fördern die Diurese.

Purinabkömmlinge

Diese Gruppe hat zahlreiche weitere Wirkungen, unter anderem vermehrte koronare Durchblutung, zentrale Anregung und Vertiefung der Atmung.
Coffein (Trimethyl-Xanthin):
Ⓖ, PERCOFFEDRINOL N®
Theophyllin (Dimethyl-Xanthin):
Handelspräparate ☞ 24.3.2

29.2 Diuretika mit Angriffspunkt am proximalen Nierentubulus (Salidiuretika)

Beim Ausscheidungsvorgang in der Niere sondern die Nierenkörperchen (Glomerula) zunächst außer Blutkörperchen und Eiweiß alle im Blut enthaltenen Stoffe als **Primärharn** ab. Der größte Teil davon wird im anschließenden Röhrchensystem, den Tubuli, wieder zurückgewonnen (**rückresorbiert**). Im ersten Teil dieses Systems, dem proximalen Tubulus, greifen die Salidiuretika ein. Sie verhindern die Rückresorption von Natrium, welches daraufhin ausgeschieden wird. Gleichzeitig muss aber auch aus Gründen der Löslichkeit ein gewisser Anteil Wasser mit ausgeschieden werden, worauf die diuretische Wirkung beruht. Mit dem Natrium wird gleichzeitig Kalium ausgeschieden, dieser Effekt ist unerwünscht und kann zu gefährlichem Mangel an Kalium führen (Müdigkeit, Schwäche, Wadenkrämpfe, Herzrhythmusstörungen u. a.). Viele Kombinationspräparate enthalten daher einen Zusatz von Kalium, dessen ausreichende Wirksamkeit aber angezweifelt wird.

 Substanzen, welche die Wasserausscheidung fördern, wirken auch mehr oder weniger blutdrucksenkend.

Die meisten Salidiuretika leiten sich von den Sulfonamiden ab. Sie können die Entstehung einer diabetischen Stoffwechselsituation begünstigen (☞ auch 36.3, orale Antidiabetika) und bewirken außerdem eine Erhöhung des Harnsäurespiegels. Vorsicht bei Gichtkranken!

29.2.1 Gruppe der Thiazide und Benzothiadiazine

Bendroflumethiazid: nur in Kombinationspräparaten z. B. mit Beta-Blockern.
Butizid (Thiabutazid): wirkt 24 – 48 Stunden, 0,005 – 0,015 zwei- bis dreimal wöchentlich und mehr. Nur in Kombinationspräparaten.

Hydrochlorothiazid:
wirkt 12 – 18 Stunden, 0,025 – 0,05/Tag, später reduzieren. Ⓖ (HCT...), DISALUNIL®, DIU-MELUSIN®, ESIDRIX®
Metolazon: täglich 0,0025 – 0,005.
ZAROXOLYN®
Polythiazid: wirkt nach 2 Stunden für 24 – 48 Stunden, 0,001 – 0,004/Tag.
POLYPRESS®
Trichlormethiazid: in Kombination mit **Amilorid**; ESMALORID®

29.2.2 Andere Salidiuretika

Azosemid: 0,08 einmal morgens LURET®
Bumetanid: 0,5 – 1 mg ein- bis zweimal/Tag. BURINEX®
Chlortalidon: wirkt nach 2 Stunden für 2 – 3 Tage, dreimal wöchentlich 0,05 – 0,1. HYDRO-LONG®, HYGROTON®

Clopamid: wirkt 10 – 12 Stunden; ein- bis zweimal 0,02/Tag. BRINALDIX®

Indapamid: 0,0025 täglich oral, vor allem zur Blutdrucksenkung (☞ 30.2). Ⓖ, INDA-PUREN®, NATRILIX®, SICCO®

Mefrusid: 0,0125 in einer Dosis, nur in Kombinationspräparaten.

Piretanid:
anfangs 0,006 – 0,012 täglich, Erhaltungsdosis 0,003 – 0,006 pro Tag. ARELIX®

Xipamid: Tabletten 0,04, wirkt 2 – 12 Stunden. AQUAPHOR®

29.3 Diuretika mit Angriffspunkt am gesamten Tubulussystem

Nicht nur am Anfangsteil, dem proximalen Tubulus, sondern auch an der anschließenden Henleschen Schleife und dem folgenden distalen Tubulus greifen die folgenden Substanzen ein, die dementsprechend intensiver wirken. Auch sie ziehen einen Kaliumverlust nach sich und beeinflussen den Glukosehaushalt.

Etacrynsäure: Rascher Wirkungseintritt schon nach 30 Minuten, der Effekt hält für 6 – 8 Stunden an. Dosierung 0,05 – 0,15 pro Tag, mit kleineren Dosen einschleichen. Als Nebenwirkungen sind Ausschläge, Seh- und Verdauungsstörungen möglich. HYDROMEDIN®

Furosemid: ebenfalls rasche, aber auch kurze Wirkung (4 – 6 Stunden). Anfangs bis zu 6 Tabletten pro Tag, zur Dauertherapie 1 Tablette zu 0,04 alle 2 Tage. Auch 0,04 intravenös, zum Beispiel bei Lun-

genödem. Hochdosiert (Tabletten zu 0,5 und Ampullen zu 0,25 i. v.) für Spezialfälle unter klinischer Beobachtung. Wirkt auch bei eingeschränkter Nierendurchblutung.

Ⓖ (FURO...), DIURAPID®, DURAFURID®, FURANTHIL®, FUROMED WOLFF®, FURO-PUREN®, FURORESE®, FUROSAL®, FUSID®, LASIX®, ÖDEMASE®, SIGASALUR®

Torasemid:
TOREM®, UNAT®

29.4 Diuretika mit Angriffspunkt am distalen Tubulus

29.4.1 Kaliumsparende Diuretika

Im Gegensatz zu den bisher genannten Substanzen führen die folgenden Stoffe nicht zu einem Kaliumverlust. Es können sogar Zeichen der Hyperkaliämie auftreten (erhöhter Kaliumgehalt des Serums).

Triamteren:
JATROPUR®

Triamteren in Kombination mit Hydrochlorothiazid (HCT):
Ⓖ, DIURETIKUM VERLA®, DIUTENSAT®, DURADIURET®, DYTIDE H®, HYPERTORR®, JENATEREN COMP®, NEPHRAL®, SALI-PUREN®, THIAZID COMP-WOLFF®, TRIAMPUR COMP.®, TRIAMTEREN COMP. RATIOPHARM®, TRIAMTEREN/HCT AL, TRIAMTEREN-H-RIKER®, TRIARESE®, TRIAZID VON CT®, TRI-THIAZID-STADA®, TURFA®

Amilorid in Kombination mit Hydrochlorothiazid (HCT):
Ⓖ, AMILO-COMP®, AMILORETIK®, AMILORID COMP®, AMILORID/HCT AL®, AMILOZID VON CT, AQUARETIC®, DIURSAN®, DURARESE®, MODU-PUREN®, MODURETIK®

29.4.2 Hormonantagonisten

Das Hormon Aldosteron bewirkt eine Rückresorption von Natrium im distalen Tubulus und führt dadurch zu Wasserretention und Blutdruckerhöhung. **Aldosteronantagonisten** hemmen diese Wirkung und führen damit zu einer Diurese und Blutdrucksenkung, wobei es nicht zu Kaliumverlust kommt. Der Kaliumspiegel muss im Gegenteil auf Erhöhungen hin kontrolliert werden. Aufgrund zahlreicher **Nebenwirkungen** wie Potenz- und Menstruationsstörungen, Vermännlichung und Gynäkomastie ist die Verordnung auf bestimmte Fälle beschränkt. Dosierung: Anfangs hoch 0,2 – 0,4, dann zurückgehen auf 0,05 – 0,2.

Spironolacton (Kaliumcanrenoat):
Ⓖ, ALDACTONE®, AQUAREDUCT®, DURASPIRON®, JENASPIRON®, OSYROL®, SPIRO VON CT, SPIRONO-ISIS®, VEROSPIRON®

29.5 Carboanhydrasehemmer

Präparate dieser Gruppe hemmen das Ferment Carboanhydrase. Damit wird die Reaktion $CO_2 + H_2O = H_2CO_3$ im Nierengewebe beeinflusst, was entsprechende Elektrolytveränderungen und damit ebenfalls eine Diurese zur Folge hat. Außerdem kann durch Einsatz dieser Stoffe eine azidotische Stoffwechsellage günstig beeinflusst werden.

Acetazolamid: wirkt oral nach 2 für 8 – 12 Stunden. Dosierung meist 1 Tablette/ Tag, auch i.m. und i.v.;
Nebenwirkungen: Parästhesien, Müdigkeit, Erregungszustände, Verdauungsstörungen, Durst.

Kontraindikationen: Schwere Nieren- oder Nebennierenrindeninsuffizienz. DIAMOX®, DIURAMID®, GLAUPAX®

30 Antihypertensiva (Antihypertonika)

Antihypertensiva (Einzahl: Antihypertensivum) sind blutdrucksenkende Mittel. Über die Beeinflussung des Blutdruckes durch Änderung der zirkulierenden Flüssigkeits-(Blut-) Menge wurde bereits im Kapitel Diuretika gesprochen (☞ Kap. 29). Für die Behandlung des Hypertonus bietet sich außerdem die Möglichkeit, durch Weiterstellung des Gefäßsystems (Abnahme des Widerstandes, den die Gesamtheit der sich verzweigenden Blutgefäße der Auswurfleistung des Herzens entgegenstellt, sog. **peripherer Widerstand**) einen Abfall des zu hohen Blutdrucks zu erreichen. Weil enggestellte Blutgefäße den Druck erhöhen und die dafür zuständigen Nerven dem sympathischen Nervensystem angehören, kann man durch **Sympathikolytika** auf dem gesamten Weg von Zentrum (Gehirn) zum Erfolgsorgan (Blutgefäßwand) wie folgt eingreifen:

- Zentrale Dämpfung im Gehirn

- Hemmung der Nervenbahn vom Zentrum zur Peripherie mittels Blockade der Überträgerstellen (Ganglienblockade)

- Beeinflussung der Überträgerstoffe (Katecholamine) vom Nervenende zur glatten Muskulatur des Blutgefäßes

• Blockade der Alpha- und Beta-Rezeptoren an der Blutgefäßwand als Empfänger der sympatischen Erregung.

Eine Blutdrucksenkung lässt sich weiterhin durch einen hemmenden **Eingriff in das Renin-Angiotensin-System** erzielen oder durch **Verringerung der Auswurfleistung des Herzens**. Dies kann allerdings zu einer Minderdurchblutung wichtiger Organe (Niere) führen.

Eine **blutdrucksenkende Therapie** baut sich zunächst auf der Anwendung von allgemeinen Grundsätzen, Salidiuretika, Beta-Blockern, ACE-Hemmern und Calciumantagonisten auf. Ist damit keine befriedigende Wirkung zu erzielen, werden andere unter 30.6 bis 30.9 genannten Substanzen eingesetzt.

Die Wirksamkeit vieler blutdrucksenkender Medikamente muss gegen deren mögliche Nebeneffekte abgewogen werden. Häufige **Nebenwirkungen** sind jeweils bei den Präparategruppen erwähnt. Generell kann es bei jeder blutdrucksenkenden Therapie zu einer überschießenden Reaktion kommen, die zu orthostatischen Zuständen führt (Schwarzwerden vor den Augen beim Aufstehen, Herzklopfen, Tachykardie, Ohnmacht).

30.1 Allgemeine Grundsätze

Ausgeglichene Lebensweise ohne plötzliche Belastungen oder Aufregungen. Kochsalzarme Kost (Kochsalzfreiheit kann kaum erzielt werden). Milde Sedierung.

30.2 Salidiuretika

Diese Wirkstoffklasse wurde bereits im Kapitel „Diuretika" (☞ 29.2) besprochen. Substanzen dieser Klasse werden im allgemeinen als Mittel der ersten Wahl zur Hochdruckbehandlung angesehen. Sie können mit anderen Stoffen kombiniert werden, z. B. mit Beta-Blockern oder Calciumantagonisten. Zu beachten ist die ungünstige Wirkung auf den Glukose- und Harnsäurestoffwechsel. Nicht als Diuretikum, sondern nur zur Blutdrucksenkung empfohlen wird.

Indapamid:
Ⓖ, Inda-Puren®, Natrilix®, Sicco®

30.3 Calciumantagonisten

Diese wichtige Gruppe ist bereits in Kap. 23.3 besprochen worden. Die blutdruckwirksamen Calciumantagonisten gehören zu den meistverordneten Blutdruckmitteln.

30.4 Beta-Rezeptoren-Blocker

Substanzen dieser Gruppe ähneln chemisch den Erregerstoffen für Beta-Rezeptoren, die sich an verschiedenen Organen des Körpers nachweisen lassen und dort die sympathischen Reize aufnehmen. Beta-Blocker lagern sich aufgrund dieser chemischen Ähnlichkeit an die Rezeptoren und besetzen sie, lösen aber im Gegensatz zu Stoffen wie beispielsweise **Epinephrin** (☞ Kap. 24) keine oder nur eine sehr geringe Wirkung aus **(sog. sympathomimetische Eigenwirkung)**.
Durch die Blockade der Beta-Rezeptoren kommt es zu folgenden Wirkungen: Die peripheren Blutgefäße werden weiterge-

stellt, die Herzfrequenz geht zurück, und die elektrische Erregungsleitung am Herzen nimmt ab. Daraus erklären sich die Anwendungsgebiete der Beta-Blocker: tachykarde Rhythmusstörungen des Herzens (☞ 21.2.2), Abnahme des Sauerstoffverbrauches am Herzen (☞ 23.2) und Rückgang des peripheren Widerstandes, was wiederum zur Blutdrucksenkung führt. Zu beachten sind auch Effekte, die sich ungünstig auswirken können: An den Bronchien überwiegt nach Blokkade des Sympathikus dessen Gegenspieler Parasympathikus, wodurch es zu Bronchienverengung bis zum Asthmaanfall kommen kann (sog. **kardioselektive Beta-Blocker** haben diese Wirkung in niedrigen Dosen nicht), und am Herzen geht die Auswurfleistung zurück, was bei Patienten mit Herzinsuffizienz beachtet werden muss. Außerdem machen Beta-Blocker oft müde, führen zu langsamem Puls und können die Potenz beeinträchtigen. Bei Beendigung einer Therapie mit Beta-Blockern muss deren Dosis schrittweise abgebaut werden (Ausschleichen).

Die Beta-Blocker, die zur Verfügung stehen, sind in Tabelle 30-1 aufgeführt.

Freiname (INN)		Einzeldosis		Handelsnamen
		oral	i. v.	
Acebutolol	⊗	0,2	0,025	Ⓖ, NEPTAL®, PRENT®
Alprenolol		0,05		APTIN-DURILES®
Atenolol	×	0,025 – 0,1	0,005	Ⓖ (ATE...), ATENDOL®, ATENO-GAMMA®, ATENO-ISIS®, BLOCOTENOL®, CUXANORM®, DURATENOL®, EVITOCOR®, FALITONSIN®, JENATENOL®, JUVENTAL®, PHAMOLOL®, TENORMIN®
Betaxolol	×	0,01 – 0,02		KERLONE®
Bisoprolol	×	0,005 – 0,01		Ⓖ (BISO...), CONCOR®, CORDALIN®, COROCALM®, FONDRIL®
Bopindolol		0,001	0,005	WANDONORM®
Bupranolol		0,1 – 0,2		BETADRENOL®

Tab. 30-1: Beta-Rezeptoren-Blocker.

Freiname (INN)		Einzeldosis		Handelsnamen
		oral	i. v.	
Carazolol		0,005		CONDUCTON®
Carteolol		0,002 –0,01		ENDAK®
Carvedilol	+	0,0025		DILATREND®, QUERTO®
Celiprolol	×, △	0,2		CELIPRO LICH®, SELECTOL®
Mepindolol		0,0025 – 0,005		CORINDOLAN®
Metoprolol	×	0,05 – 0,1	0,005	Ⓖ (METO...), AZUMETOP®, BELOC®, JEPROLOL®, LOPRESSOR®, MEPROLOL®, PRELIS®, SIGAPROLOL®
Nadolol		0,12		SOLGOL®
Nebivolol	×	0,05		NEBILET®
Oxprenolol	○	0,04 – 0,08		TRASICOR®
Penbutolol		0,04		BETAPRESSIN®
Pindolol	○	0,0025 – 0,015	0,002 – 0,004	Ⓖ, DURAPINDOL®, VISKEN®
Propranolol		0,01 – 0,12	0,003 – 0,005	Ⓖ (PROPRA...), BETA-TABLINEN®, DOCITON®, EFEKTOL®, ELBROL®, INDOBLOC®, OBSIDAN®, PROPHYLUX®
Sotalol		0,08 – 0,16	0,02	Ⓖ (SOTA...), DAROB®, FAVOREX®, GILUCOR®, ENTIBLOC®, TACHYTALOL®
Talinolol	×	0,05 – 0,1	0,01	CORDANUM®
Tertatolol		0,005		PRENALEX®

Besonderheiten:
× kardioselektiv
○ sympathikomimetische Eigenwirkung
⊗ beides
+ zusätzlich alpha-1-blockierend
△ zusätzlich leicht beta-2-stimulierend

Tab. 30-1: Beta-Rezeptoren-Blocker.

30.5 Peripher angreifende Alpha-Rezeptor-Blocker

Peripher angreifende Alpha-Rezeptor-Blocker unterbrechen die sympathische Erregung am Rezeptor in der Blutgefäßwand.

30.5.1 Nicht selektiv wirkende Substanzen

Wirkungen an anderen Organen sind möglich:

Phenoxybenzamin: DIBENZYRAN®
Urapidil: EBRANTIL®
Indoramin: WYDORA®

30.5.2 Selektiv wirkende Substanzen

Greifen gezielt an der peripheren Gefäßwand an. Nach der ersten Dosis kann es zu starkem Blutdruckabfall mit Ohnmacht kommen.

Prazosin: Ⓖ, ADVERSUTEN®, DURAMIPRESS®, EUREX®, MINIPRESS®
Doxazosin: Ⓖ, CARDULAR®, DIBLOCIN®, DOXACOR®, DOXAGAMMA®, DOXA-PUREN®, DOXAZOMERCK®
Bunazosin: ANDANTE®
Terazosin: HEITRIN®

30.5.3 Prostatawirksame Alpha-Rezeptoren-Blocker

Obwohl weiterhin blutdrucksenkend, greifen diese Substanzen am Entleerungsmechanismus der männlichen Harnröhre an und können daher bei prostatabedingten Miktionsstörungen (Störungen der Blasenentleerung) eingesetzt werden.

Alfuzosin: URION®, UROXATRAL®
Tamsulosin: ALNA®, OMNIC®

30.5.4 Andere prostatawirksame Medikamente

Die folgenden Substanzen sind weder Alpha-Blocker noch blutdrucksenkend. Sie werden hier aufgeführt, weil sie den gleichen Anwendungsbereich haben wie prostatawirksame Alpha-Blocker.

30.5.4.1 5-alpha-Reduktase-Hemmer

Greifen in den Stoffwechsel von **Testosteron** ein und führen langsam zur Verkleinerung einer großen Prostata. Dadurch wird der Harnabfluss verbessert. Verändern den Laborwert PSA!
Finasterid: PROSCAR®.
Täglich 1 Tablette zu 5 mg. Die Substanz fördert den männlichen (nur den!) Haarwuchs schon in kleinen Dosen: PROPECIA® Tabletten zu 1 mg.

30.5.4.2 Phytopharmaka

Verschiedene Pflanzenwirkstoffe haben einen günstigen Effekt auf prostatabedingte Entleerungsstörungen der Harnblase:

Beta-Sitosterin: Steroidähnliches Pflanzenhormon, das auf einen Wachstumsfaktor (transforming growth factor) einwirkt.
Ⓖ (SITOSTERIN), AZUPROSTAT®, HARZOL®, PROSTASAL®, TRIASTONAL®
Bezüglich der Wirkung auf den Fettstoffwechsel ☞ 38.7.
Auch aus den folgenden Pflanzen werden prostatawirksame Stoffe gewonnen, die in zahlreichen frei verkäuflichen Handelspräparaten auf dem Markt sind:
Kürbiskerne, Brennesselwurzeln, Sabal (Sägepalmenfrüchte), **Serenoa.**

30.6 Zentral angreifende Rezeptor-Agonisten

Die erste Generation dieser Klasse wirkt über die Alpha-Rezeptoren und dämpft über einen Angriffspunkt im ZNS (Zentralnervensystem, Gehirn) die Aktivität des sympathischen Systems. Bei Kombination mit Beta-Blockern können unerwünschte Wirkungen auftreten.
Nebenwirkungen:
Sedierung, Mundtrockenheit, Störung der Darmmotorik, Kopfschmerzen, Schlaf- und Potenzstörungen.
Alpha-Methyldopa:
Ⓖ, DOPEGYT®, PRESINOL®

Clonidin: Ⓖ, CATAPRESAN®, CLONISTADA®, HAEMITON®, MIRFAT®, PARACEFAIN® (als Migränemittel: DIXARIT®, als Augentropfen: ARUCLONIN®, CLONID-OPHTAL®, DISPACLONIDIN®, ISOGLAUCON®)
Guanabenz: WYTENSIN®
Der folgende Imidazolin-Rezeptor-Antagonist greift nur im Bereich des Zwischenhirns an und hat daher wenig periphere Nebenwirkungen. Kombination mit Beta-Blockern und anderen Antihypertonika ist möglich.
Moxonidin: CYNT®, PHYSIOTENS®

30.7 Vasodilatatoren

Senken den Widerstand in den Blutgefäßen der Körperperipherie, wodurch der Blutdruck abfällt. Außerdem kann, bei Kombination mit Beta-Blockern, eine durch diese verursachte Senkung der Herzfrequenz teilweise rückgängig gemacht werden.
Cicletanin: JUSTAR®
Diazoxid: i. v. HYPERTONALUM®, PROGLICEM®

Dihydralazin:
oral. DEPRESSAN®, DIHYZIN®, NEPRESOL®
Diisopropylamin: DISOTAT®
Minoxidil: oral; Nebenwirkungen: Tachykardie, Herzklopfen, Angina pectoris LONOLOX®. Wirkt haarwuchsfördernd, daher auch als Lösung zum Einreiben: REGAINE®
Natrium-Nitroprussid: i. v. NIPRUSS®

30.8 Adrenerge Neuronenblocker

Bremsende Wirkung auf die postganglionäre Sympathikusfaser; die Bildung bzw. Freisetzung von Sympathikus-Überträgersubstanzen in der Blutgefäßwand wird gehemmt. Orthostatische (beim Aufrechtstehen eintretende) Beschwerden bis zum Kreislaufkollaps sind, besonders zu Behandlungsbeginn, möglich. Patienten langsam aufstehen lassen, beobachten, nicht allein lassen. Die Wirkung setzt langsam ein und hält tagelang an.
Guanethidin: ESIMIL® (kombiniert mit Hydrochlorothiazid).

30.9 Angiotensin-Antagonisten, ACE-Hemmer

Das im Organismus gebildete Angiotensin I ist die Vorstufe von Angiotensin II, dem stärksten Vasokonstriktor des Körpers, der zusätzlich die Aldosteronsekretion fördert. Aldosteron erhöht über eine Natriumretention (Zurückhaltung) den Blutdruck. Hemmer des Enzyms, welches Angiotensin I in die Form II umwandelt, nennt man **Angiotensin-I-Converting-Enzym-Hemmer** (ACE-Hemmer). Unter ihrem Einfluss wird weniger Angiotensin II gebildet und die ganze nachfolgende blutdrucksteigernde Reaktionskette gehemmt. ACE-Hemmer werden zunehmend als Substanzen der Wahl zur Hochdruckbehandlung empfohlen, zumal da sie wenig unangenehme Nebenwirkungen haben (Verbesserung der Lebensqualität). Eigenartigerweise können sie als unerwünschte Wirkung einen hartnäckigen **Husten** hervorrufen. Ihre blutdrucksenkende Wirkung setzt langsam ein und kann durch Diuretika gesteigert werden.

ACE-Hemmer haben auch eine positive Wirkung auf die Herzleistung, deshalb auch niedrigdosiert im Handel zur Behandlung der Herzinsuffizienz. Weitere günstige Wirkungen der ACE-Hemmer werden zunehmend ausgenützt, so zum Beispiel bei der diabetischen Nephropathie. Die angegebenen Dosierungen sind wirkungsgleich (äquivalent).

Benazepril: CIBACEN®
Captopril: Ⓖ (CAPTOPRIL, CAPTO...), ACE-HEMMER VON R.A.N., ACE-HEMMER-RATIOPHARM, ACENORM®, ADOCOR®, CARDIAGEN®, CORONORM®, CORTENSOBON®, EPICORDIN®, LOPIRIN®, MUNDIL®, PHAMOPRIL®, SANSANAL®, SIGACAP®, TENSIONORM COR®, TENSOBON®, TENSOSTAD®
Cilazapril: DYNORM® (0,0025)
Enalapril: Ⓖ (ENA...), BENALAPRIL®, CORRO®, ERAL®, ENALA-GAMMA®, PRES®, XANEF® (0,01)
Fosinopril: DYNACIL®, FOSINORM® (0,02)
Imidapril: TANATRIL® (0,01)
Lisinopril: Ⓖ (LISI...), ACERBON®, CORIC®, LISODURA® (0,01)
Maexipril: FEMPRESS®
Perindopril: COVERSUM® (0,004)

Quinapril: ACCUPRO® (0,015)
Ramipril: DELIX®, VESDIL® (0,0025)
Spirapril: QUADROPRIL® (0,006)
Trandolapril: GOPTEN®, UDRIK® (0,001)

30.9.1 Vasopeptidase-Inhibitoren

Sind ACE-Hemmer mit zusätzlicher Endopeptidasehemmung.

Omapatrilat: Bei Drucklegung noch nicht im Handel.

30.10 Angiotensin-II-Rezeptor-Antagonisten (AT-1-Hemmer)

Eine verwirrende Bezeichnung, die so zu Stande kommt: Über Angiotensin I bildet der Körper das blutdrucksteigernde Angiotensin II. Dafür gibt es zwei Rezeptoren (Empfängerstellen): die Angiotensin II Rezeptoren 1 und 2. Entscheidend für die Blutdrucksenkung ist der Rezeptor Nr. 1. Nur diesen hemmen die deshalb AT 1-Hemmer genannten Stoffe. Sie sind den ACE-Hemmern in der Wirkung vergleichbar, haben aber fast keine Nebenwirkungen. Dosierung meist einmal täglich.

Candesartan: ATACAND®, BLOPRESS®
Eprosartan: TEVETEN®
Irbesarten: APROVEL®, CARVEA®
Losartan: LORZAAR®
Telmisartan: MICARDIS®
Valsartan: DIOVAN®, PROVAS®

Fast alle AT-1-Hemmer sind auch in Kombination mit Hydrochlorothiazid (☞ 29.2.1) im Handel. Die Präparate sind durch die Vorsilbe „Co" oder den Zusatz „Plus" gekennzeichnet.

30.11 Rauwolfiaderivate

Extrakte aus Wurzeln der Rauwolfiapflanze haben eine beruhigende und blutdrucksenkende Wirkung, aber auch viele Nebeneffekte wie depressive Verstimmung und Müdigkeit.

Reserpin: in einigen Kombinationspräparaten enthalten.

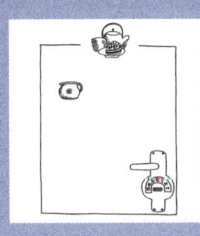

Gastro-intestinaltrakt

31 Magenerkrankungen

31.1 Mittel bei Ulkuskrankheit

Magen- bzw. Duodenalulcera (Einzahl: Ulkus) sind Geschwüre im Magen bzw. Zwölffingerdarm. Der in der Volksmeinung („es schlägt mir auf den Magen") vertretenen Annahme, dass Stress und Aufregung zu Ulcera führen, steht heute die Erkenntnis entgegen, dass es sich dabei um eine Infektionskrankheit durch das im Magen vorkommende Bakterium **Helicobacter pylori** handelt. Dementsprechend besteht die Behandlung in **Eradikation** (Ausmerzung) dieser Keime. Man wendet dazu eine Dreifachbehandlung **(Triple-Therapie)** an:

- Antibiotika (z. B. **Amoxicillin**, ☞ 6.1.1.5 oder **Clarithromycin**, ☞ 6.6.1)
- Protonenpumpenhemmer (☞ 31.1.2)
- **Metronidazol** (☞ 6.17).

Auch andere Kombinationen sind möglich, z. B. mit Wismutsalzen (☞ 31.1.5).

31.1.1 Histamin-H$_2$-Rezeptor-Antagonisten

Für die Absonderung der Magensäure, die wiederum in der Ulkusentstehung eine zentrale Stelle einnimmt, spielt **Histamin** eine wichtige Vermittlerrolle.

Histamin-H$_2$-Rezeptor-Antagonisten können die Histaminwirkung am Magen unterdrücken, nicht aber andere Antihistaminika (☞ 28.1), welche über H$_1$-Rezeptoren wirken. Sie eignen sich daher zur Behandlung und Vorbeugung von Magen- und Duodenalulcera. Anwendung häufig als abendliche Einmalgabe vor dem Zubettgehen. Dadurch wird die Magensäureproduktion im leeren Magen über Nacht „abgeschaltet", tagsüber steht dann wieder Säure für die Verdauung zur Verfügung.

Cimetidin: Ⓖ (CIME…), ALTRAMET®, AZUCIMET®, CIMEHEXAL®, CIME-PUREN®, CIMET®, CIMLICH®, DURA H2, GASTROPROTECT®, H$_2$-BLOCKER RATIOPHARM®, SIGACIMET®, TAGAMET®
Famotidin: Ⓖ (FAMO…), FADUL®, FAMONERTON®, GANOR®, PEPCID®, PEPDUL®
Nizatidin: GASTRAX®, NIZAX®
Ranitidin: Ⓖ (RANI…), AZURANIT®, PHAMORANIT®, RANITIC®, RAN LICH®, SOSTRIL®, ZANTIC®
Roxatidin: ROXIT®

31.1.2 Protonenpumpenhemmer

Protonenpumpenhemmer greifen auf zellulärer Ebene in die Bildung von Wasserstoffionen ein und vermindern so die Bildung von Säure. Im Gegensatz zu den H$_2$-Blockern kommt es dabei nicht zu einer vermehrten Ausschüttung des säurestimulierenden Lokalhormons Gastrin. Vorsicht vor ernsthaften Nebenwirkungen bei längerdauernder und hochdosierter Anwendung.

Esomeprazol: Nexium Mups®

Lansoprazol: Agopton®, Lanzor®

Omeprazol: Ⓖ (Ome…), Antra®, Antra Mups®, Omep®

Pantoprazol: Pantozol®, Rifun®

Rabeprazol: Pariet®

31.1.3 Parasympatholytika

Atropin und atropinähnliche Substanzen hemmen neben der Sekretproduktion auch die übermäßige Peristaltik und haben dadurch einen krampflösenden Effekt. Eine häufige Nebenwirkung ist Mundtrockenheit, Kontraindikation das Glaukom (☞ 27.1).

Pirenzepin blockiert als Parasympatholytikum die Empfängerstellen (Rezeptoren) für die atropinartige Substanz **Muscarin** selektiv nur im Magen. Dadurch wird die Säuresekretion gehemmt, die Oberbauchmotorik bleibt aber intakt, und atropinartige Nebenwirkungen fehlen.

Ⓖ, Gastricur®, Gastrozepin®, Ulcoprotect®

31.1.4 Antazida

Fein verteilte **Carbonate, Silikate** oder **Hydroxide,** zum Beispiel Aluminiumhydroxid, binden überschüssige Säure („Aufsaugeffekt"). Sie sollten deshalb zwischen den Mahlzeiten eingenommen werden. Weil sie andere Medikamente in der Wirkung beeinträchtigen können, sollten diese nicht gleichzeitig verabreicht werden.

Alkala T®, Aludrox®, Gelusil®, Kompensan®, Maaloxan®, Palmicol®, Phosphalugel®, Rennie®, Simagel®, Solugastril®, Trigastril®

Hydrotalcit: Ⓖ, Ancid®, Megalac®, Talcid®, Talidat®

Magaldrat: Ⓖ, Gastripan®, Glysan®, Hevert-Mag®, Magastron®, Marax®, Riopan®, Simaphil®

31.1.5 Wismutsalze, Bismutverbindungen

Unter den Antazida nehmen die **Wismutsalze** (Wismut = Bismutum) eine Sonderrolle ein, weil sie einen spezifischen Effekt auf das Magenbakterium Helicobacter ausüben, das mit der Ulkusentstehung in Verbindung gebracht wird. Gekaut oder gelutscht, führen sie zu einer Schwarzfärbung der Mundschleimhäute.

Ⓖ, Angass S®, Bismofalk®, Katulcin R®, Telen®, Ulkowiss®

31.1.6 Schleimhautwirksame Substanzen

Hierher gehören entzündungsdämpfende Kamillenextrakte und Metallsalze, die durch Eiweißfällung in den oberflächlichsten Schichten der Magenschleimhaut eine adstringierende Wirkung ausüben (Schutzschicht). Eine solche Substanz ist das basische Aluminiumsalz.

Sucralfat: Ⓖ, Sucrabest®, Sucraphil®, Ulcogant®

31.1.7 Psychopharmaka

Der Magenleidende reagiert in der Regel besonders stark auf Umweltreize (Ärger, Konflikte). Sedativa und Tranquilizer können daher ein sinnvoller Bestandteil der Therapie sein (☞ Kap. 12, 16.4).

31.1.8 Prostaglandine

Substanzen, die regulierend auf die Funktion der Magenschleimhaut einwirken. Die Säureproduktion wird reduziert und die Abwehrfunktion gegen Entzündungen und Reize unterstützt. Prostaglandinabkömmlinge sind im Körper weit verbreitet und unter anderem für die Fließeigenschaften des Blutes verantwortlich. Die Bezeichnung stammt von der Tatsache, dass diese Stoffe zuerst in der Prostata nachgewiesen wurden (☞ auch 5.1.1).
Misoprostol: CYTOTEC®

31.2 Mittel bei Sub- und Anazidität

Fehlt Magensäure oder liegt zu wenig vor, so kann sie ersetzt (substituiert) werden. Dies geschieht durch Zufuhr von Salzsäure oder anderen Säuren. Bei den folgenden Präparaten ist eine Enzymkomponente beigefügt (Pepsin).

CITROPEPSIN®, ENZYNORM®

Die Einnahme erfolgt zu Beginn der Mahlzeit. Wichtig ist eine ausreichende Substitution.

31.3 Motilitätsregulatoren

Substanzen mit dem Wirkungsspektrum der Parasympathikolytika (☞ Kap. 27 und 31.1.3) üben am Magen eine krampflösende und beruhigende Wirkung aus. Weiterentwickelte Verbindungen haben ähnliche, teils auch anregende Effekte. Dies kann über eine Hemmung von **Dopamin** bewirkt wer-

den, eine Substanz, welche die Magenmotilität herabsetzt und zu Erbrechen durch Überfüllung führen kann.
Metoclopramid (MCP): Wirkt gut bei Magenkrämpfen, Übelkeit und Brechreiz. Auch zur Basistherapie der Migräne geeignet wegen der oben erwähnten parasympathischen Effekte.
Ⓖ (METOCLOPRAMID, MCP), CERUCAL®, GASTRONERTON®, GASTROSIL®, GASTROTIMELETS®, GASTROTRANQUIL®, HYRIN®, PASPERTIN®
Domperidon: MOTILIUM®
Bromoprid: CASCAPRIDE®

31.4 Antiemetika

Antiemetika (Einzahl: Antiemetikum) sind Mittel gegen Erbrechen. Nachdem **Metoclopramid** bereits bei 31.3 und **Dimenhydrinat** bei 28.1.1 aufgeführt sind, werden hier Substanzen gegen schweres Erbrechen im Gefolge einer Chemotherapie besprochen. Es handelt sich um selektive **Serotonin**-Antagonisten. **Serotonin** ist 5-Hydroxy-Triptamin, daher auch die Bezeichnung 5-**HT3-Antagonisten** für diese im Gehirn oder Hirnstamm angreifenden Mittel. Auf Grund ihrer Eigenschaften können einige dieser Mittel auch beim Reizdarmsyndrom angewandt werden.
Dolasetron: ANEMET®
Granisetron: KEVATRIL®
Ondansetron: ZOFRAN®
Tropisetron: NAVOBAN®
Bei Drucklegung noch nicht auf dem Markt erhältlich ist ein Neurokinin-Rezeptor-Blocker **Morpholin-Azetal.**

32 Mittel bei Gallenerkrankungen

32.1 Choleretika

Choleretika (Einzahl: Choleretikum) sind Stoffe, welche die Gallensekretion in der Leber steigern. Meist wird gleichzeitig auch der Abfluss der Galle angeregt.

Cynarin, eine Substanz, die in Artischockenblättern vorkommt:
Ⓖ (Cyna...), Aar®Gamma, Carminagal®, Cefacynar®, Hepagallin®, Hepar Pos®, Hepar Sl®, Lipei®, Losapan®, Ratio-Hepar®, Regulin®
Hymecromon: Cholspasmin forte®, Chol-Spasmoletten®, Gallo Merz®, Spasmo Hymecromon (☞ 27.3.1).

32.2 Cholagoga

Cholagoga (Einzahl: Cholagogum) regen den Abfluss der Galle an, einige wirken regulierend auf den Gallenfluß.

Salze: Magnesiumsulfat, Bittersalz, gleichzeitig abführend.

32.3 Litholytika

Litholytika (Einzahl: Litholytikum) sind Stoffe, mit deren Hilfe eine medikamentöse Auflösung von Gallensteinen versucht werden kann.

Eine Übersättigung der Lebergalle mit Cholesterin und/oder ein Mangel an Gallensäuren kann zum Ausfällen von Cholesterinkonkrementen („Steinen") führen. Verschiedene, zum Teil auch natürlich vorkommende Gallensäuren können die Cholesterinbildung in der Leber hemmen und das Verhältnis Cholesterin/Gallensäuren verbessern. In vielen Fällen können dadurch kleinere Konkremente aufgelöst werden. Dies ist allerdings ein langsamer, oft monatelanger Prozess, der nur bei Cholesterin-, nicht aber bei Kalksteinen erfolgversprechend ist. Als Nebenwirkung sind Durchfälle möglich.

Urodesoxycholsäure: Cholit-Ursan®, Cholofalk®, UDC Hexal®, Urso Heumann®, Ursochol®, Ursofalk®

Chenodesoxycholsäure: Chenofalk®

33 Verdauungsenzyme

33.1 Enzympräparate

Zum Ersatz ungenügender Fermentproduktion aus Magen, Darm und Pankreas werden zahlreiche Enzympräparate angeboten (die Begriffe Ferment und Enzym sind gleichbedeutend). Im wesentlichen sind folgende Enzyme darin enthalten:

Eiweißverdauende Enzyme (Proteasen): Pepsin, Trypsin, Kathepsin.

Fettverdauendes Enzym: Lipase.

Kohlenhydratspaltendes Enzym: Amylase.

Pankreatin ist eine Mischung aller Pankreasenzyme (Lipase, Amylase, Proteasen):

Um eine Inaktivierung durch Magensäure zu verhindern, werden die Präparate in magensaftresistenter oder mikroverkapselter Form angeboten.

Ⓖ, Bilipeptal®Mono, Cholspasminase N®, Cotazym®, Euflat E®, Hevertozym®, Kreon®, Lipazym®, Meteophyt®, Mezym®, Nutrizym®, Ozym®, Pangrol®, Pankrea-

TAN®, PANKREON®, PANPEPTAL®, PANPUR®, PANZYNORM®, PANZYTRAT®, UNEXYM®

33.2 Enzyminhibitoren

Bei Pankreatitis (Entzündung der Bauchspeicheldrüse) können die austretenden Enzyme, welche zur Selbstverdauung der Bauchspeicheldrüse führen, durch einen speziellen Hemmstoff gebremst werden. Dieser **Proteinaseninhibitor** wirkt aber nicht nur auf die Pankreasfermente Kallikrein und andere sog. Kinine, sondern auch auf Enzyme, die bei der Blutgerinnung und Fibrinolyse eine wichtige Rolle spielen. Er kann daher auch bei bestimmten Störungen in diesem Gebiet und außerdem postoperativ zur Ödemverhütung angewandt werden. Anwendung als Ampullen zur i. v. Infusion.

Aprotinin: ANTAGOSAN®, TRASYLOL®

34 Mittel bei Lebererkrankungen

Die Leber hat zahlreiche Aufgaben zu erfüllen: Eiweiß-, Fett- und Kohlenhydratstoffwechsel, Entgiftung, Speicherung und andere. Ist sie erkrankt, dann sind viele oder alle dieser Vorgänge gestört. Aus dieser Tatsache erklären sich die Schwierigkeiten der Therapie, die von vielen Seiten her versucht, in die veränderten Stoffwechselabläufe einzugreifen.

34.1 Grundstoffe

Hier ist der Einfachzucker **Laevulose** (Fruktose) als Grundsubstanz des Kohlenhydratstoffwechsels zu nennen. Er liefert Energie, ohne bestimmte Abbauvorgänge der sehr ähnlichen **Glukose** zu belasten.

34.2 Mittel zur Erleichterung des Abbaues

Zur Unterstützung der Entgiftungsfunktion werden diejenigen Substanzen zugeführt, deren sich die Leber zum gleichen Zweck bedient. **Ornithin** und **Asparaginsäure** bewirken beispielsweise eine Entgiftung des aus dem Eiweißabbau stammenden Ammoniaks.

L-Ornithin-L-aspartat: HEPA MERZ®, HEPA-VIBOLEX®

34.3 Behandlung der Hepatitis

Einen nachweisbaren Behandlungserfolg haben bei der chronischen Hepatitis B und bei Hepatitis C **Alpha-Interferone** (☞ 11.4), eventuell in Kombination mit **Ribavirin** (☞ 8.4.7). Die Hepatitis A heilt auch ohne spezifische medikamentöse Therapie aus. Seltenere Formen wie die Immunhepatitis erfordern eine Eindämmung der überschießenden Immunreaktion durch **Kortikosteroide** (☞ 42.1) und Immunsuppressiva (**Azathioprin**, ☞ 11.1).

34.4 Mittel zur Anregung des Stoffwechsels

Vitamine sind wichtige Katalysatoren des Stoffwechsels. Von ihnen werden besonders Vitamin C und die Vitamine des B-Komplexes als Therapeutika verwendet. ATP ist eine energieliefernde Substanz, die ebenfalls in der Behandlung von Leberkrankheiten verwendet wird. Für den Fettsäurestoffwechsel schließlich hat sich die Zufuhr von Estern vorwiegend ungesättigter Fettsäuren bewährt (**„essentielle Phospholipide"**): ESSENTIALE®

34.5 Silymarin

Ausgehend von Beobachtungen, dass die Substanz bei Knollenblätterpilzvergiftung hilfreich sein kann, wird sie als Schutztherapie gegen toxische Einflüsse empfohlen. Es handelt sich um einen Extrakt aus Mariendistelfrüchten.
Ⓖ, ALEPA FORTE®, ARDEYHEPAN®, CEFASILYMARIN®, DURASILYMARIN®, HEPADURAN®, HEPA-LOGES®, HEPA-MERZ-SIL®, HEPAR-PASC®, HEPARSYX®, HEPATORELL®, HEPLANT®, LEGALON®, PHYTOHEPAR®, POLKICHOLAN®, SILIBENE®, SILICUR®, SILIMARIT®, SILVAISAN®, SILY-SABONA®

34.6 Behandlung der akuten Leberinsuffizienz

Diese erfordert besondere Maßnahmen:

- Verhütung von Ammoniakbildung (NH_3) aus dem Eiweißstoffwechsel; NH_3 kann nicht mehr entgiftet werden. Deshalb eiweißfreie Kost, Lokalantibiotikagabe in den Darm zur Abtötung ammoniakbildender Darmbakterien, Abführen und entgiftungsfördernde Substanzen.

Lactitol: IMPORTAL®, NEDA LACTIR®

Lactulose: Ⓖ, BIFINORMA®, BIFITERAL®, EUGALAC®, HEPA-MERZ®LACT, HEPATICUM-LAC-MEDICE®, KATTWILACT®, LACTOCUR®, LACTOFALK®, LACTUFLOR®, LACTUVERLAN®, LAEVILAC®, MEDILET®, TULOTRACT®

- Überwachung des Elektrolythaushaltes und des Kreislaufs

- In bestimmten Fällen Gabe von Nebennierenrindenhormonen.

35 Darmerkrankungen

35.1 Mittel bei Enteritis, Colitis und Diarrhöen

Bei Enteritis oder anderen Diarrhöen finden folgende Substanzen Anwendung:

35.1.1 Adsorbenzien

Adsorbenzien saugen infolge großer Oberfläche der fein verteilten Stoffe viel Flüssigkeit auf.
Medizinische Kohle (Carbo medicinalis): Ⓖ (KOHLE...), ULTRACORBON®
Siliciumdioxid: ENTERO-TEKNOSAL®
Apfelpulver: APLONA®

35.1.2 Adstringenzien

Aus einer **Gerbsäure-Eiweißverbindung** wird im Darm Gerbsäure abgespalten, die innerhalb einiger Stunden das entzündete Oberflächenepithel ablöst. Es wächst gesundes Granulationsgewebe nach.
TANNALBIN®

35.1.3 Chemotherapeutika

Bei Infektionskrankheiten wie Typhus, Salmonellose oder Ruhr werden Antibiotika gegeben. Diese wirken aber in erster Linie von der Blutbahn („von innen") und nicht durch direkten Kontakt vom Darminhalt her (z. B. **Ampicillin** und **Chloramphenicol**, ☞ 6.1.1.5 und 6.4).

35.1.3.1 Lokalantibiotika

Lokalantibiotika vernichten stickstoffbildende Darmkeime und werden daher vorwiegend bei Leberkrankheiten angewandt (☞ 6.9).

35.1.3.2 Schwer resorbierbare Sulfonamide

Schwer resorbierbare Sulfonamide eignen sich zur Behandlung der Colitis ulcerosa und bakterieller Darminfektionen, wenn die oben besprochenen Antibiotika nicht indiziert sind. Sie werden nicht in die Blutbahn aufgenommen und kommen daher nur im Darm zur Wirkung. Dosierung: anfangs hoch, dann reduzieren.

Salazosulfapyridin (Sulfasalazin): wirkt besonders an kollagenreichen Geweben und wird daher vorwiegend zur Behandlung der Colitis ulcerosa und Morbus Crohn eingesetzt.
Ⓖ, AZULFIDINE®, COLO-PLEON®
5-Amino-Salicylsäure (Mesalazin): ein Metabolit (Abbauprodukt) von Salazosulfapyridin, hat ähnliche Wirkungen. ASACOLITIN®, CLAVERSAL®, PENTASA®, SALOFALK®
Olsalazin: besteht aus zwei 5-Amino-Salicylsäure-Molekülen, Wirkung wie Sulfasalazin.
DIPENTUM®

35.1.4 Lokalkortikoide

Zur Behandlung des Morbus Crohn werden mittels darmlöslicher Kapseln oder Klistier stark entzündungshemmende Wirkstoffe direkt an die Darmwand geführt (☞ 42.3.6).

35.1.5 Peristaltikmindernde Substanzen

Loperamid verringert die Häufigkeit und das Ausmaß von Darmbewegungen, es ist auch bei chronischem Durchfall angezeigt.

Ⓖ, AZUPERAMID®, BOXOLIP®, DURALOPID®, ENDIARON N®, IMODIUM®, LOPEPHAM®, LOPERHA®, LOPALIND®, LOP-DIA®, LOPEDIUM®

35.2 Darmantiseptika

Rasch und gut helfende Mittel gegen akute unspezifische Gastroenteritis:

Ethacridin: METIFEX®

35.3 Mittel zum Aufbau der Darmflora

Bei Störungen der Darmflora, zum Beispiel nach länger dauernder Antibiotikagabe, können folgende Substanzen zum Aufbau einer normalen Keimbesiedlung beitragen:
Stoffwechselprodukte von Acidophilusbakterien: ACIDOPHILUS-ZYMA®, INFECTODIARRSTOP GG®, OMNISEPT®, PAIDOFLOR®
Konzentrate von Kolikeimen: COLIBIOGEN®, MUTAFLOR®, REPHALYSIN®, SYMBIOFLOR 2®

Milchsäurehaltiges Stoffwechselprodukt von Bakterien, dreimal 40 Tropfen in Flüssigkeit (keine Milch!): HYLAK®

Subtilis-Bazillen (Heubazillen), die gegen Sulfonamide und orale Antibiotika resistent sind: BACTISUBTIL®
Bierhefe: DIARRHOESAN®SC, HAMADIN®, OMNIFLORA AKUT®, PERENTEROL®, PEROCUR®, SANTAX®

35.4 Entschäumer

Entschäumende Präparate setzen die Oberflächenspannung des Darminhaltes herab. Dadurch wird der schaumbedingte Druck gemindert. Angezeigt bei vermehrter Gasansammlung im Darm (Meteorismus).

Polysiloxanverbindungen, 1 – 2 Tabletten nach den Mahlzeiten zerkauen.

Dimeticon: Ⓖ, ABSORBER HFV®, AEGROSAN®, CEOLAT®, ESPUMISAN®, ILIO-FUNKTION®, METEOSAN®, SAB SIMPLEX®, SYMADAL®

Simeticon (Dimeticon + Siliciumdioxid): Ⓖ, ELUGAN®, ENDO-PARACTOL®, ESPUMISAN® EMULSION, PERLEN, LEFAX®, SAB SIMPLEX® SUSPENSION

35.5 Laxanzien

Laxans (Mehrzahl: Laxanzien) heißt Abführmittel. Weil diese Mittel vom Patienten besonders oft verlangt werden, ist es für die Pflegenden wichtig, auch auf diesem Gebiet gute Kenntnisse zu haben. Schlackenreiche Kost (Gemüse), Bewegung, reichliche Flüssigkeitszufuhr und eine geregelte Lebensweise haben meist denselben Effekt. Zu häufiges oder zu starkes Abführen kann zu Störungen des Elektrolythaushaltes und damit zu schweren Erkrankungen führen. Daher sollten die Pflegenden darauf achten, den Laxanzienabusus nicht noch zu unterstützen.

 Laxanzien werden zweifellos zu häufig und oft gedankenlos angewandt.

35.5.1 Gleitmittel

Paraffin (das wegen möglicher Nebenwirkungen nicht gegeben werden sollte) und ähnliche Stoffe machen die Fäzes besser gleitfähig, wahrscheinlich durch Hemmung der Wasserrückresorption, und erzielen dadurch eine milde Abführwirkung.

AGAROL®, OBSTINOL M®

Glycerol (als Zäpfchen oder Einlauf): GLYCILAX®, MILAX®, NENE-LAX®

35.5.2 Reizmittel der Darmschleimhaut

Durch örtliche Reizwirkung auf die Schleimhaut des Darmes wird die Peristaltik angeregt. Die verstärkte Darmtätigkeit kann als leichter Schmerz empfunden werden.

Rizinusöl: wirkt auf den Dünndarm. 1 – 4 Stunden nach Einnahme von 10 – 30 ml kommt es zuverlässig zum Stuhlgang. LAXOPOL®

Anthrachinon: Derivate aus Pflanzen wie Sennesblätter (Folia Sennae) und Aloe wirken auf den Dickdarm. Effekt nach 5 – 10 Stunden. 1 – 3 Tabletten bzw. Dragées nach dem Abendessen. Nicht bei Schwangeren, da der Uterus (Gebärmutter) angeregt werden kann und Fehlgeburten möglich sind.

ALASENN®, DEPURAN®, DR. JANNSEN'S TEEBOHNEN®, KNEIPP®-WÖRISETTEN, KRÄUTERLAX®, LIQUIDEPUR®, MIDRO®, NEDA® FRÜCHTEWÜRFEL, RAMEND®, REGULAX®, RHEOGEN®

Bisacodyl: Kontaktlaxativum, wirkt durch Kontakt mit der Dickdarmschleimhaut, ohne dass Reizungen auftreten. Abends 2 Dragées unzerkaut mit oder ohne Flüssigkeit. Morgens nüchtern genommen, tritt die Wirkung nach ungefähr 5 Stunden ein.

ⓖ, AGAROLETTEN®, BEKUNIS®MINI, BISO-ZITRON®, DULCOLAX®, LAXAGETTEN®, LAXANIN N®, LAXANS-RATIOPHARM®, LAXBENE®, LAXOBERAL®BISO, LAXYSAT®, MARIENBADER PILLEN®, MEDIOLAX®, PYRILAX®, STADALAX®, TIRGON®, VINCO®

Flohsamen: FLOSA®, FLOSINE®, KNEIPP® PSYLLIUM, LAXIPLANT®, METAMUCIL®, MUCOFALK®, PASCOMUCIL®

Zahlreiche Kombinationspräparate bedienen sich einer oder mehrerer der oben angegebenen Möglichkeiten.

35.5.3 Volumenvergrößernde Mittel

Durch Wanddehnung wird der Entleerungsreflex ausgelöst. Diese Art des Abführens gleicht den physiologischen Vorgängen.

35.5.3.1 Salinische Abführmittel

Salze, die durch Wasseranziehung das Volumen erhöhen, selbst aber nicht durch die Darmwand resorbiert werden. Sichere und rasche Wirkung.

Magnesiumsulfat ($MgSO_4$, **Bittersalz**): 1 – 2mal 10,0 in 250 ml Wasser.

Natrium-Mono- und -Dihydrogenphosphat (als Klistier): Klistier, 1 x Klysma salinisch: PRACTO-CLYSS®

Natrium-Pico-Sulfat: AGIOLAX® PICO, DARMOL®, DULCOLAX® NP, LAXANS RATIOPHARM PICO®, LAXOBERAL®, MIDRO® ABFÜHRTROPFEN, REGULAX® PICOSULFAT

Natrium-Sulfat (Na_2SO_4, **Glaubersalz**): 10 – 20 g in ca. 500 ml Wasser.

35.5.3.2 Quellstoffe

Verschiedene leicht quellende Substanzen, meist pflanzlicher Herkunft. Müssen mit reichlich Flüssigkeit eingenommen werden.

Stoffwechsel

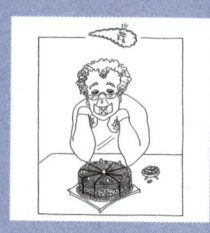

Alle dem Organismus zugeführten Stoffe werden zunächst mechanisch, dann chemisch verarbeitet und, soweit sie nicht unverändert ausgeschieden werden, im Stoffwechsel umgesetzt. Unter den zahlreichen Stoffwechselvorgängen sind einige besonders hervorzuheben: der **Kohlenhydratstoffwechsel**, der **Fettstoffwechsel** und die verschiedenen Abbauvorgänge des **Eiweißstoffwechsels**. Dort auftretende Störungen können in vielen Fällen medikamentös behoben werden. Da die oft vielfältigen, an zahlreichen Organen auftretenden Symptome eine gemeinsame Ursache haben, werden die in Frage kommenden Arzneimittel hier zusammengefasst.

36 Mittel bei Erkrankungen des Kohlenhydratstoffwechsels

Zahlreiche Faktoren beeinflussen den Abbau der verschiedenen Zucker, vor allem die Hormone Insulin, Glukagon und die Glukokortikosteroide, aber auch Adrenalin, Wachstumshormon und andere. Medikamentös eingesetzt werden vor allem Insulin und die oralen Antidiabetika.

36.1 Diät

Bei jedem Diabetes mellitus ist die Einhaltung der Diät tragender Bestandteil der Therapie.
Beim meist übergewichtigen Typ-II-Diabetiker (**Altersdiabetes**) ist die Gewichtsreduktion vorrangig. Gelingt die Gewichtsabnahme, wird eine medikamentöse Therapie oft überflüssig! Beim meist normalgewichtigen Typ-I-Diabetiker (**juveniler Diabetes**) müssen Insulin- und Nahrungszufuhr optimal aufeinander abgestimmt sein.

36.2 Insulin

Die β-Zellen in den **Langerhans-Inseln** der Bauchspeicheldrüse produzieren das Hormon Insulin, welches eine zentrale Stellung im Kohlenhydrat- und Fettstoffwechsel einnimmt. Fehlt Insulin oder überwiegen seine Gegenspieler, so entsteht ein **Diabetes mellitus.** Insulin ist ein Eiweißkörper, der zur Verwendung als Medikament früher aus Bauchspeicheldrüsen von Schweinen oder Rindern gewonnen wurde. Heute wird überwiegend menschliches Insulin durch gentechnologische Methoden hergestellt. Seit der Einführung von menschlichem (Human-)insulin hat Insulin von Rindern oder Schweinen stark an Bedeutung verloren. Durch kleine Veränderungen an der Molekülstruktur des menschlichen Insulins versucht man derzeit Insuline zu produzieren, deren Zeit-Wirkungskurve mehr den physiologischen Bedingungen entspricht, d. h. deren Wirkung schneller einsetzt und kürzer anhält. Man nennt diese Insuline **Analoginsuline**.

36.2.1 Verabreichung

 Als Injektionsfelder für Insulin bieten sich Oberarme, Oberschenkel und Bauchhaut an. Man wechselt diese Gebiete regelmäßig, damit sie sich nach einer Injektion wieder erholen können.

Insulin wird nach oraler Gabe im Magen-Darm-Kanal nicht resorbiert, es muss also gespritzt werden. In der Regel verabreicht man es s.c. (auch i.m. möglich).

Wichtig ist, dass die Insuline vor Entnahme aus der Vorratsflasche hin- und hergerollt werden (nicht schütteln, weil es zur Schaumbildung führt) und dann bald verabreicht werden. Geschieht dies nicht, so kann der Bodensatz wesentlich konzentrierter an Insulinkristallen sein und zur Überdosierung führen. Steriles Arbeiten ist selbstverständlich.

Insuline, die keinen Depot-Charakter haben (Normal-Insulin), können auch i. v. oder in einer i. v.-Infusion mit beliebigen Trägerlösungen gegeben werden.

Bewährt hat sich eine Lösung aus $\frac{1}{3}$ 0,9% igem NaCl, $\frac{1}{3}$ Natriumbicarbonat und $\frac{1}{3}$ Aqua dest.

36.2.2 Allergie und Resistenz

Trotz größtmöglicher Reinheit ist aufgrund des Eiweißcharakters von Insulin eine Allergiemöglichkeit gegeben. Solche Allergien, die selten sind, machen sich in einer Rötung und Schwellung an der Injektionsstelle bemerkbar. Tritt eine solche Erscheinung auf, so ist allerdings zunächst an eine Überempfindlichkeit gegenüber dem verwendeten **Desinfektionsmittel** (Alkohol) zu denken und dieses zu wechseln. Ist eine Allergie gegen Insulin sicher, so muss auf Insuline einer anderen Art übergewechselt werden. Dabei kann eine Dosisänderung notwendig werden. Ist die Allergie gegen den **Depotkörper** gerichtet (☞ unten), so muss ein anderes Depot-Insulin genommen werden. Allergien sind auch möglich gegenüber kleinen Begleitmengen von Pro-Insulin. Einige Insuline sind daher speziell proinsulingereinigt (Novo-Insuline). Besonders niedrig ist die Allergiequote bei Insulinen, die nach einem speziellen Herstellungsverfahren dem menschlichen Insulin identisch sind (Human-Insulin).

Insulin-Resistenz bedeutet, dass die Hormonwirkung erst mit den 10 – 100fachen Mengen erreicht wird. Sie ist ein wesentlicher Faktor bei der Entstehung bestimmter Diabetesformen.

36.2.3 Dosierung

 Die Insulindosierung muss in jedem einzelnen Fall vom Arzt bestimmt werden.

Die Mengeneinheit von Insulin wird in internationalen Einheiten (I.E.) ausgedrückt. Bei durchschnittlichen Diabetesfällen liegt sie um 16 – 40 I.E. pro Tag, im Koma werden entweder unter laufender Kontrolle zahlreiche kleine Dosen oder, in Sonderfällen, bis zu mehreren hundert Einheiten verabreicht. In Deutschland sind praktisch alle Insuline, die aus Vorratsfläschchen in die Spritze aufgezogen werden, auf einen Gehalt von 40 Einheiten (I.E.) pro ml eingestellt. In der 1-ml-Spritze, die in 10 Teilstriche unterteilt ist, entspricht deshalb ein Teilstrich 4 I.E., Insuline in Patronen für automatische Injektionsgeräte (Pen ☞ Abb. 36-1) enthalten 100 I.E. pro ml. Die meisten Insuline sind gleichzeitig als Vorratsfläschchen und als Patronen für die Füllung von Insulinpens im Handel. Darüber hinaus bieten viele Hersteller Fertigpens zum Einmalgebrauch an. Für die Füllung von sog. **Insulin-Pumpen** stehen spezielle Insuline zur Verfügung.

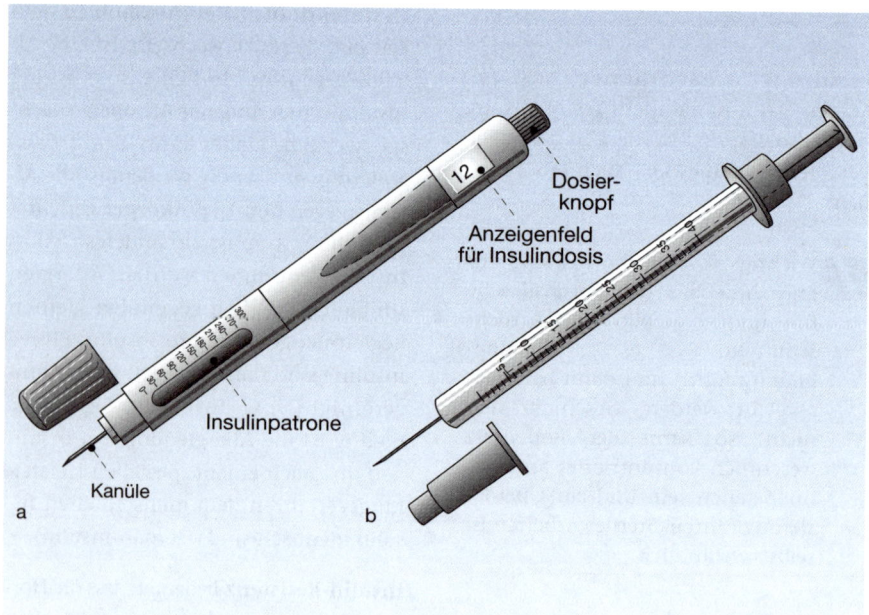

Abb. 36-1: a) Beispiel für einen Insulin-Pen: Am Dosierknopf wird durch Drehen die gewünschte Insulindosis eingestellt (sichtbar im Anzeigenfeld). Dann wird die Nadel eingestochen und der Dosierknopf gedrückt und so die richtige Insulinmenge eingespritzt. b) Insulinspritze mit integrierter Kanüle und Schutzdeckel. Die Skala ist in Insulineinheiten unterteilt.

36.2.4 Depotwirkung

Reines Insulin (**Normal-Insulin**) wirkt nur einige Stunden. Zur Erzielung einer längeren Wirkungsdauer wird das Insulinmolekül mit verschiedenen Körpern verbunden, vor allem neutralem **Protamin Hagedorn (NPH)**; auch spielen die Kristallisationsform des Moleküls und die Löslichkeit eine Rolle für die Wirkdauer. Bei Allergien gegen den Depotkörper kann auf HG-Insulin übergegangen werden, das als Verzögerungskörper gereinigtes menschliches Eiweiß (Human-Globulin: HG) enthält. Abb. 36-2 zeigt die Wirkungsdauer einiger Insuline. An der oberen Kante kann die Zeitdauer der Insulinwirkung bei s.c. Injektion abgelesen werden. Die Skala am Unterrand gibt die Zeitwerte der Wirkung für den Fall an, dass das betreffende Insulin morgens um 7 Uhr verabreicht wurde.

Die kurzen Erläuterungen in Tab. 36-1 zu den einzelnen Insulinen geben die Art und für die Depotinsuline den Depotkörper an. Obwohl auch gleich lang wirkende Insuline nicht gegeneinander ausgetauscht werden sollen, kann für besondere Fälle aus der Tabelle ein entsprechendes anderes Insulin abgelesen werden.

 Achtung Verwechslungsgefahr!
Insuline in Flaschen zum Aufziehen enthalten 40 I.E. Insulin/ml. Insuline in Patronen für Pens („Penfills") enthalten 100 I.E. Insulin/ml.

36.2.5 Insulin vom Schwein

Normal-Insulin
(kurz wirksam, 2 – 8 Stunden):
INSULIN S-BERLIN-CHEMIE, INSULIN S HOECHST®, INSULIN S.N.C. BERLIN-CHEMIE
Insulin als Komplex mit Aminoquinurid (mittellang wirksam, bis 24 Stunden): DEPOT-INSULIN S HOECHST®, B-INSULIN S BERLIN-CHEMIE, B-INSULIN S.C. BERLIN-CHEMIE, KOMB-INSULIN® S
Zinkhaltiges Insulin
(mittellang wirksam, bis 24 Stunden): INSULIN NOVO SEMILENTE® MC

36.2.6 Insulin vom Rind

Normal-Insulin:
(kurz wirksam, 2 – 8 Stunden): INSULIN HOECHST®
Insulin als Komplex mit Aminoquinurid (mittellang wirksam, bis 24 Stunden): DEPOT-INSULIN HOECHST®, KOMB-INSULIN®

36.2.7 Humaninsulin

Normal-Insulin (kurz wirksam, 2 – 8 Stunden): ACTRAPID® HUMAN, BERLINSULIN® H NORMAL, H-TRONIN® (für Insulinpumpen), HUMINSULIN® NORMAL, INSULIN ACTRAPID® HM INSULIN B. BRAUN RATIOPHARM® RAPID, INSUMAN® INFUSAT (für Insulinpumpen), INSUMAN® RAPID Mittellang wirksame Humaninsuline ☞ Tabelle 36-1.
Insulin-Zink-Komplex (lang wirksam, 24 Stunden): INSULIN ULTRATARD® HM

36.2.8 Analoginsuline

Insulin lispro (kurz wirksam, 2 – 5 Stunden): HUMALOG®;
auch als Mischung mit Verzögerungsinsulin: HUMALOG® MIX

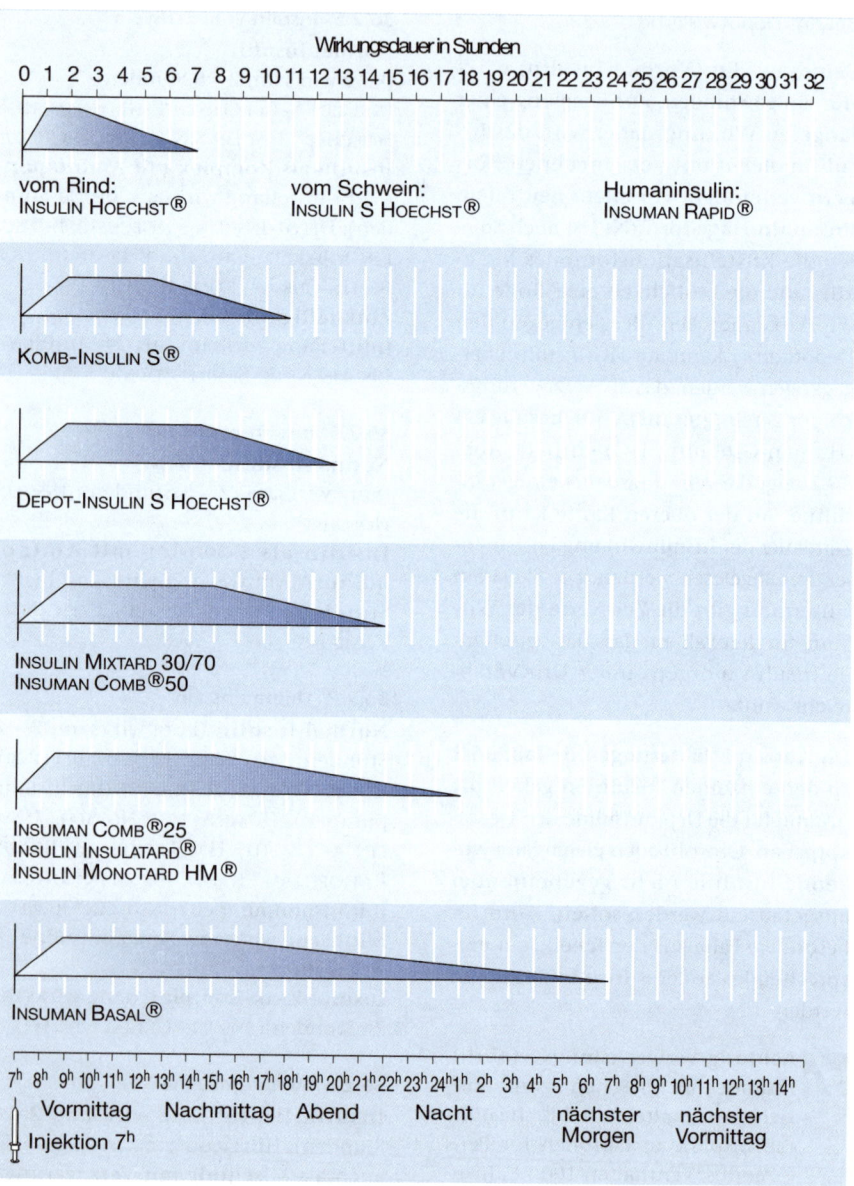

Abb. 36-2: Insulinformen und Wirkungsdauer anhand einiger Beispiele.

Verzögerungsmechanismus	Handelsnamen
Komplex aus Insulin mit Protamin (NPH, Insulin-Isophan)	BERLINSULIN® H BASAL, HUMISULIN BASAL® NPH, INSULIN B. BRAUN RATIOPHARM® BASAL, INSULIN INSULATARD® HUMAN, INSULIN PROTAPHAN® HM, INSUMAN® BASAL
Mischungen aus Normalinsulin und Protamin-Insulin (die Zahlen hinter dem Handelsnamen geben das Verhältnis Normalinsulin zu Verzögerungsinsulin an, z.B. 30/70: 30% Normalinsulin, 70% Verzögerungsinsulin)	BERLINSULIN® H 20/80, 30/70, HUMINSULIN PROFIL® II, INSULIN ACTRAPHANE® HM 10/90, 20/80, 30/70, 40/60, 50/50 INSULIN B. BRAUN, RATIOPHARM® COMB 30/70, INSULIN MIXTARD 30/70 HUMAN, INSULIN® COMB 15, 25, 50
Insulin mit Zusatz von Zink	INSULIN MONOTARD®HM

Tab. 36-1: Mittellang wirksame Humaninsuline (Wirkdauer bis 24 Stunden).

Insulin aspart (kurz wirksam, 2 – 5 Stunden): NOVORAPID®
Insulin glargin (lang wirksam, 24 Stunden): als Basisinsulin LANTUS®

36.3 Orale Antidiabetika

Stoffe dieser Klasse sind **keine Hormone**, sie werden nur des Zusammenhangs wegen hier angeführt.

Grundlage eines Typ-II-Diabetes ist in der Regel eine Resistenz gegen Insulin mit zunächst immer mehr gesteigerter Insulinproduktion des Körpers (Hyperinsulinämie). Erschöpft sich dann die Leistung des Pankreas, sinkt die körpereigene Insulinmenge. Für diese Fälle stehen die oralen Antidiabetika (Einzahl: Antidiabetikum) bereit. Sie regen die Insulinausschüttung aus dem Pankreas an.

Überdosierungen mit eventuellen Hypoglykämien sind hierbei in der Regel nicht zu erwarten, sie sind jedoch möglich.

Viele orale Antidiabetika leiten sich von den Sulfonamiden ab; zum Teil haben sie sogar antibakterielle Eigenschaften. Sie können bei längerem Gebrauch ungünstig auf die Niere wirken und dürfen daher bei schweren Nierenschäden nicht gegeben werden.

Dosierung: Diese orientiert sich an der diabetischen Stoffwechsellage. Meist genügen 1 bis 2 Tabletten, die morgens auf einmal genommen werden sollen. Sind höhere Dosen erforderlich, so erfolgt die restliche Einnahme abends. Mehr als 3 Tabletten pro Tag versprechen in der Regel keinen weiteren Erfolg – eine

Bauchspeicheldrüse, die dadurch nicht angeregt wird, liefert auch bei stärkerer Dosierung kein Insulin.

Eine Kombinationstherapie mit Insulin oder verschiedenen oralen Antidiabetika untereinander ist möglich und oft nötig.

36.3.1 Sulfonamidabkömmlinge (Sulfonyl-Harnstoff-Verbindungen)

Da die meisten dieser Verbindungen sehr niedrig dosiert sind, erfolgen die Mengenangaben hier ausnahmsweise in mg.

Glibenclamid: Tabletten mit 3,5 mg und 1,75 mg. Ohne antibakterielle Eigenschaften; Hypoglykämien möglich.
Ⓖ (GLIBEN..., GLIB...), AZUGLUCON®, BASTIVERIT, DURAGLUCON®, EUGLUCON N®, GLIMIDSTADA®, GLUCOREMED®, GLUKOREDUCT®, GLUKOVITAL®, GLYCOLANDE®, HUMEDIA®, MANINIL®, PRAECIGLUCON®/MITE®

Glibornurid: Tabletten 25 mg, ähnlich wie Glibenclamid.
GLUBORID®, GLUTRIL®

Gliclazid: Tabletten 80 mg.
DIAMICRON®

Glimepirid: Tabletten zu 1 , 2 und 3 mg.
AMARYL®

Gliquidon: Tabletten 30 mg.
GLURENORM®

Glisoxepid: Tabletten 4 mg, ebenfalls ähnlich den obigen.
PRO-DIABAN®

Tolbutamid: Tabletten 500 mg und 1 000 mg. Zum Teil auch als Ampullen 1 000 mg i. v. zur Durchführung des Tolbutamidtestes. Tabletten können aufgelöst oder ins Essen gemischt werden.
Ⓖ, ORABET®

Äquivalenzdosen

Die folgenden Dosen von oralen Antidiabetika sind wirkungsgleich:

Glibenclamid 3,5 mg
Glibornurid 25,0 mg
Tolbutamid 1 000,0 mg

36.3.2 Biguanide

Diese oralen Antidiabetika fördern die Hyperinsulinämie nicht und können daher als erste Maßnahme eingesetzt werden. Sie dürfen wegen der Gefahr einer Übersäuerung (Lactazidose) bei erhöhtem Kreatinin nicht gegeben werden.

Dimethyl-Biguanid (Metformin): Tabletten mit 0,85 g oder 0,5 g
Ⓖ, BIOCOS®, DIABESIN®, DIABETASE®, ESPA-FORMIN®, GLUCOBON BIOMO®, GLUCOPHAGE®, MEDIABET®, MEGLUCON®, MESCORIT®, MET®, METFOGAMMA®, METFORM®ABZ, SIOFOR®, THIABET®

36.3.3 Prandiale Glukoseregulatoren

Stimulieren die Beta-Zellen des Pankreas durch Hemmung der Kaliumkanäle und führen zur raschen Insulinausschüttung bei Bedarf – also zu den Mahlzeiten.

Repaglinid:
Tbl. zu 0,5 mg, 1 mg und 2 mg.
NOVONORM®

36.3.4 Glitazone (Thiazolidindione)

Steigern die Insulinempfindlichkeit und können die Insulinresistenz günstig beeinflussen. Dadurch haben sie eine grundsätzlich andere Wirkung als die bisher erwähnten Substanzen. Angriffspunkt ist unter anderem das Fettgewebe. Eine dieser Substanzen ist allerdings wegen unklarer Todesfälle bei uns nicht in den Handel gekommen. In den USA ist **Togliazon** im Handel.

Rosiglitazon: AVANDIA®

Pioglitazon: ACTOS®

36.3.5 Resorptionshemmer

Ganz anderer Angriffspunkt als die bisher erwähnten Stoffe. Die im oberen Darmbereich normalerweise erfolgende Aufspaltung langkettiger Kohlenhydrate wie Stärke zu Glukosemolekülen („Zucker") wird gehemmt. Dadurch kommt es im Blut zum langsameren Anfluten von Glukose nach einer Mahlzeit und Zuckerspitzen werden vermieden. Allerdings gelangt jetzt unverdautes Material in untere Darmabschnitte, wo es gären kann und dadurch heftige Blähungen und Durchfälle verursacht, vor allem zu Beginn der Behandlung.

Acarbose: GLUCOBAY®

Miglitol: DIASTABOL®

36.4 Blutzuckererhöhende Stoffe

36.4.1 Glukagon

Hormon der Bauchspeicheldrüse, medikamentös einsetzbar zur raschen und kurzfristigen Anhebung des Blutzuckerspiegels. Als s.c., i.m. oder i.v. Injektion von meist 0,001.

Ⓖ, GLUCAGEN®

36.4.2 Diazoxid

Zur oralen Gabe, individuelle Dosierung. Auch als blutdrucksenkendes Medikament anwendbar, ☞ 30.7.

PROGLICEM®

37 Mittel bei Erkrankungen des Harnsäurestoffwechsels

Harnsäure als ein Endprodukt des Eiweißstoffwechsels wird durch die Niere ausgeschieden. Dauernde Erhöhung der Harnsäure im Blut, auch ohne klinische Symptome, wird als **Hyperurikämie** bezeichnet und ist spätestens ab 595 mmol/l (10 mg/ml) medikamentös behandlungsbedürftig. Akute Zustandsbilder des gestörten Harnsäurestoffwechsels mit Ausfall von Harnsäurekristallen im Gewebe werden als Gichtanfall bezeichnet.

Erhöhte Harnsäurewerte, die akut zum **Gichtanfall** und chronisch zur **Gichtkrankheit** führen, können wie folgt behandelt werden:

37.1 Diät

Die Zufuhr purinhaltiger Nahrungsmittel und von Alkohol muss eingeschränkt werden. Purine sind ein Hauptvorläufer der Harnsäure und vor allem in zellkernreichen Stoffen enthalten (Leber, Bries, Hirn und viele andere). Reichliche Flüssigkeitszufuhr ist wichtig. Urin im sauren Bereich halten.

37.2 Mittel beim akuten Gichtanfall

37.2.1 Colchicin

Als Sofortmittel gegen den sehr schmerzhaften Anfall ist dieser, aus der Herbstzeitlose gewonnene Stoff schon seit Jahrhunderten bekannt. Ein Gichtanfall, der darauf nicht anspricht, ist meist kein

Gichtanfall! Leider mit erheblichen Nebenwirkungen belastet, so tritt häufig Durchfall auf.
COLCHICUM-DISPERT®, COLCHYSAT®

37.2.2 Indometacin

Mittel der Wahl beim akuten Gichtanfall. Vorsicht bei psychischen Erkrankungen und Magen- und Zwölffingerdarmgeschwüren! Die Substanz ist auch ein Antirheumatikum, ☞ Tab. 5-1.
Ⓖ (INDO…, INDOMET…), AMUNO®, INFLAM®

37.3 Mittel zur Dauerbehandlung erhöhter Harnsäure

37.3.1 Verminderung der Harnsäure-Produktion

Substanzen dieser Reihe greifen in die körpereigene Harnsäure-Synthese (Bildung) durch Hemmung des Enzyms **Xanthin-Oxidase** ein. Der Organismus baut seine stickstoffhaltigen Abbauprodukte nicht mehr zu Harnsäure auf, sondern zu leicht auszuscheidenden Vorläufern wie Hypoxanthin und Xanthin.
Allopurinol: Ⓖ (ALLO…), ALLPARGIN®, BLEMINOL®, CELLIDRIN®, DURA AL®, EPICHOPAL®, FOLIGAN®, JENAPURINOL®, MILURIT®, PUREDUCT®, REMID®, URIBENZ®, URIPURINOL®, ZYLORIC® (Tabletten zu 0,1, 0,2 und 0,3).

37.3.2 Verminderung der Harnsäure-Produktion und Verbesserung der Ausscheidung

Sowohl vermehrte Ausscheidung von Harnsäure (urikosurische Wirkung) als auch eine Hemmung der Synthese (Bildung) werden durch **Benzbromaron** erzielt: Ⓖ, NARCARICIN®

38 Erkrankungen des Fettstoffwechsels

Erhöhte Blutwerte von Neutralfetten **(Triglyceriden)** und **Cholesterin** können **Arteriosklerose** (Arterienverkalkung) fördern. Sie stellen einen Risikofaktor dar in der Entwicklung von Herz-Kreislauf-Erkrankungen mit so schwerwiegenden Folgen wie Herzinfarkt oder Schlaganfall. Die einfachste, aber vom Patienten oft nicht eingesehene Behandlungs- und Vorbeugemöglichkeit besteht im Einhalten einer Diät. Erst wenn deren Möglichkeiten konsequent ausgenutzt wurden, sollte an die Verordnung eines entsprechenden Medikaments gedacht werden. Die unten angeführten Substanzen sind unter diesen Gesichtspunkten zu betrachten. Bestimmte Blutfette hoher Dichte können sogar eine Schutzwirkung ausüben (High Density Lipoproteins, HDL).
Nicht bei allen Patienten wird die Erhöhung der Blutfette durch falsche Ernährung verursacht, sie kann auch durch Veranlagung bedingt und dann vererbbar sein.

38.1 Diät

Einschränkung übermäßiger Fett- und Kohlenhydrataufnahme, besonders tierischer Fette und stark cholesterinhaltiger Nahrungsmittel wie Eier, Butter, Käse, Leber. Idealgewicht anstreben. **Vernünftige Ernährung** und **viel Bewegung** sind nach wie vor die Goldstandards der Behandlung von Übergewicht.

38.2 Abkömmlinge der Clofibrinsäure

Hemmen den Aufbau von Cholesterin in der Leber und beeinflussen den Triglyceridstoffwechsel, dadurch Senkung der entsprechenden Blutfettwerte. Vorsicht bei gleichzeitiger Gabe von Antikoagulanzien, da deren Wirkung verstärkt wird.

Bezafibrat: Ⓖ (BEZA...), AZUFIBRAT®, BEFIBRAT®, CEDUR®, LIPOX®, REGADRIN®

Clofibrat: Ⓖ

Etofibrat: Verbindung zwischen **Nikotinsäure** und **Clofibrat**, hat Eigenschaften, aber auch Nebenwirkungen beider Substanzen (Hautrötungen und Verstärkung der Antikoagulanzien-Wirkung), Dosierung 0,5 pro Tag oral. LIPO-MERZ RETARD®

Etofyllinclofibrat: DUOLIP®

Fenofibrat: Ⓖ, CIL®, DURAFENAT®, FENOBETA®, LIPANTHYL®, LIPIDIL®, NORMALIP®

Gemfibrozil: GEMFI 1-A PHARMA®, GEVILON®

38.3 Cholesterin-Synthesehemmer

Diese auch CSE-Hemmer genannten Substanzen greifen in den komplizierten Stoffwechselweg des Cholesterinaufbaues durch den Organismus ein. Cholesterin wird nicht nur durch die Nahrung aufgenommen, sondern vom Körper auch selbst produziert. Eine zwingende Indikation ist die meist familiär vererbte isolierte Cholesterinerhöhung (über 300 mg/dl).

Atorvastatin: SORTIS®

Fluvastatin: CRANOC®, LOCOL®

Lovastatin: MEVINACOR®

Pravastatin:
LIPREVIL®, MEVALOTIN®, PRAVASIN®

Simvastatin: DENAN®, ZOCOR®

38.4 Nikotinsäure und deren Verbindungen

Nikotinsäure hemmt den Aufbau von Cholesterin und die Freisetzung von Fetten, deren Abbau überdies enzymatisch gefördert wird. Sie unterstützt die Auflösung von Fibrin und besitzt gefäßerweiternde Wirkungen, weshalb Nikotinsäure auch zur Behandlung von Durchblutungsstörungen eingesetzt wird (☞ 25.3.1). Die Gefäßerweiterung tritt auch als Nebenwirkung in Form von Hitzewallungen und Hautrötungen auf. Bei Diabetikern auf Beeinflussung des Zuckerhaushaltes achten!

Beta-Pyridyl-Carbinol (Pyridylmethanol): wird in der Leber zu Nikotinsäure umgewandelt. Dosierung 0,6 – 1,2 pro Tag oral, niedrig beginnen und langsam steigern. RADECOL®

Inositol-Nicotinat: Verbindung zwischen **Nikotinsäure** und **Inosit**, Dosierung 0,6 bis 2,4 pro Tag oral. NICOLIP®

Xantinolnicotinat: Ⓖ, COMPLAMIN®

38.5 Thyroxin

Schilddrüsenhormone steigern allgemein den Stoffwechsel und setzen den Cholesteringehalt des Serums herab. Diese Wirkung, vor allem des rechtsdrehenden (D-)**Thyroxins**, wird therapeutisch ausgenützt. Beeinflusst den Blutzuckerspiegel (Diabetiker!), verstärkt Antikoagulanzien-Wirkung und kann Nervosität und Herzklopfen verursachen. Dosierung 0,004 pro Tag oral. DYNOTHEL®

38.6 Colestyramin

Es handelt sich hierbei um ein Harz, das Gallensäuren bindet und dem Körper entzieht. Der Organismus bildet neue Gallensäuren aus Cholesterin, dessen Menge im Blut dadurch sinkt. Neben dem cholesterinsenkenden Effekt ist **Colestyramin** auch wirksam gegen Juckreiz bei Gallengangsverschluss (der durch Gallensäuren verursacht wird). Magen-Darm-Beschwerden als Nebenwirkung bei ca. 20% der Patienten.
Ⓖ, COLESTHEXAL®, COLESTYR VON CT®, LIPOCOL-MERZ®, QUANTALAN®, VASO-SAN®

38.7 Beta-Sitosterin

Strukturell dem Cholesterin ähnlich, hemmt dessen Absorption und bewirkt dadurch niedrigere Blutspiegel (bezüglich der Prostatawirkung ☞ 30.5.4.2). SITO-LANDE®

38.8 Regulatoren der Körperfettmasse

Dem Bedürfnis übergewichtiger Menschen folgend, mit einer Tablette die Versäumnisse an Essdisziplin und körperlicher Bewegung zu kompensieren, werden dafür medikamentöse Hilfen angeboten.

38.8.1 Serotonin-Noradrenalin-Wiederaufnahmehemmer

Verstärken das Sättigungsgefühl und erhöhen den Grundumsatz. Durch erhöhte Körpertemperatur wird mehr Energie „verheizt". Wegen der Verwandtschaft zu Stoffen der Gruppe 16.2.1.4 treten als Nebenwirkungen Magendarmbeschwerden, Müdigkeit und trockener Mund auf.

Sibutramin: REDUCTIL®

38.8.2 Lipase-Hemmer

Die Aufspaltung und damit Aufnahmemöglichkeit von Nahrungsfetten im oberen Darm wird verzögert. Die in untere und dafür nicht vorbereitete Darmregionen gelangenden unverdauten Fette führen dort zu Blähungen, dünnem fettigem Stuhl und Durchfall.

Orlistat: XENICAL®

 Vor einer eigenmächtigen und nicht ärztlich überwachten Behandlung mit Mitteln gegen Übergewicht kann nicht genug gewarnt werden. Es drohen ernsthafte Störungen des Vitamin- und Mineralhaushaltes.

39 Sonstige

39.1 D-Penicillamin

D-Penicillamin ist eine Substanz, die zwar aus Penicillin gewonnen werden kann, aber **keine antibiotischen Wirkungen** mehr hat. Aufgrund einer SH-Gruppe im Molekül kann sich Penicillamin an verschiedene Stoffe anlagern, was seine sehr unterschiedliche Verwendung als Medikament erklärt.

Bei **Cystinurie** wird krankhafterweise zuviel des schwerlöslichen **Cystins** ausgeschieden, was in der Niere zu Steinbildung führen kann. Penicillamin bildet mit Cystin gut lösliche Komplexe, die leicht ausgeschieden werden.

Bei der **Wilsonschen Krankheit** fängt Penicillamin überflüssiges Kupfer ab.

Bei **Schwermetallvergiftungen** wird ebenfalls Metall gebunden und ausgeschieden.

Bei **rheumatoider Arthritis (PCP)** wirkt Penicillamin entnetzend auf große Eiweißmoleküle und beeinflusst dadurch immunologische Vorgänge.

Anwendung: Oral 0,6 auf mehrere Gaben verteilt, anfangs weniger.

Infolge hemmender Wirkung auf das Bindegewebe kann es zu erhöhter Hautbrüchigkeit kommen.
METALCAPTASE®, TRISORCIN®

39.2 Knochenstoffwechsel (Mittel gegen Osteoporose)

Knochen ist keine „tote" Substanz. Er befindet sich in ständigem Auf-, Ab- und Umbau. Aufbauende Knochenzellen heißen Osteoblasten, abbauende Osteoklasten. Sie unterliegen hormonellem Einfluß durch das Parathormon der Nebenschilddrüse und Östrogene. Wichtigste Knochenbestandteile sind Calcium („Kalk") und Phosphate.

39.2.1 Calciumsalze
Der Mensch benötigt 1 bis 1,5 Gramm Calcium täglich. Ein Mehrangebot ist zwar sinnvoll, wird jedoch zum Knochenaufbau nur angenommen, wenn andere steuernde Faktoren wie Hormone oder Biphosphonate wirksam werden. Calcium, das beispielsweise reich-

lich in Milch vorkommt, wird deshalb nicht nur als Reinsubstanz in Tabletten oder Pulvern angeboten, sondern ist auch ein häufiger Kombinationspartner anderer Osteoporose-Medikamente.

39.2.2 Fluor
Regt die Osteoblasten an, darf jedoch nicht überdosiert werden, da es dadurch zu sprödem, brüchigem Knochen kommen kann.
Natriumfluorid: Ⓖ, FLUOROS®, NAFRIL®, OSPUR®, OSSIN®

39.2.3 Biphosphonate
Ähneln den natürlichen Phosphaten und hemmen die Osteoklasten. Der natürliche Knochenaufbau durch Osteoblasten wird nicht behindert. Streng nüchterne Einnahme erforderlich, sonst i. v. Gabe möglich, Magen-Darmbeschwerden als Nebenwirkung sind häufig.
Alendronat: FOSOMAX®
Clodronat: BONEFOSS®, OSTAC®
Ibandronat: BONDRONAT
Etidronat: Ⓖ, DIDRONEL®, DIPHOS®
Pamidronat: AREDIA®
Risedronat: ACTONEL®
Tiludronat: SKELID®
Zoledronat: bei Drucklegung noch nicht im Handel.

39.2.4 Östrogene (☞ 44.1)
Beeinflussen das Wachstum der Osteoblasten unter Mitwirkung der Osteoklasten. Dadurch wird insgesamt der Knochenabbau vermindert. Nur zur Anwendung bei Frauen. Wenn die Gebärmutter nicht entfernt ist, müssen zusätzlich Gestagene (☞ 44.2) gegeben werden, es gibt zahlreiche Kombinations-

präparate. Einem gering höheren Risiko für Mammakarzinom steht der deutliche Nutzen und das Allgemeinbefinden gegenüber. Ob eine Östrogen-Langzeitbehandlung im Klimakterium vor Herzinfarkten schützt, ist fraglich und wird kontrovers diskutiert.

39.2.5 Östrogen Rezeptor Modulatoren (SERM)

Sind keine Hormone, beeinflussen die Empfängerstellen für Östrogene und haben einen günstigen Effekt auf die Knochendichte bei Frauen nach der Menopause.

Raloxifen: EVISTA®

39.2.6 Calcitonine

Reduzieren die Anzahl und Aktivität der Osteoklasten und wirken gleichzeitig schmerzstillend. Bei Anwendung als Nasenspray kaum Nebenwirkungen. Bei s.c.-, i.m.- oder i. v.-Gabe sind Magen-Darmbeschwerden möglich.

Ⓖ, AZUCALCIT®, CALCIHEXAL®, CALSYNAR®, CASALM®, CIBACALCIN®, KARIL®, OSTEOS®, OSTEOSTABIL®

39.2.7 Vitamin D-Abkömmlinge

Beeinflussen den im Alter auftretenden Hyperparathyreodismus (vermehrte Ausschüttung von Parathormon infolge schlechterer Vitamin D-Rezeptoren) durch Kontrolle des Parathormons. Außerdem werden die Osteoblasten gefördert. Laufende Kontrollen des Calciumspiegels sind erforderlich. Wenig Nebenwirkungen.

Alfacalcidol: BONDIOL®, DOSS®, EINSALPHA®
Calcitriol: BOCATRIOL®, DECOSTRIOL®, ROCALTROL®

39.2.8 Anabole Steroide

Nur für Frauen – bei Männern könnte ein Prostatakrebs gefördert werden. Es handelt sich um eine Therapie für Ausnahmefälle, die zwar Knochenabbau hemmt und Muskeln aufbaut, aber auch vermännlichend wirkt. So kann z. B. vermehrte Behaarung am Körper und im Gesicht auftreten. (☞ 43.2)

Hormone

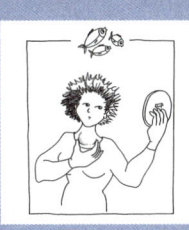

Grundkenntnisse über Hormone, deren Wirkungen, Produktionsstätten sowie die Erscheinungen bei Ausfall oder Überangebot werden in den Lehrbüchern der Anatomie, Physiologie und Krankheitslehre vermittelt und werden hier vorausgesetzt. Nur die wichtigsten Effekte, vor allem in therapeutischer Hinsicht, können im Rahmen dieses Buches kurz wiederholt werden. Hormone, die in der Therapie nicht oder nur sehr selten verwendet werden, sind nicht aufgeführt.

40 Hormone der Hypophyse und des Hypothalamus

40.1 Hormone des Hypophysenvorderlappens

Im Hypophysenvorderlappen wird eine Reihe von Hormonen produziert, die als Steuerhormone auf endokrine Drüsen des Körpers einwirken wie die Schilddrüse oder die Nebennierenrinde. Führt man Vorderlappenhormone therapeutisch zu, veranlassen sie die entsprechende Körperdrüse zur Hormonausschüttung. Andererseits werden die Vorderlappenhormone ihrerseits wieder von den übergeordneten Releasing-Faktoren des Zwischenhirns stimuliert. Klinisch decken sich also die Wirkungen der Steuerhormone mit denen der zugehörigen endokrinen Drüse – allerdings nur so lange, wie diese intakt ist. Man kann diesen Effekt auch zu einem Test auf die Funktionsfähigkeit der hypophysenabhängigen endokrinen Drüsen verwenden. Ein solcher Test ist der Schilddrüsen-Stimulationstest **(TRH-Test).**

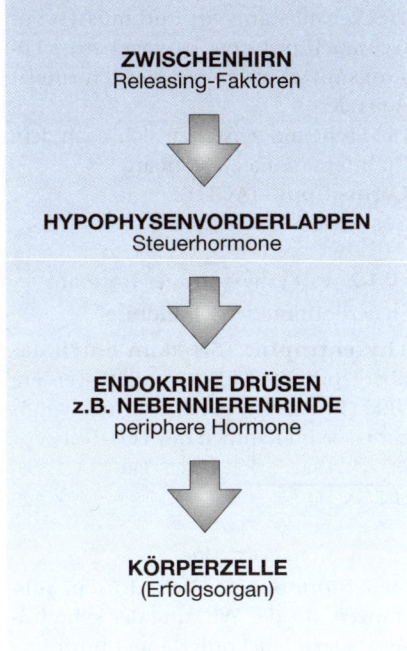

Abb. 40-1: Stimulation und Wirkungsweise der Hypophysenvorderlappenhormone.

Umgekehrt führt ein erhöhter Hormongehalt im Blut zu einer Drosselung der Steuerhormone. Künstlich zugeführte Hormone bremsen also die Tätigkeit der Steuerdrüsen und damit deren stimulierende Aktivität auf die davon abhängigen Hormondrüsen.

40.1.1 ACTH
(adrenocorticotropes Hormon)

Steuerhormon der Nebennierenrinde. Anwendung bei Asthma, Schock, Allergie und zur Diagnostik der Nebennierenrindenfunktion.

20 – 120 Einheiten/Tag i.m., i. v. oder als i. v. Infusion in verschiedenen Trägerlösungen. Die Ampullen liegen als Trockensubstanz vor und müssen vor Gebrauch mit dem beigegebenen Lösungsmittel aufgelöst werden (meist Aqua dest.).

Die Einheiten verstehen sich nach dem III. Internationalen Standard.

Corticotropin (ACTH):
ACETHROPAN®, SYNACTHEN®

40.1.2 TSH (Thyreotropes Hormon)

Steuerhormon der Schilddrüse.

Thyreotropin: TSH kann durch das übergeordnete TRH stimuliert werden; TRH (**Protirelin**) oral und intravenös zur Gabe im Rahmen des TRH-Tests.
Ⓖ, ANTEPAN®, RELEFACT TRH®, THYROLIBERIN TRH®

40.1.3 Gonadotropine

Steuerhormone der Keimdrüsen. Substanzen mit der Wirkung der keimdrüsensteuernden Vorderlappenhormone kann man auch aus Schwangerenharn gewinnen (Choriongonadotropine). Sie werden bei Unterfunktion der weiblichen und männlichen Keimdrüse eingesetzt. Dosierung: 100 – 300 Einheiten und mehr täglich i.m.

Choriongonadotropin: CHORAGON®, PREDALON®, PREGNESIN®, PRIMOGONYL®
Urogonadropin: HUMEGON®, MENOGON®, PERGONAL®
Follitropin: GONAL®, PUREGON®

40.1.4 Prolactin

Steuerhormon für die Absonderung von Muttermilch wie auch für andere Stoffwechselvorgänge.

40.1.4.1 Prolactinhemmer

Zur Unterbindung der Milchsekretion nach Geburten und für andere Zwecke.

Bromocriptin: Ⓖ, BROMOCREL®, KIRIM®, PRAVIDEL®
Lisurid: CUVALIT®, DOPERGIN®
Metergolin: LISERDOL®

40.1.5 Wachstumshormon

Somatropin: Bewirkt das Längenwachstum des Körpers, aber nur bei Kindern. Bei krankhafter Überproduktion durch einen Tumor entsteht das Krankheitsbild der Akromegalie. Hat zahlreiche weitere Wirkungen (z. B. Blutzuckererhöhung). Anwendung nur in Spezialfällen.

GENOTROPIN®, HUMATROPE®, NORDITROPIN®, SAIZEN®, ZOMACTON®

40.1.5.1 Wachstumshormon-
Rezeptor-Antagonisten

Pegvisomant: Sozusagen ein unwirksam gemachtes Wachstumshormon, das dessen Rezeptor besetzt und daher das „richtige" Hormon nicht zur Wirkung kommen lässt. Zur Behandlung der Akromegalie. (Bei Drucklegung noch nicht im Handel).

40.2 Hormone des Hypophysenhinterlappens

Hormone aus dieser Region sind im Gegensatz zu den Vorderlappenhormonen keine Steuerhormone, sondern wirken ohne Umweg über andere endokrine Drüsen.

40.2.1 Vasopressin und dessen Verbindungen

Dieses Hormon erzeugt eine Kontraktion der glatten Muskulatur der Gefäße, des Darmes und der Harnwege. Außerdem wird die Wasserausscheidung gehemmt. Indikationen sind postoperative Darmlähmungen, Kollapszustände und der Diabetes insipidus. Da auch die Herzkranzgefäße verengt werden, ist die Anwendung beim Koronarkranken kontraindiziert. Dosierung: 5 – 10 Einheiten i.m. oder in der i. v. Infusion.

Argipressin: PITRESSIN®
Desmopressin: Ⓖ, DESMOGALEN®, MINIRIN®, NOCUTIL®, OCTOSTIM®
Terlipressin: GLYCYLPRESSIN®, HAEMOPRESSIN®

40.2.2 Oxytocin

Kontrahiert die Uterusmuskulatur und wird deshalb in der Geburtshilfe angewandt, jedoch nur, wenn die Geburt jederzeit beendet werden kann, und nie, wenn ein zu enges Becken oder andere Geburtshindernisse vorliegen.

Dosierung: 0,5 – 2 internationale Einheiten, I.E. i.m. während der Geburt;

nach der Geburt 3 – 6 I.E. i.m. oder 3 I.E. i. v. Es gibt 1-ml-Ampullen zu 3 und 10 I.E.

Außerdem wird **Oxytocin** bei Störungen der Milchbildung eingesetzt.

Ⓖ, ORASTHIN®, SYNTOCINON®

Zur nicht parenteralen Anwendung: SYNTOCINON® Nasenspray

40.2.3 Oxytocin-Rezeptorantagonisten

Blockieren die Empfängerstellen (Rezeptoren) für Oxytocin an der Uterusmuskulatur und wirken daher wehenhemmend, z. B. bei drohender Frühgeburt.
Atosiban: TRACTOCILE®

40.3 Hormone des Hypothalamus

Die entsprechenden Substanzen werden wegen ihres Anwendungsgebietes bei den Zytostatika unter 10.6.4 besprochen.

41 Hormone des Nebennierenmarkes

Epinephrin (Adrenalin):
Ⓖ, SUPRARENIN®
Noradrenalin: ARTERENOL®
Beide Substanzen werden wegen ihrer ausgeprägten sympathikotonen Wirkung bei den Sympathikomimetika besprochen (☞ 24.1).

42 Hormone der Nebennierenrinde

Die lebenswichtige Nebennierenrinde (Abkürzung: NNR) produziert eine große Anzahl von Hormonen. Sie werden nach ihrem chemisch ähnlichen gemeinsamen Gerüst **Steroidhormone** genannt. Dieselbe chemische Grundstruktur haben auch die Keimdrüsenhormone, die also auch Steroide sind. Zur Unterscheidung bezeichnet man die NNR-Hormone als „Kortiko-Steroide" (Cortex: Rinde). Auch Herzglykoside und bestimmte Vitamine haben das gleiche chemische Gerüst, obwohl sie völlig andere Wirkungen haben. Einige Formeln demonstrieren die Ähnlichkeit (☞ Abb. 42-1).

Die NNR-Hormone teilt man ihrer Wirkung nach in drei Gruppen ein:

- **Mineralokortikoide.** Steuern vor allem den Mineralhaushalt, besonders den Natriumgehalt des Blutes
- **Glukokortikoide.** Haben zahlreiche Wirkungen (☞ unten); der Name kommt von ihrer Einwirkung auf den Zuckerhaushalt. Sie sind hierbei Gegenspieler des Insulins
- **Androgene.** Geschlechtshormone vom männlichen Typ.

In der Therapie finden ausschließlich die Glukokortikoide Anwendung.

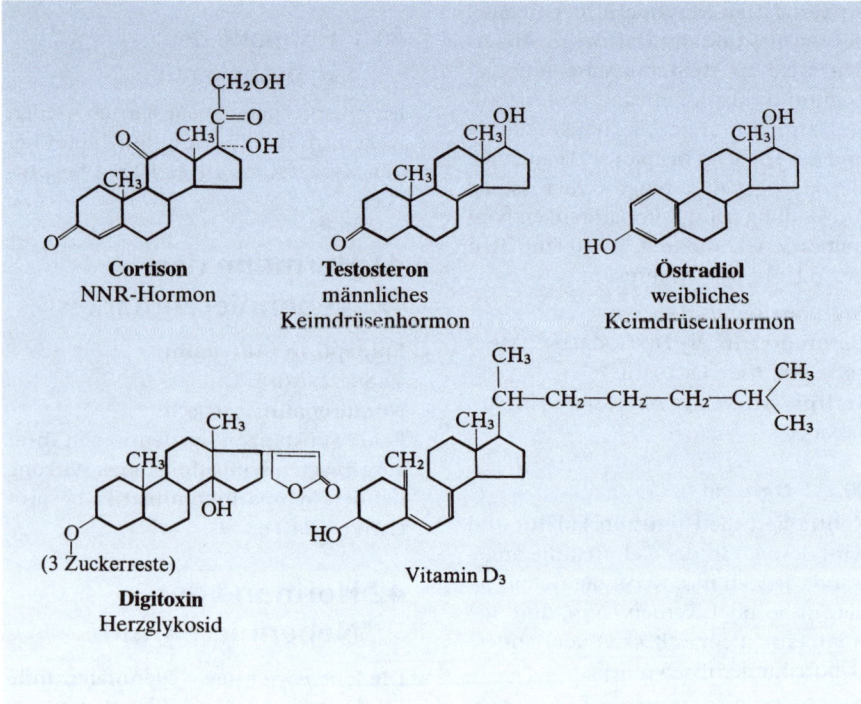

Abb. 42-1: Steroide.

42.1 Glukokortikoide

Die klassische Anwendung eines Hormons besteht in seiner Zufuhr, wenn die körpereigene Produktionsstätte ausgefallen ist. Tatsächlich behebt die Gabe von Glukokortikoiden die Symptome der **Addison-Krankheit**, bei der die Nebennierenrinden zugrunde gehen.

Sehr viel häufiger werden Glukokortikoide als wichtigste Vertreter der NNR-Hormone aber aufgrund ihrer **bindegewebshemmenden, entzündungsdämpfenden** und **antiallergischen** Wirksamkeit gegeben. Indikationen sind z. B. Asthma, Gelenkrheumatismus, allergische und Schockzustände, Hepatitiden, bestimmte Blutkrankheiten.

42.1.1 Kontraindikationen

Insbesondere ältere und vernarbte Magen-/Duodenalulcera. Diese können unter der bindegewebshemmenden Wirkung aufbrechen und bluten. Vorsicht ist geboten bei der Tuberkulose, wenn nicht gleichzeitig tuberkulostatisch gehandelt wird.

42.1.2 Nebenwirkungen

Dieselben, die bei einer Krankheit infolge körpereigener Überproduktion auftreten: Symptome der **Cushing-Krankheit** mit Gewichtszunahme infolge Natrium- und damit Wasserretention („Mondgesicht"), Blutdrucksteigerung, Osteoporose, Diabetes mellitus und psychische Veränderungen. Darüber hinaus tritt nach systemischer (nicht örtlicher) Anwendung eine Abschwächung der körpereigenen Abwehrkräfte ein, die bei nachfolgenden Infektionen bedrohliche Verläufe herbei-

führen kann. In solchen Fällen ist dann erneut ein Kortikosteroid zuzuführen.

42.1.3 Dosierung

Wir greifen hier das **Prednison** heraus. Die Dosierung ist individuell zu handhaben. Im allgemeinen beginnt man mit höheren Dosen um 0,05 – 0,15 oral, i. v. oder i.m. (50 – 150 mg) und geht dann langsam auf eine Erhaltungstherapie von 0,005 bis 0,01 (5 – 10 mg) zurück („Ausschleichen").

42.1.4 Grenzdosis für Langzeittherapie

Diejenige Erhaltungsdosis, die gerade noch keine Symptome der Cushing-Krankheit hervorruft, bezeichnete man früher als Cushing-Schwellendosis. Im Verhältnis zur Wirksamkeit eines Präparates soll diese Schwelle natürlich möglichst hoch sein. Der Begriff wurde wieder aufgegeben, da individuelles Ansprechen und effektiv wirksame Dosis zu stark schwanken. Im allgemeinen liegt die Grenzdosis für Langzeittherapie bei 7,5 mg **Prednison** pro Tag, dies entspricht etwa einer Verdoppelung der normalen körpereigenen Glukokortikoid-Ausscheidung. Für bestimmte Indikationen wird auch eine sehr niedrig dosierte Langzeitbehandlung empfohlen.

42.1.5 Zirkadianer Rhythmus

Die körpereigene Produktion von Glukokortikoiden ist in den frühen Morgenstunden am stärksten. Erfolgt zu diesem Zeitpunkt eine Zufuhr künstlicher Hormone, so wirkt sie kaum bremsend auf den natürlichen Zyklus. Logischerweise sollten Glukokortikoide deshalb **frühmorgens** gegeben werden.

Substanz	Handelsnamen	Menge in mg, die in der Wirkung 10 mg Prednison entspricht	Tägliche Menge in mg, die bei Dauertherapie gerade noch keine Nebenwirkungen hervorruft
Cortison	G	50	50
Hydro-cortison (Cortisol)	G	40	40
Prednison	PREDNISON®,DECORTIN®, PREDNI-TABLINEN®, REC-TO-DELT®, (SUPPOSITORI-EN)	10	5
Prednislon (Dehydro-Hydro-cortison, Dehydro-cortisol)	G (PREDNI...), DECA-PREDNIL®, DECORTIN® H, DERMOSOLON®, DURA-PREDNISOLON®, HEFA-SOLON®, PREDNABENE®, SOLU-DECORTIN®	10	5
6-Methyl-Prednisolon	G, MEDRATE®, METY-PRED®, METYSOLON®, PREDNI-M-TABLINIEN®, URBASON®	8	8
Triam-cinolon	G, BERLICORT®, DELPHI-CORT®, TRIAM-ORAL®, VOLON®	8	8
Dexa-methason	G (DEXA...), AFPRED®-DEXA, AUXILOSON®-DO-SIERAEROSOL, DEXAMON-OZON®, FORTECORTIN	1,5	2
Beta-methason	CELESTAMINE®, CELE-STAN®, DIPROSONE®	1	2
16-Methlen-Prednislon (Prednyli-den)	DECORTILEN®	15	20
Fluocortlon	ULTRALAN®	10	20
Deflazacort	CALCORT®	12	6
Cloprednol	SYNTESTAN®	5	2,5

Tab. 42-1: Glukokortikoide und Abkömmlinge.

42.1.6 Handelspräparate

Im Bestreben, bei gleicher Wirkung die Nebeneffekte immer geringer zu halten und die Cushing-Grenzdosis hinaufzusetzen, sind neben den körpereigenen Glukokortikoiden immer neue, synthetische hergestellt worden. Wichtig für die Verordnung ist ein Vergleich der Wirkdosis und der Grenzdosis mit dem oben erwähnten **Prednison**, einem typischen Glukokortikoid (☞ Tabelle 42-1).

42.1.7 Anwendung

Glukokortikoide können oral, i.m., i.v., s.c. und in die Gelenke gespritzt sowie inhaliert angewandt werden – es stehen dafür von den verschiedenen Präparaten unterschiedliche Zubereitungsformen zur Verfügung. Tabletten sind immer oral anzuwenden, Ampullen dagegen müssen daraufhin geprüft werden, ob es sich um eine Lösung oder eine Kristallsuspension handelt. Lösungen können i.v., i.m., s.c. und zur Instillation verwendet werden, Suspensionen zur intraartikulären Injektion oder zu besonderen anderen Zwecken. Darüber hinaus stehen zahlreiche lokale Zubereitungsformen zur Verfügung wie Salben, Puder, Lotio, Augen-, Ohren- oder Nasentropfen und -salben sowie Kombinationen mit Antibiotika.

Der Wirkstoffgehalt und die Grundsubstanz sind aus den Packungen ersichtlich.

Nach Injektion von Kortikoiden können örtliche Gewebsdefekte auftreten.

42.2 Mineralokortikoide

Aufgrund der Wirkung auf den Elektrolythaushalt mit Natriumretention werden diese Substanzen als blutdruckstabilisierende Kreislaufmittel verwendet.

Fludrocortison: Ⓖ, Astonin H®

42.3 Topische Steroide

Es handelt sich hier um örtlich (lokal, extern, topisch) anzuwendende Glukokortikoide, meist als Salbe, Creme, Lotion oder Spray. Richtig angewandt, gehören sie zu den unverzichtbar gewordenen Medikamenten zur Behandlung entzündlicher und proliferativer (mit Wachstum verbundener) Hautkrankheiten. Zu Unrecht werden sie als „gefährlich" angesehen – das werden sie nur bei unsachgemäßer Anwendung. Dann allerdings kann es zu Hautschäden (Atrophie) kommen. Im Mundbereich kann eine Rötung (periorale Dermatitis) auftreten, wenn topische Steroide unkritisch verwendet werden. Paradoxerweise gibt es auch Allergien gegen die antiallergisch wirkenden lokalen Steroide.

42.3.1 Schwache topische Steroide

Bei rein entzündlichen Erkrankungen, auch in Problemarealen und bei Kindern.

Fluocortinbutyl: Lenen®, Vaspit®
Hydrocortison: Ⓖ, Dermallerg-Ratiopharm®, Hydroderm®, Hydrogalen®, Munitren H®, Ratio Allerg®, Remederm HC®, Sanatison® Mono, Systral Hydrocort®
Hydrocortison-Acetat: Colifoam®, Ebenol®, Fenistil® Hydrocortison, Hydrocort von ct, Hydrocutan®, Soventol® HC, Velopural Opt
Prednisolon: Ⓖ, Alferm®, Linola-H®, Lygal® Kopftinktur

42.3.2 Mittelstarke topische Steroide

Wie oben, aber in Problemarealen und bei Kindern nur in besonderen Fällen.

Alclometason: DELONAL®
Clobetason: EMOVATE®
Clocortolon: KABAN®, KABANIMAT®
Desonid: STERAX®
Dexamethason: ⓖ, CORTIDEXASON®, DEXAGALEN® CRINALE, DEXA LOSCON®, DUODEXA N®, SOLUTIO CORDES® DEXA
Flumetason: CERSON®, LOCACORTEN®
Fluocinolon-Acetonid:
FLUCINAR®, JELLIN®, JELLISOFT®
Fluocortolon: ULTRALAN®
Flupredniden: DECODERM®
Fluticason: FLUTIVATE®
Hydrocortison-Aceponat: RETEF®
Hydrocortison-Buteprat: PANDEL®
Hydrocortison-Butyrat:
ALFASON®, LATICORT®
Methylprednisolon: ADVANTAN®
Prednicarbat: DERMATOP®, PREDNITOP®
Triamcinol-Acetonid: ⓖ, ARUTRIN® SPRAY, DELPHICORT®, EXTRACORT®, KORTIKOID-RATIOPHARM®, TRIAM CREME LICHTENSTEIN®, TRIAMGALEN®, VOLON A®, VOLONIMAT®

42.3.3 Starke topische Steroide

Bei stark proliferativen Hauterkrankungen der flachen Haut, in Problemgebieten nur kleinflächig und kurzzeitig.

Amcinonid: AMCIDERM®
Betamethason-Dipropionat:
DIPROSIS®, DIPROSONE®
Betamethason-Valerat: ⓖ (BETAMETHASON), BEMON®, BETA CREME LICHTENSTEIN®, BETAGALEN®, BETNESOL®, CELESTAN®-V, CORDES BETA®, SODERM®

Desoximethason: TOPISOLON®
Diflorason: FLORONE®
Fluocinonid: TOPSYM®
Halcinonid: HALOG®
Halometason: SICORTEN®

42.3.4 Sehr starke topische Steroide

Nur zur kurzzeitigen und kleinflächigen Anwendung.
Clobetasol: CLOBEGALEN®, DERMOXIN®, DERMOXINALE®, KARISON®
Diflucortolon: NERISONA®

42.3.5 Inhalatorische Steroide

Liegen meist als Spray vor, auch als Pulver oder Lösung zum Einatmen. Diese Medikamente werden beim Asthma (☞ 24.3.3.1) angewandt und sollen möglichst tief in die Atemwege gelangen. Es ist daher sehr wichtig, dem Patienten die **richtige Einatem-Technik** zu vermitteln. Auch zur nasalen Gabe bei Heuschnupfen.

Beclometason: ⓖ (BECLOMET…), AEROBEC®, BECLORHINOL®, BECLOURMANT®, BECONASE®, BRONCHOCORT®, CYCLOCAPS® BETAMETHASON, JUNIK®, RATIO-ALLERG®, RHINIVICT®, SANASTHMAX®, SANASTHMYL®, VENTOLAIR®, VIAROX®
Budesonid: ⓖ, BENOSID®, BRONCHOCUX®, BUDAPP®, BUDECORT®, BUDEFAT®, BUDES®, BUDON®, CYCLOCAPS® BUDESONID, NOVOPULMON®, PULMICORT®, RESPICORT®
Flunisolid: INHACORT®, SYNTARIS®
Fluticason:
ATEMUR®, FLUTIDE®, FLUTIVATE®

42.3.6 Darmwirksame Steroide

Darmwirksame Steroide werden vor allem **bei Morbus Crohn** als darmlösliche Kapseln oder als Klistier in den

Darm eingebracht. Man erreicht damit höhere Wirkspiegel direkt am betroffenen Organ.

Budesonid: BUDENOFALK®, ENTOCORT®

43 Männliche Keimdrüsenhormone

43.1 Androgene

Testosteron und einige chemisch ähnliche Substanzen werden Androgene genannt. Sie prägen die sekundären männlichen Geschlechtsmerkmale aus, führen aber auch zu vermehrtem Eiweißansatz (zum Beispiel Muskelwachstum). Diese Wirkung wird als **anaboler** Effekt bezeichnet.

Die Therapie mit Androgenen kann Ausfallerscheinungen der männlichen Keimdrüsen beheben. Sie muss kunstgerecht angewandt werden, da es sonst über eine Hemmung der Hypophypse zum gegenteiligen Effekt kommen kann. Diese hypophysenhemmende Wirkung scheint dagegen ein wesentliches Moment in der Anwendung von Androgenen bei Mammakarzinom der Frau zu sein (gegengeschlechtliche Behandlung). Allerdings kann es unter der Gabe von Androgenen bei der Frau zu einer Ausprägung männlicher Geschlechtsmerkmale kommen wie tiefe Stimme, Bartwuchs, Akne und Klitoriswachstum.

Testosteron täglich oder in größeren Abständen 0,005 – 0,05 i.m.

Testosteronderivate sind im Gegensatz zu Testosteron auch oral wirksam und halten länger an.

Testosteron-Enantat: Ⓖ
Testosteron-Propionat: Ⓖ, TESTOVIRON® (kombiniert mit Testosteronenantat)
Testosteron-Undecanoat: ANDRIOL®
Testolacton: FLUDESTRIN®
Mesterolon: PROVIRON®, VISTIMON®
Gesamtextrakt aus Tierhoden: ORCHIBION® zur Behandlung leichterer Störungen.

43.1.1 Erektionsfördernde Medikamente

Androgene bewirken zwar die männliche Potenz, lassen sich aber nicht als medikamentöse Hilfe anwenden, wenn diese nachlässt. Gegen mangelnde Gliedsteife wurden deshalb folgende Stoffe entwikkelt, die keine Androgene sind:
Sildenafil: VIAGRA®. Setzt über Stickstoffmonoxid mehr Guanosin-Monophosphat (cGMP) frei. Dieses entspannt die Schwellkörper, welche sich dadurch füllen und damit die Gliedsteife bewirken. Gleichzeitige Gabe von Nitraten (alle unter 23.1 genannten Stoffe) kann schwerwiegende Nebenwirkungen bis zu Todesfällen verursachen.
Alprostadil ist ein synthetisches Prostaglandin E1, das die Durchblutung der Schwellkörper ähnlich wie Stickstoffmonoxid steigert. Es liegt in Form einer Lösung vor, die sich der Patient selbst in den Schwellkörper des Penis spritzt. CAVERJECT®, VIRIDAL®.

43.2 Anabolika

Verändert man das Testosteron-Molekül in besonderer Weise, so tritt die Wirkung als männliches Geschlechtshormon ganz in den Hintergrund. Haupteffekt ist dann ein vermehrter Eiweißaufbau, die sogenannte anabole Wirksamkeit. In hohen Dosen tritt bei Frauen die vermännlichende Komponente zutage. Die illegale, aber häufig praktizierte Einnahme von Anabolika bei Hobby- und Berufssportlern zur Unterstützung des Muskelaufbaus ist wegen der teilweise erheblichen Nebenwirkungen abzulehnen.

Dosierung: Im allgemeinen 1 Depot-Ampulle alle 2 – 4 Wochen i.m. oder 1 – 3mal täglich 1 Tablette oral. Indikationen sind z. B. Kachexie, chronische Leiden mit Hinfälligkeit und Osteoporose Kontraindikationen: Schwangerschaft, Prostatakarzinom.

DECA-DURABOLIN®, MEGAGRISERIT® MONO, PRIMOBOLAN®

43.3 Antiandrogene

Diese Stoffe heben die Wirkung der Androgene an deren Empfängerstellen, den Rezeptoren, auf. Es sind also Antagonisten der Androgene. Daraus ergeben sich die Anwendungsbereiche Prostatakarzinom (☞ 10.6.4), krankhaft gesteigerter männlicher Sexualtrieb (Triebtäter), Vermännlichungserscheinungen bei Frauen und vorzeitige Pubertät bei Kindern beiderlei Geschlechtes.

43.3.1 Steroidale Antiandrogene

Steroidale Antiandrogene weisen das Steroidgerüst auf (☞ 42.1) und hemmen das luteinisierende Hormon LH.

Cyproteronacetat: ANDROCUR®. In niedriger Dosis auch in dem Kontrazeptivum DIANE® enthalten.

43.3.2 Reine (nicht-steroidale) Antiandrogene

Weisen keine weiteren endokrinen Effekte auf.

Bicalutamid: CASODEX®

Flutamid: Ⓖ (FLUTAMID, FLUTA...), API-MID®, FLUMID®, FUGEREL®, PROSTICA®, PROSTOGENAT®, TESTOTARD®

Nilutamid: bei Drucklegung noch nicht im Handel.

44 Weibliche Keimdrüsenhormone

44.1 Östrogene

Östrogene sind die hauptsächlich in der ersten Hälfte des Menstruationszyklus wirksamen weiblichen Geschlechtshormone. Sie werden in den **Ovarien** unter Einfluss des follikelstimulierenden Hormons (Hypophysenvorderlappen) gebildet. Östrogene wirken genital und extragenital. Wichtige genitale Wirkungen sind das Wachstum der Genitalorgane, besonders des Uterus, der Uterusschleimhaut und der Brustdrüsen. Extragenital ist eine psychische Stimulierung neben einer allgemeinen Gefäßerweiterung der wichtigste Effekt.

Therapeutisch werden Östrogene angewandt, wenn bei Unterfunktion der Ovarien keine funktionsfähige Uterusschleimhaut aufgebaut werden kann. Sie müssen zyklusgerecht, das heißt in der ersten Hälfte des Menstruationszyklus, gegeben werden. Auf diese Weise kann in Kombination mit Gestagenen (☞ 44.2) sogar bei völligem Ausfall der Ovarien ein regelrechter Zyklus erzeugt werden.

Klimakterische Beschwerden sind hauptsächlich auf das Absinken der körpereigenen Östrogenproduktion zurückzuführen. Im Vordergrund stehen vegetative Störungen. Die nach der Menopause häufig auftretende **Osteoporose** kann durch Langzeitgabe von Östrogenen teilweise verhindert werden (☞ 39.2.4).

44.1.1 Handelspräparate

Östriol, Östradiol: Follikel-Reinhormone, natürliche Östrogene. Dosierung nach ärztlicher Angabe, bukkal oder i.m., zyklusgerecht.

Estriol (Östriol): ⑥, GYNÄSAN®, OEKOLP®, OVESTIN®, SYNAPAUSE E®

nur zur lokalen Anwendung: ⑥, CORDES ESTRIOL®, OESTRO-GYNAEDRON M®, ORTHO-GYNEST®, XAPRO®

Estradiol (Östradiol): ⑥, ESTRIFAM®, ESTRONORM®, FEMOSTON® MONO in Form von Membranpflastern, welche die Substanz gleichmäßig über Stunden bis Tage abgeben, meist in drei Stärken: CERELLA®, CUTANUM®, DERMESTRIL®, ESTRABETA®, ESTRADERM®, ESTRAMON®, EVOREL®, FEM 7®, MENOREST®, TRADELIA®

Estradiol-Benzoat: nur in Kombinationspräparaten enthalten.

Estradiol-Valerat: ESTRADIOL JENAPHARM®, GYNO-KADIN®, MERIMONO®, PROGYNON DEPOT®, PROGYNOVA®

Ethinylestradiol:
⑥, PROGYNON C®, TURISTERON®

44.1.2 Konjugierte Östrogene

Dosierung 0,0003 – 0,0012 (0,3 – 1,2 mg) täglich oral; nach drei Wochen Einnahme eine Woche Pause.

CLIMAREST®, FEMARIT®, OESTRO-FEMINAL®, PRESOMEN®, TRANSANNON®

44.1.3 Östrogene zur Behandlung des Mannes

Ein weiteres Anwendungsgebiet der Östrogene ist die Behandlung des **Prostatakarzinoms.** Dadurch kann, auch bei fortgeschrittener Knochenmetastasierung, oft Schmerzfreiheit ereicht werden. Da es sich um eine Dauertherapie handelt, tritt als Nebenwirkung die Ausprägung weiblicher Geschlechtsmerkmale auf, z. B. Gynäkomastie. Die Dosierung erfolgt in größeren Mengen als bei der Östrogentherapie der Frau. In anderen, meist geringeren Dosen auch für gynäkologische Zwecke geeignet.

Polyestradiol-Phosphat: ESTRADURIN®

44.1.4 Antiöstrogene

Zur Anwendung bei Mammakarzinom
☞ 10.6.5.

44.2 Gestagene

Gestagene sind die Hormone der zweiten Zyklushälfte und der Schwangerschaft, Hauptvertreter ist das **Progesteron.** Es wird vom Gelbkörper **(Corpus luteum)** unter Einwirkung des luteinisierenden Hormons (Hypophysenvorderlappen) gebildet, in der Schwangerschaft auch von der Plazenta. Progesteron führt die Gebärmutterschleimhaut in die Sekretionsphase über, bereitet die Einnistung des Eis vor und ist während der Gravidität das „Schwangerschaftsschutzhormon". Dosierung nach ärztlicher Anweisung. Zur Behandlung maligner Tumoren
☞ 10.6.3.

Chlormadinon: Ⓖ, GESTAFORTIN®
Dydrogesteron: DUPHASTON®
Etonogestrel: IMPLANON® liegt als kleines Stäbchen vor, das mittels eines kleinen Schnittes unter die Haut des Oberarmes gelegt wird und dann ca. 3 Jahre empfängnisverhütend wirkt.
Gestonoron-Caproat: DEPOSTAT®
Hydroxyprogesteron-Caproat:
PROGESTERON-DEPOT®, PROLUTON®
Lynestrol: ORGAMETRIL®
Medrogeston: PROTHIL 5®
Medroxyprogesteron: Ⓖ (MPA),
CLINOFEM®, CLINOVIR®, FARLUTAL®
Megestrol-Acetat: MEGESTAT®
Norethisteron-Acetat: Ⓖ, GESTAKADIN®,
NORISTERAT®, PRIMOLUT NOR®, SOVEL®

44.3 Östrogen-Gestagen-Kombinationen

Bei bestimmten Regelstörungen und in der Menopause hat sich die Gabe von Östrogen-Gestagen-Kombinationen bewährt. Die Indikation und die Dosierung sind vom Gynäkologen festzulegen. Die meisten Präparate liegen in Form von Monatspackungen mit teils unterschiedlich zusammengesetzten Tabletten vor. Einige Präparate sind zur Injektion bestimmt.
ACTIVELLE®, CLIMEN®, CYCLO-MENORETTE®, CYCLO-ÖSTROGYNAL®, CYCLO-PROGYNOVA®, CYCLOSA®, ESTRAFEMOL®, FEMOSTON®, GIANDA®, GRAVIBINON®, GYNAMON®, JEPHAGYNON®, KLIMONORM®, KLIOGEST®, MERIGEST®, NOVOFEM®, ÖSTRONARA®, ÖSTRO-PRIMOLUT®, OSMIL, PRIMOSISTON®, PROCYCLO®, PROSISTON®, SISARE®, SYNGYNON®, TRISEQUENS®

44.4 Orale Kontrazeptiva

Die Zufuhr kleiner Mengen Gestagene oder der Kombination von Gestagen und Östrogen in einem bestimmten Verhältnis verhindert über eine Hemmung des Hypophysen-Zwischenhirn-Systems den Eisprung (die Ovulation) und damit eine Befruchtung. Außerdem spielen aber noch andere Mechanismen eine Rolle, so dass man nicht mehr von „Ovulationshemmern" spricht, sondern von **oralen Kontrazeptiva** (Einzahl: Kontrazeptivum). Sie haben einen unterschiedlichen Gehalt an Follikelhormon (Östrogen) und Gelbkörperhormon (Gestagen) (☞ Abbildung 44-1). Man dosiert diese „Anti-Baby-Pillen" im allgemeinen ab dem 5.–7. Tag nach Eintritt einer Regelblutung mit täglich einer Tablette für drei Wochen; danach wird eine Woche Pause eingelegt und ohne Rücksicht auf eine eingetretene oder fehlende leichte Abbruchblutung die erneute Einnahme begonnen. Die „klassischen" oralen Kontrazeptiva enthalten über den ganzen Zyklus hinweg eine bestimmte Menge Östrogen plus eine bestimmte Menge Gestagen pro Tablette (☞ Tab. 44-1). Bei den sogenannten **2-Phasen-Präparaten** unterscheiden sich die Tabletten für die beiden Zyklushälften in ihrem Hormongehalt, meist wird dies durch unterschiedliche Farbgebung hervorgehoben. Sie enthalten für die erste Hälfte Östrogen und für die zweite Hälfte Östrogen mit einer mittleren Gestagendosis. **3-Phasen-Präparate** schließlich versuchen die Hormonmengen dem natürlichen Zyklusverhalten anzupassen. Sie enthalten im ersten und letzten Drittel eine geringe, im mittleren Drittel eine etwas höhere Menge Östrogen und gleichzeitig ansteigende Mengen von Gestagenen. Die **Mehrphasen-Präparate** sind hier im einzelnen nicht aufgeführt. Wird die Einnahme einmal vergessen, so kann sie noch innerhalb 24 Stunden nachgeholt werden; danach ist ein Konzeptionsschutz nicht mehr gewährleistet. Je niedriger der Östrogengehalt, desto kürzer wird die sicher geschützte Zeit. Bei 30 mg Östrogengehalt beträgt sie nur noch 12 Stunden. Die Einnahme kann nach Vergessen einer Dosis fortgesetzt werden. Tritt dabei eine Abbruchblutung auf, so ist im allgemeinen eine Woche Pause mit danach erneuter Einnahme anzuraten. In solchen Fällen sollte ärztlicher Rat eingeholt werden.

Nebenwirkungen gefährlicher Art sind zwar nicht bekannt, doch Kontraindikationen sind u. a. Leberschäden, Thromboseneigung, Sichelzellanämie, hormonabhängige Tumoren und Störungen der Gallesekretion. Bei Schwangerschaft oder früherer Schwangerschafts-Gelbsucht dürfen orale Kontrazeptiva nicht gegeben werden. Zunahme des Körpergewichtes unter der Einnahme wird wohl häufiger behauptet, als es der Fall ist; dies kann auch psychische Gründe haben. Bei Migräne, starken Kopfschmerzen, Sehstörungen, ersten Anzeichen von Venenentzündungen oder Thrombosen, Auftreten von Gelbsucht, Blutdruckanstieg, epileptischen Reaktionen, erkennbarem Myomwachstum sowie vor Operationen und nach Unfällen mit Bettlägrigkeit sind orale Kontrazeptiva sofort abzusetzen und der Arzt

zu informieren. Rauchen kann, besonders bei Frauen über Dreißig, diese Risiken fördern. Präparate mit sehr niedrigem Östrogengehalt wurden mit erhöhtem Thromboserisiko in Zusammenhang gebracht.

Orale Kontrazeptiva werden außer zur Konzeptionsverhütung zur **Behandlung schmerzhafter Regelblutungen** eingesetzt. Mit oralen Kontrazeptiva kann auch die Regelblutung verschoben werden. Man hört mit der Einnahme eine Woche früher auf oder setzt sie eine Woche länger fort, wenn der Eintritt der Menstruation um die entsprechende Zeit verlegt werden soll. Solche Manipulationen sollten jedoch eine Ausnahme sein.

Kalenderpackungen erleichtern die tägliche Einnahme von Kontrazeptiva. Oft wird die Zahl der Tabletten an den Handelsnamen angehängt, zum Teil enthalten die Packungen wirkstofffreie Tabletten für die Zeit der Menstruation, z. B. SEQUILAR 21®, aber SEQUILAR 28® mit wirkstofffreien Tabletten.

44.4.1 Östrogenfreie Kontrazeptiva („Minipille")

Neben den in Abbildung 44-1 aufgeführten Kombinationspräparaten sind auch orale Kontrazeptiva erhältlich, die **kein Östrogen** enthalten. Die Wirkung beruht hauptsächlich auf einer Undurchlässigkeit des Zervixschleimes für das Sperma. Der normale Zyklus bleibt erhalten. Die Präparate enthalten nur Gestagene.

Östrogenkomponente oraler Kontrazeptiva

a) Wirkungsvergleich. Gleich in der Wirkung sind

- 0,05 mg **Ethinylestradiol**
- 0,075 mg **Mestranol**

b) Indikationen für östrogenbetonte Präparate:

- Zwischenblutungen
- Zu geringe Periode (Hypomenorrhö)
- Unterentwicklung von Gebärmutter und Brust
- Akne
- Geringes Sexualverlangen

c) Besonderheiten

- Bei sehr geringem Östrogengehalt nimmt die Sicherheit der Pille etwas ab (Fehler bei der Einnahme wirken sich stärker aus!)
- Höherer Östrogengehalt fördert die Thromboseneigung

Gestagenkomponente oraler Kontrazeptiva

a) Wirkungsvergleich. Gleich in der Wirkung sind:

- 1,0 mg **D-Norgestrel**
- 2,0 mg **DL-Norgestrel**
- 7,5 mg **Norethisteron-Acetat**

- 10,0 mg **Norethisteron**
- 10,0 mg **Lynestrenol**
- 2,0 mg **Etynodiol-Acetat**

b) Indikationen für gestagenbetonte Präparate:

- Zu starke Regelblutungen
- Brustspannen, schwere Beine, Ödeme
- Ausfluss
- Auftreten von Verfärbungen im Gesicht

c) Indikationen für nur gestagenhaltige Präparate (Minipille):

- Unverträglichkeit östrogenhaltiger Medikamente
- Krampfadern
- Zuckerkrankheit
- Leberschaden

Tab. 44-1: Orale Kontrazeptiva.

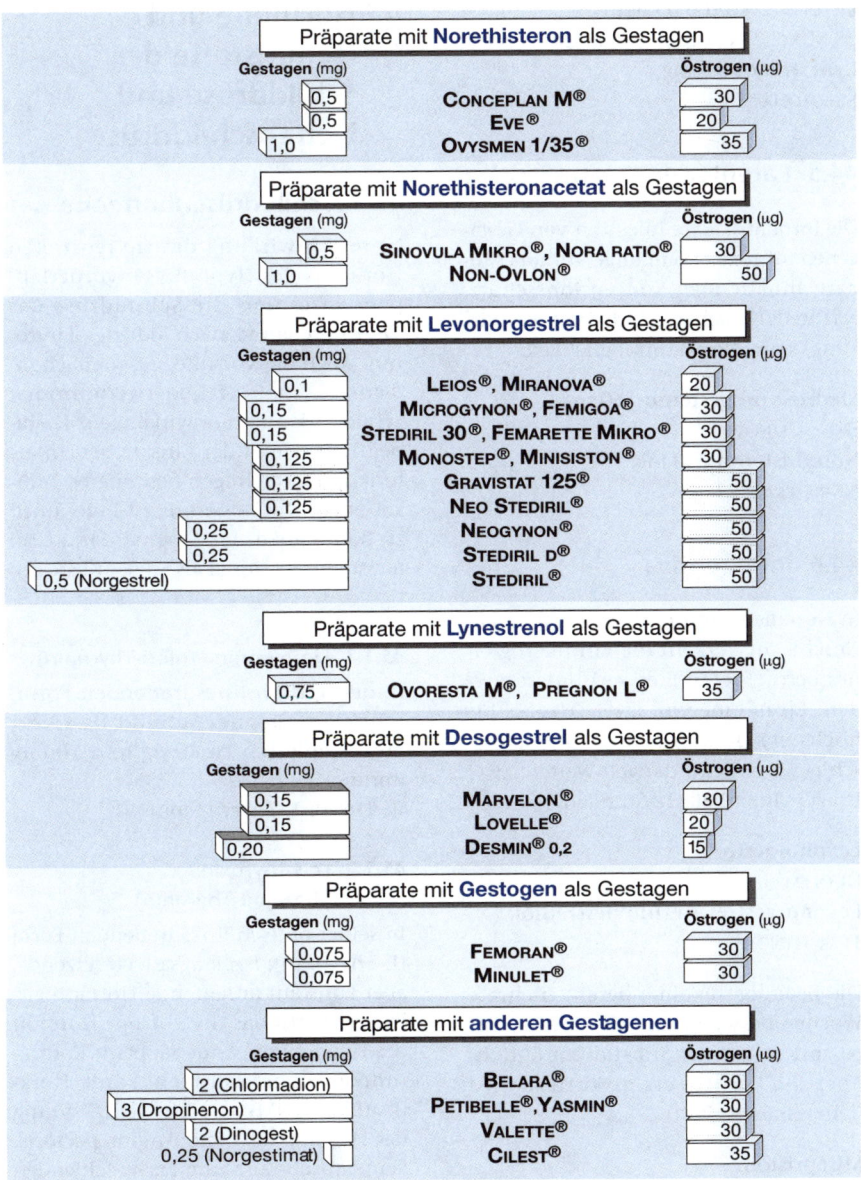

Abb.44-1: Hormongehalt und Handelsnamen oraler 1-Phasen-Kontrazeptiva im Vergleich.

Levonorgestrel 0,03 mg:
28 MINI®, MICROLUT®, MIKRO-30-WYETH®
Lynestrenol 0,5 mg:
EXLUTONA®

44.5 Parenterale Kontrazeptiva

Die intramuskuläre Injektion von Gestagenen führt zu einem ungefähr drei Monate anhaltenden Konzeptionsschutz. Nachteil: Unsicherer Endpunkt der Wirkung, keine Korrekturmöglichkeit.

Medroxyprogesteron 150 mg:
DEPO-CLINOVIR®
Norethisteron 200 mg:
NORISTERAT®

44.6 Interzeptiva

In Notfällen kann nach ungeschütztem Geschlechtsverkehr die Einnistung eines befruchteten Eies verhindert werden. Einnahme von zwei Dragées bis höchstens 48 Stunden nach dem Geschlechtsverkehr, danach weitere zwei Dragées innerhalb 12 Stunden.

Levonorgestrel:
DUOFEM®
Levonorgestrel + Ethinylestradiol:
TETRAGYNON®

Die Beendigung einer bereits mehrere Wochen bestehenden Schwangerschaft ist mit folgender Substanz möglich, über die kontrovers diskutiert wird („Abtreibungspille")

Mifepriston:
MIFEGYNE®

45 Hormone und Hemmstoffe der Schilddrüse und Nebenschilddrüse

45.1 Schilddrüsenhormone

Unter Einwirkung des thyreotropen Hormons des Hypophysenvorderlappens sezerniert die Schilddrüse das **Thyroxin**, ein vierfach jodiertes **Thyronin**. Auch die Vorstufe, das dreifach jodierte Thyronin **(Trijod-Thyronin)** hat Schilddrüsenhormonwirkungen. Therapeutisch erfolgt der Einsatz bei Unterfunktion und einigen besonderen Indikationen. Die Dosierung ist individuell zu handhaben. Im Alpenvorland sind meist höhere Dosen als an der Küste nötig.

45.1.1 Liothyronin (Trijod-Thyronin)

In der optisch linksdrehenden Form, schnell wirkendes Schilddrüsenhormon; Tabletten zu 20 μg und 100 μg (forte).
Ⓖ, THYBON®, THYROTARDIN®

45.1.2 Levothyroxin (Tetrajod-Thyronin)

In seiner optisch linksdrehenden Form **(L-Thyroxin)**, hat langsam einsetzende, aber konstant anhaltende Hormonwirkung, bremst das thyreotrope Hormon des Hypophysenvorderlappens. Kontraindikationen sind tachykarde Herzinsuffizienz, Myokarditis (Entzündung des Herzmuskels) und Angina pectoris. Standardsubstanz zum Ersatz fehlenden Schilddrüsenhormons (Substitution) oder zur Bremsung der Steuerhormone bei zu starkem Drüsenwachstum (Suppression). Tabletten zu 50 – 300 µg. Tabletten zu 1 000 µg = 1 mg sind für diagnostische Zwecke.

Ⓖ, BERLTHYROX®, EFEROX®, EUTHYROX®, L-THYROXIN®, THEVIER®

45.1.3 Mischpräparate aus Liothyronin und Levothyroxin

NOVOTHYRAL®, THYROXIN T3 HENNING® (Verhältnis der Komponenten 1 : 5) PROTHYRID® (Verhältnis 1 : 10)

45.2 Hemmstoffe der Schilddrüse

Bei der Mehrzahl dieser Substanzen handelt es sich **nicht** um Hormone; Hormoncharakter haben nur die als Zusatztherapie notwendigen Schilddrüsenwirkstoffe. Es klingt zunächst paradox, dass bei Überfunktion solche Hormone gegeben werden müssen. Dies ist aber notwendig, weil bei zu niedrigem Serum-Hormonspiegel das thyreotrope Hormon des Hypophysenvorderlappens vermehrt produziert wird. Die Schilddrüse, die unter der Wirkung der Hemmstoffe nur noch wenig Hormon herstellen kann, würde ohne Zugabe von Schilddrüsenwirkstoffen durch das thyreotrope Hormon so lange angetrieben werden, bis sich eine Vergrößerung des Organs einstellt. Eine solche Kropfbildung unter der Therapie mit Hemmstoffen ist also auf die Dauer immer zu erwarten, wenn nicht gleichzeitig nebenher etwas **L-Thyroxin** oder ein ähnlicher Stoff gegeben wird. Man wählt Hormone, die zwar die Hypophy-

se bremsen, im Körper aber nur wenig als Schilddrüsenhormon wirksam werden.

45.2.1 Perchlorat

Hemmt die Aufnahme und Speicherung von Jod in die Schilddrüse. Als Nebenwirkung sind Blutbildveränderungen möglich. Dosierung: 3 – 5mal 20 Tropfen pro Tag, stets mit Wasser verdünnt, später reduzieren.
Natrium-Perchlorat: IRENAT®

45.2.2 Thiouracil

Hemmt den Einbau von Jod in das Molekül und damit den Thyroxinaufbau. Überwachung des Blutbildes notwendig. Dosierung: 0,05/Tag, anfangs mehr.
Propyl-Thiouracil:
PROPYCIL®, THYREOSTAT II®

45.2.3 Thiamazol (Mercaptoimidazol)

Wirkt wie **Propyl-Thiouracil**. Dosierung: $1/4$ – 2 Tabletten oder 3 – 4 (– 6) Amp./Tag i. v., notfalls auch i.m. oder s.c. Ebenfalls Blutbildkontrolle!
Ⓖ, FAVISTAN®, METHIZOL®, THYROZOL®

45.2.4 Carbimazol

Wird in der Magenschleimhaut zu Thiamazol umgewandelt und soll weniger Nebenwirkungen als dieses haben. Ähnliche Wirkung. Dosierung: anfangs 0,02 – 0,04 – 0,06, Erhaltungsdosis 0,005 – 0,01.

Ⓖ, NEO-THYREOSTAT®

45.2.5 Jod als Jodidverbindung

In kleinen Dosen zur Dämpfung des Schilddrüsenwachstums in Jodmangelgebieten, in höheren Dosen (ab 500 mg) auch zur Aufsättigung der Jodspeicher bei Strahlenunfällen (nicht bei Schilddrüsenüberfunktion).

Kaliumjodid: Ⓖ (JODID, KALIUMIODID), JODETTEN®, MONO-JOD®

45.2.6 Radioaktives Jod

Seine Anwendung zur Hemmung der Schilddrüsentätigkeit bleibt Spezialabteilungen vorbehalten.

45.3 Hormone der Nebenschilddrüse

Auch Parathormon genannt. Steuert den Calcium- und Phosphatgehalt im Blut und Gewebe. Ein Zuwenig führt zu tetanischen Krämpfen, ein Zuviel zu Pagetscher Krankheit (Therapie der Tetanie ☞ 46.8.1, Therapie des Paget ☞ unten).

45.4 Hemmstoffe der Nebenschilddrüsenhormone

Gegenspieler des Parathormons ist das **Calcitonin**, das in der Schilddrüse gebildet wird. Früher ausschließlich vom Lachs gewonnen, ist jetzt auch humanes (menschliches) Calcitonin im Handel: CIBACALCIN®. Da sich die Hemmstoffe des Nebenschilddrüsenhormone mit den Osteoporosemitteln decken, werden sie dort besprochen (☞ 39.2.6). Außerdem ist damit eine Behandlung der Pagetschen Krankheit möglich.

Vitamine

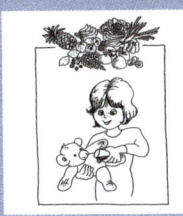

46 Wirkungsweise von Vitaminen

Vitamine sind lebensnotwendige Substanzen, die der Körper nicht oder nicht ausreichend selbst herstellen kann. Auf ihre Wirkungen und die Symptome beim Mangel kann hier nur in Stichworten eingegangen werden. In der Therapie ist eine echte Indikation nur bei **Vitaminmangel** gegeben; dieser ist aber recht selten. Ob Vitamine leistungssteigernd und anregend wirken können, ist nicht bewiesen. Daher wird die Wirkung von Vitaminpräparaten im Alter und bei Krankheiten, die nicht durch Vitaminmangel hervorgerufen wurden, häufig überschätzt.

46.1 Vitamin A (Retinol, Axerophthol, Vorstufe: Carotin)

Wichtigste Funktionen:
Bildung des Sehpurpurs, Aufbau und Schutz von Haut und Schleimhäuten.
Wichtigste Vorkommen:
Als Vorstufe (Provitamin) in allen grünen Pflanzen, Gemüsen, Karotten, Spinat, Hagebutten, Niere, Leber, Milch. Als Vitamin in Fischlebertran, Innereien, Milch, Butter, Eigelb.

Ausfallserscheinungen:
Nachtblindheit, Lichtscheu, Austrocknung von Haut und Schleimhäuten.
Tagesbedarf: 25 000 – 50 000 I.E.
Therapeutische Dosis: 50 000 – 200 000 I.E./Tag, oral oder i.m.

Tagesdosen über 25 000 I.E. sollen wegen der Gefahr kindlicher Mißbildungen nicht bei Schwangeren und prinzipiell nicht bei Frauen im gebärfähigen Alter angewendet werden.

Ⓖ (RETINOL), A-MULSIN®, A-VICOTRAT®, VITADRAL®

46.1.1 Abkömmlinge des Vitamin A
Verschiedene Abkömmlinge des Vitamins A lassen sich bei bestimmten Hauterkrankungen mit Erfolg einsetzen.
Isotretinoin: Bei besonders schweren, therapieresistenten Akneformen. Wirkt teratogen, deshalb nicht bei Frauen im gebärfähigen Alter anwenden.
ROACCUTAN®
Tretinoin: (Vitamin-A-Säure) zur Lokalbehandlung der Akne.
AIROL®, CORDES VAS®, EPI ABEREL®

46.2 Vitamin B₁ (Aneurin, Thiamin)

Wichtigste Funktionen:
Koenzym bzw. Koferment (Anteil eines zusammengesetzten Fermentes, das für

die spezifische Wirkung wichtig ist) der Carboxylase, das an wichtigen Reaktionen im Kohlenhydratstoffwechsel teilnimmt.
Wichtigste Vorkommen: Reis, Getreide, Hefe, Gemüse, Kartoffeln, Leber, Milch.
Ausfallserscheinungen: Beriberi.
Tagesbedarf: 0,0015 – 0,0025.
Therapeutische Dosis: Hängt vom Kohlenhydratgehalt der Nahrung ab. Kohlenhydratreiche Nahrung und Alkoholgenuss erhöhen den Bedarf. 0,005 – 0,03 oral oder i.m.

Ⓖ, ANEURIN-AS®, BETABION®

46.3 Vitamin B₂ (Riboflavin, Lactoflavin)

Wichtigste Funktionen: In zahlreichen Fermenten, besonders der inneren Atmung, enthalten.
Wichtigste Vorkommen: Hefe, Gemüse, Hülsenfrüchte, Tomaten, Leber, Getreide.
Ausfallserscheinungen: Wachstumsstörungen an Haut und Schleimhäuten (Mundwinkelrhagaden), Lichtscheue und andere Augensymptome.
Tagesbedarf: 0,0015 – 0,0025.
Therapeutische Dosis: 0,01 – 0,03 oral, i.m. Ⓖ

46.4 Nikotinsäureamid (Nikotinamid, Vitamin PP)

Wichtigste Funktionen:
Bestandteil von Fermenten in zahlreichen Stoffwechselvorgängen. Auch Nikotinsäure hat die entsprechende Vitaminwirkung (neben ihrem gefäßerweiternden Effekt).

Wichtigste Vorkommen:
Weit verbreitet, Hefe, Körnerfrüchte, Früchte und viele andere.
Ausfallserscheinungen:
Pellagra, eine Vitaminmangelkrankheit mit Hautveränderungen, psychischen Störungen und Durchfällen.
Tagesbedarf: 0,012 – 0,016.
Therapeutische Dosis:
0,04 – 0,4 oral, i.m., s.c., i. v.

Ⓖ, NICOBION®

46.5 Vitamin B₆ (Pyridoxin)

Wichtigste Funktionen:
Bestandteil zahlreicher Fermente, z. B. Transaminasen (für die Übertragung von Aminogruppen wichtige Enzyme).
Wichtigste Vorkommen:
Hefe, Körnerfrüchte, Gemüse, Muskulatur, Innereien, Eigelb, Milch.
Ausfallserscheinungen:
Uncharakteristisch, epileptiforme Krämpfe, brennende Füße.
Tagesbedarf: 0,001 – 0,002.
Therapeutische Dosis: 0,08 – 0,3 oral, i.m., s.c., i. v., gegen Reisekrankheit, Erbrechen, „Strahlenkater".

Ⓖ, B₆-ASMEDIC, B₆-VICOTRAT®, BONASANIT®, HEXOBION®

46.6 Vitamin B₁₂ (Cyanocobalamin, Hydroxocobalamin)

Wichtigste Funktionen:
Zusammen mit dem in der Magenschleimhaut gebildeten „Intrinsic-Factor" zur Reifung normaler Erythrozyten nötig. Wichtig für die Weitergabe von Methylgruppen im Stoffwechsel.

Wichtigste Vorkommen:
Leber, Niere, Herz, Hirn, Fischextrakte.
Ausfallserscheinungen:
Perniziosa.
Tagesbedarf:
1 – 3 mcg (Gamma).
Therapeutische Dosis:
Je nach Indikation entweder 30 – 150 mcg (Gamma) täglich oder innerhalb bis zu drei Wochen oral, i.m., s.c., i. v. oder hochdosiert bis zu 1 000 mcg (Gamma) täglich (bei Perniziosa, Leberkrankheiten, Neuralgien).
Als Nebenwirkung kann Akne auftreten, die erst nach Monaten wieder abklingt.

Ⓖ, AMBE 12®, CYTOBION®, HÄMO-VI-BOLEX®, LOPHAKOMP B$_{12}$®, VICAPAN®

46.7 Vitamin C (Ascorbinsäure)

Wichtigste Funktionen:
Redox-System (Reduktions-Oxidationssystem: chemisches System von Wichtigkeit für den Energiehaushalt der Körperzellen), das in den zellulären Stoffwechsel eingreift.
Wichtigste Vorkommen:
Frische Früchte (Zitrone, Apfelsine, Hagebutte), darüber hinaus in allen lebenden Geweben.
Ausfallserscheinungen:
Skorbut.
Tagesbedarf:
0,075 – 0,1.
Therapeutische Dosis:
0,05 – 1,0 täglich oral, i. v., i.m., in kleineren Dosen auch s.c. Mischspritzen nicht liegen lassen, da Vitamin C eine oxidierend-reduzierende Wirkung hat.

Die Gabe zur Prophylaxe von Erkältungskrankheiten und als Infektionsschutz wird in ihrer Wirksamkeit stark angezweifelt.

Ⓖ, CEBION®, CETEBE®, HERMES CEVITT®, TAXOFIT®, XITIX®

46.8 Vitamin D

Es gibt mehrere Vitamine D, die aus ihren Vorstufen, den **Provitaminen,** durch ultraviolette Bestrahlung entstehen. Diese Provitamine sind zum Teil in der Haut enthalten, weshalb lichtarm aufwachsende Kinder Mangelerscheinungen bekommen. Die in der Therapie ausschließlich verwendeten D-Vitamine sind Vitamin D$_2$, ein Bestrahlungsprodukt der Vorstufe Ergosterin, und Vitamin D$_3$ **(Colecalciferol),** das durch UV-Bestrahlung aus Dehydrocholesterin entsteht (☞ Formel Kap. 42).

Wichtigste Funktionen:
Förderung der Calciumresorption aus dem Darm und Regelung des Calciumgehaltes der Knochen, Erhöhung des Serum-Calciumspiegels.
Wichtigste Vorkommen:
Provitamine in Pilzen und tierischen Materialien, fertige Vitamine im Lebertran.
Ausfallserscheinungen:
Rachitis.
Überdosierung:
Bei einer Überdosierung kann es bei Vitamin D durch zu starke Erhöhung des Serum-Calciumspiegels zu Vergiftungserscheinungen und Todesfällen kommen.
Tagesbedarf:
400 I.E. (100 I.E. = 0,0025 mg).

Therapeutische Dosis:
Hier kommt vor allem die Anwendung beim Kind in Frage, weshalb ausnahmsweise Kinderdosen genannt werden: Zur Prophylaxe wird eine tägliche Gabe von 400 – 1 000 I.E. ab der 2. Lebenswoche für 2 Jahre angeraten. Da dies von einigen Müttern oft nicht konsequent genug gemacht wird, kann auch die weniger günstige Stoßprophylaxe mit 200 000 I.E (5 mg) ein- bis dreimal in Abständen oder die Gabe kleinerer Dosen verteilt auf eine Woche gewählt werden. Therapeutisch (also nicht zur Vorbeugung) wesentlich höhere Dosen. Alle folgenden Präparate enthalten Vitamin D_3.

Ⓖ, DEDREI®, DEKRISTOL®, D-MULSIN®, D_3-VICOTRAT®, OSPUR D_3, VIGANTOL®, VIGANTOLETTEN®, VIGORSAN®

46.8.1 Sonderformen

Dihydrotachysterol: Entsteht neben Vitamin D_2 bei der Bestrahlung des Provitamins D_2. Diese Substanz hat nur $\frac{1}{500}$ der antirachitischen Wirkung, erhöht dabei aber den Serum-Calciumspiegel wie das Vitamin. Dadurch ergibt sich eine therapeutische Einsatzmöglichkeit bei Zuständen mit Calciummangel, vor allem bei Tetanie. Die Wirkung setzt langsam ein und flaut langsam ab, trotzdem soll eine laufende Gabe wegen Tetaniegefahr nicht plötzlich unterbrochen werden. Dosierung: Erhaltungsdosis 1 – 15 mg/Tag (1 ml = 30 Tropfen = 1 mg). Anfangsdosis höher. Zur Erleichterung der Einnahme in heiße Getränke oder in das Essen mischen. Zeichen der Überdosierung: Appetitlosigkeit, Übelkeit, Erbrechen, Blässe, Müdigkeit, Durst, Polyurie (Harnflut), Kopfschmerz, Herzklopfen.

AT 10®, TACHYSTIN®

Hydroxyvitamin D_3 (Alfacalcidol):
Umgeht die zur Bildung von Vitamin D3 erforderlichen Stoffwechselschritte in Blut, Leber und Niere und führt gleich zum aktiven Endprodukt.

BONDIOL®, DOSS®, EINSALPHA® (☞ 39.2.7).

46.9 Vitamin E (α-Tocopherol-Acetat)

Zahlreiche Stoffwechselwirkungen, unter anderem fördernde Wirkung auf die Fruchtbarkeit und günstige Effekte bei rheumatischen Erkrankungen.
Tagesbedarf: 0,025.
Therapeutische Dosis: 0,1 – 0,6.

Ⓖ, ANTIOXYDANS E HEVERT®, BIOSAN®, DETULIN®, EMBIAL®, E-MULSIN®, EPHYNAL®, EUSOVIT®, E-VICOTRAT®, EVION®, LASAR®, OPTOVIT E®, SANAVITAN®, TOGASAN®, VIBOLEX®, VITAGUTT®

46.10 Vitamin P (Rutin, Rutosid)

Wirkt kapillarabdichtend und wird deshalb bei Blutungen und Gefäßschäden angewandt.

Therapeutische Dosis:
0,1 – 0,3 (– 0,6) pro Tag i.m. oder i. v.

RUTINON®, RUTIN-KAPSELN®

46.11 Vitamin K (Phytomenadion)

Wichtig zur Bildung von Gerinnungsfaktoren, besonders Prothrombin. Bei

Mangel ist die Thromboplastinzeit (Quick-Wert) herabgesetzt. Wird Vitamin K zur Behandlung einer Überdosierung von Cumarolen (gerinnungshemmende Therapie) eingesetzt, so kann die Wirkung erst über eine Prothrombinbildung, also langsam, einsetzen. Die routinemäßige Gabe bei Neugeborenen ist gegen mögliche Nebenwirkungen abzuwägen.

Tagesbedarf: 0,001.

Therapeutische Dosis:
0,01 – 0,02, maximal 0,04 pro Tag i. v., auch oral.

Ⓖ (PHYTOMENADION), KANAVIT®, KONAKION®

46.12 Folsäure

Wichtigste Funktionen:
An der Aminosäure-Synthese (Übertragung von C-1-Bruchstücken) und dem Nucleinsäurestoffwechsel (Basensynthese) beteiligt.

Wichtigste Vorkommen:
Hefe, Leber, Nieren, dunkelgrünes Blattgemüse.

Ausfallserscheinungen:
Makrozytäre Anämie (selten!), Dermatitis, Folsäuremangelzustände oft nach Einnahme von Antiepileptika (**Phenytoin, Primidon**, Barbitursäurederivate) oder oraler Östrogene („Pille").

Tagesbedarf: 15 mg
Therapeutische Dosis:
5 mg/pro Tag oral

Ⓖ, DREISAFOL®, FOL-ASMEDIC®, FOLARELL®, FOLSAN®, LAFOL®, RUBICFOL®

46.13 Weitere Vitaminpräparate

Es gibt noch weitere Vitamine, vor allem aber zahlreiche Handelspräparate und Vitaminkombinationen. Die Zusammensetzung ist meist leicht ersichtlich, da im Präparatenamen oft das Vitamin und die Firmenbezeichnung erscheinen. Einige dieser Kombinationen oder Einzelvitamine sind als „Nahrungsergänzungsmittel" auch in Drogerien und Märkten erhältlich, wenn bestimmte Substanzmengen nicht überschritten werden. Nur in Apotheken erhältlich sind z. B. folgende Kombinationen Multivitamin-Präparate:

- Ohne Mineralstoffe:
MULTIBIONTA® N, 9 VITAMINEKOMPLEX RATIOPHARM®, PREGNAVIT®

- Mit Mineralstoffen:
COBIDEC®, EUNOVA®, SUPRADYN®, MULTIBIONTA PLUS MINERAL®

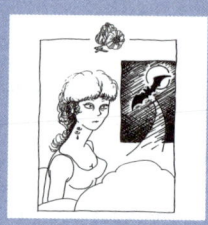

Blut und Blutgerinnung

47 Hämostyptika

Hämostyptika (Einzahl: Hämostyptikum) sind blutstillende Mittel. Ihre Wirkung beruht entweder auf einer „Abdichtung" der Gefäßwände oder auf einer Verbesserung der Gerinnungsfähigkeit des Blutes. Die Blutgerinnung ist ein komplizierter Vorgang mit zahlreichen Einzelkomponenten. Sie kann, grob vereinfacht, in drei Phasen unterteilt werden (☞ Abb. 47-1).

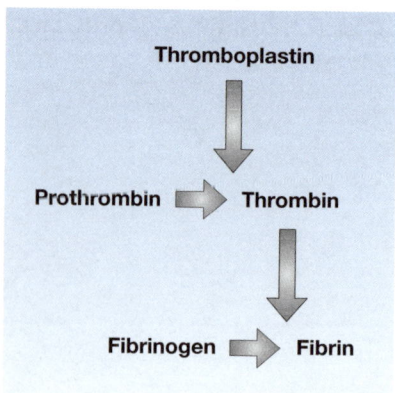

Abb. 47-1: Die drei Phasen der Blutgerinnung.

Die nachfolgenden Substanzen greifen an verschiedenen Angriffspunkten in diesen Gerinnungsvorgang beschleunigend ein.

47.1 Gerinnungsaktive Hämostyptika

47.1.1 Antihämorrhagika
Zur Prophylaxe und Therapie von Blutungen, zum Beispiel nach Operationen.

Carbazochrom: ADRENOXYL®
Etamsylat: ALTODOR®
Somatostatin: ©, AMINOPAN®

47.1.2 Thrombin
Aus Rinderplasma. Darf niemals i. v. gegeben werden, da es sonst zu sofortiger Blutgerinnung kommen würde! Zur äußerlichen Anwendung.

47.1.3 Organextrakte
Verschiedene Organe enthalten Stoffe, welche die Gerinnungsfähigkeit des Blutes steigern. So wird beispielsweise ein Extrakt aus Kälberblut äußerlich als Imprägnationsmittel von Verbandsstoffen angewendet.

CLAUDEN®

47.1.4 Gerinnungsfaktoren
Die in Abb. 47-1 skizzierte Gerinnung läuft nur ungestört ab, wenn bestimmte Stoffe dafür im Blut vorhanden sind. Sollen diese Faktoren der Gerinnung statt zahlreicher Vollblutkonserven konzentriert zugeführt werden, können die entsprechenden Reinfaktoren oder

deren Konzentrate angewandt werden, z. B. PROTHROMBINKOMPLEX®, PPSB®, die Gemische der Faktoren II, VII, IX, X enthalten; FIBROGAMMIN® (Faktor XIII), BENATE®, (Faktor VIII), und der humanreduzierte Faktor VIII.

Horococtog alfa: REFAKTO®

47.1.5 Fibrinogen (Blutgerinnungsfaktor I)

In bestimmten Fällen besteht ein Mangel an **Fibrinogen**, so dass dessen Zufuhr notwendig wird. Es handelt sich hierbei nicht um ein routinemäßig einsetzbares Hämostyptikum.

HAEMOCOMPLETTAN HS®

47.1.6 Fibrinolyse-Hemmstoffe

Neben dem System der Blutgerinnung gibt es auch ein gerinnselauflösendes System (☞ 48.2). Wird diese Fibrin-Auflösung (Fibrinolyse) gehemmt, so entspricht dies einem blutstillenden Effekt.

Tranexamsäure hemmt die Aktivierung von Plasminogen, oral anwendbar.

ANVITOFF®, CYKLOKAPRON®

Aprotinin (☞ 33.2) ist ein starker Plasminhemmer, der aber wegen seines raschen Abbaues 8-stündlich i. v. (500 000 Einheiten) gegeben werden muss.

ANTAGOSAN®, TRASYLOL®

47.1.7 Vitamin K

Regt die Prothrombinbildung in der Leber an, wird vor allem als Gegenmittel bei Cumarinüberdosierung verwendet. Wirkt aber erst zeitverzögert.

Ⓖ (PHYTOMENADION), KONAKION® Ampullen zu 0,001 und 0,01 i. v., i.m., auch Tropfen (1 Tropfen = 0,001) und Kaudragées, KANAVIT®

48 Antikoagulanzien und Fibrinolytika

Bei vorhandenen oder drohenden Thrombosen und Embolien wird als Therapie oder Prophylaxe die Gerinnungsfähigkeit des Blutes herabgesetzt oder versucht, ein entstandenes Blutgerinnsel aufzulösen. Für diese beiden Behandlungsformen stehen die folgenden Substanzen zur Verfügung.

48.1 Antikoagulanzien und ihre Gegenmittel

Antikoagulanzien sind Substanzen, die in den Vorgang der Blutgerinnung hemmend eingreifen. Die teilweise komplizierten Angriffspunkte werden hier nur angedeutet.

48.1.1 Heparin

Eine Substanz, die in den **Mastzellen** des Körpers vorkommt. Außer der gerinnungshemmenden Wirkung (Dauer ungefähr 6 Stunden) haben kleine Dosen auch einen günstigen Effekt auf erhöhte Blutfettwerte. Heparin wird wegen seiner kurzen Wirkungsdauer zur leicht steuerbaren, gerinnungsbeeinflussenden Anfangsbehandlung bei Herzinfarkt, Lungenembolie und anderen Krankheiten verwendet. Heparin wird intravenös oder subkutan angewendet. Intravenös werden 1 000 bis 1 500 I.E. pro Stunde gegeben. Subkutan werden 10 000 bis 15 000 I.E. alle 6 – 8 Stunden verabreicht. Für die subkutane Anwendung stehen auch Depot-Präparate zur Verfügung. Bei der **Gerinnungsbehandlung** gibt man zu Beginn i. v. Heparin und geht dann auf **Cumarin**-Präparate über. Zur Vorbeugung von Thrombosen und Embolien, z. B. nach Operationen, wird niedrig dosiertes Heparin (**Low-dose-Heparin**) verwendet. Dabei werden 3 – 4mal täglich 2 500 – 5 000 I.E. verabreicht.

Ⓖ (HEPARIN, HEPARIN-CALCIUM, HEPARIN-NATRIUM), CALCIPARIN®, DEPOT-THROM-BOPHOB®, LIQUEMIN®

Niedermolekulares Heparin (geringere Molekülmasse als Standard-Heparin) hat eine länger andauernde antithrombotische Wirkung als Standard-Heparin. Deshalb ist eine einmal tägliche subkutane Applikation möglich. Injiziert wird in eine Bauchfalte, häufig auch durch den Patienten selbst. Dafür stehen Fertigspritzen mit einer feinen Kanüle zur Verfügung. Standardmittel zur Thromboseprophylaxe (Vorbeugung). Derzeitiges Hauptproblem des niedermolekularen Heparins ist die fehlende Standardisierung, ohne die die verschiedenen Heparine schlecht miteinander vergleichbar sind.

Dalteparin-Natrium:
FRAGMIN®

Enoxaparin:
CLEXANE®

Heparinfragment-Calcium:
FRAXIPARIN®

Heparinfragment-Natrium:
MONO-EMBOLEX®

Tinzaparin-Natrium: INNOHEP®

Heparin in Salbenform bei Thrombophlebitiden (Venenentzündungen) vorsichtig messerrückendick auf die Haut auftragen und nicht verreiben.

Heparin-Salben: Ⓖ, ESSAVEN®, HEPA-GEL®, HEPAPLUS®, HEPATHROMB®, HEPA-THROMBIN®, PERIVAR® SPORTINO®, THROM-BAREDUCT®, THROMBOPHOB®, TRAUMALI-TAN®, VENALITAN®, VENORUTON EMULGEL®, VETREN®

48.1.2 Heparinartige Wirkstoffe

Bestimmte Mukopolysaccharid-Schwefelsäureester und andere natürliche oder künstlich hergestellte Stoffe haben eine heparinähnliche Wirkung. Sie hemmen Thrombin, Thromboplastin und Prothrombin und werden außerdem gegen erhöhte Blutfettwerte eingesetzt. Verabreichung und Dosierung wie bei Heparin.

FIBREZYM®, HIRUDOID®, THROMBOCID® (die beiden letzten nur zur äußerlichen Anwendung)

Danaparoid-Natrium: ORGAVAN®
Desirudin: REVASC®

48.1.3 Gegenmittel (Antidot) gegen Heparin und heparinähnliche Substanzen

Protamin: Verbindet sich mit Heparin zu einem unwirksamen Salz. Dosierung nach ärztlicher Anweisung, meist ein- und mehrmals 1 Ampulle i. v. im Abstand von wenigen Minuten.

PROTAMIN-ICN® 1 000 (i. v.), 1 Ampulle (5 ml) inaktiviert 5 000 I.E. Heparin, PROTAMIN-ICN® 5 000 (i.m.), 1 Ampulle (5ml) inaktiviert 25 000 I.E. Heparin, PROTAMINSULFAT LEO®

48.1.4 Cumarinverbindungen

Substanzen dieser Gruppe hemmen die Gerinnung durch Verdrängung von Vitamin K aus einem Enzymsystem. Die Wirkung tritt deshalb langsam ein. Da vor allem das Prothrombin beeinflusst wird, ist die **Prothrombinzeit** (Thromboplastinzeit) zum Maßstab der Gerinnungshemmung geworden. Gemessen wird sie als **INR** (International Normalized **R**atio) durch einen Vergleich des Patientenplasmas mit der Normalgerinnung weltweit gewonnener Plasmaproben durch die WHO (Welt Gesundheits Organisation). Ein Wert von 3 bedeutet, dass das Patientenplasma dreimal langsamer gerinnt als der allgemeine Durchschnitt.

Häufig verwendet wird auch die Messung nach Prozent Abweichung von der Methode des Untersuchenden (Quick-Wert). Hier bedeutet 25%, dass das Patientenplasma nur 25% der Gerinnungsfähigkeit hat, die in diesem Labor als normal gilt. Weil dieser Wert noch viel gebraucht wird, wird er im Text noch erwähnt.

⚠ Bei gerinnungshemmender Behandlung legt nur der Arzt die Dosierung fest. Als Richtlinien für befriedigende Einstellung gelten:

- INR 2 – 4,5
- Quick 18 – 35%

Liegt der Wert darunter, ist die Gefahr einer Blutung gegeben, z. B. beim Zähne putzen, beim Stuhlgang, im Urin oder bei kleinen Verletzungen. Unter der Behandlung mit Cumarinverbindungen dürfen wegen der Gefahr der Hämatombildung keine i.m. oder s.c Injektionen verabreicht werden!

Kontraindikationen sind hämorrhagische Diathesen, schwere Leber- und Nierenschädigungen, Magen-/Darm-Ulcera, Schwangerschaft, starker Bluthochdruck und ausgeprägte Cerebralsklerose. Ein Alter über 70 Jahre stellt keine ausgesprochene Kontraindikation dar, sollte jedoch zu erhöhter Vorsicht veranlassen.

Medikamente, Speisen und andere Faktoren können die Reaktion des Patienten auf Cumarinverbindungen verändern:

- Salicylate, Pyrazole, Phenylbutazon verstärken die Wirkung (Gerinnungs-Wert geht herunter)
- Barbiturate, Digitalis, Diuretika, Kortikoide schwächen die Wirkung ab (Gerinnungs-Wert geht hinauf).

Die Wirkungsdauer ist bei den einzelnen Präparaten unterschiedlich, im allgemeinen wird das Optimum nach 1 bis 2 Tagen erreicht. Nach Absetzen dauert es noch 1 bis 2 Wochen, bis die Wirkung abgeklungen ist. Ein Absetzen sollte nicht schlagartig erfolgen, es muss „ausgeschlichen" werden.

Phenprocoumon:
FALITHROM®, MARCUMAR®, MARCUPHEN®, PHENPRO-RATIOPHARM®
Warfarin: COUMADIN®

48.1.5 Gegenmittel (Antidot) gegen Cumarine
Vitamin K (Phytomenadion), das allerdings nicht sofort wirkt.
Ⓖ KANAVIT®, KONAKION®

48.2 Fibrinolytika

Fibrinolytika (Einzahl: Fibrinolytikum) sind Substanzen, die ein Blutgerinnsel in einem Blutgefäß (intravasaler Thrombus) zur Auflösung bringen können.

Bei jeder Behandlung mit Antiko-agulanzien ist neben den ärztlich angeordneten Laborkontrolluntersuchungen auf Blutungen jeder Art sorgsam zu achten (z. B. beim Zähne putzen).

Die Harnfarbe ist ständig zu kontrollieren; braune Verfärbung deutet auf eine Hämaturie hin. Der Arzt muss sofort informiert werden.

Dazu ist es wichtig zu wissen, dass es nicht nur ein kompliziertes System der Blutgerinnung gibt, sondern auch eines zur Auflösung von Gerinnseln. Dieses fibrinolytische System läuft ebenfalls in drei Stufen ab (☞ Abb. 48-1).

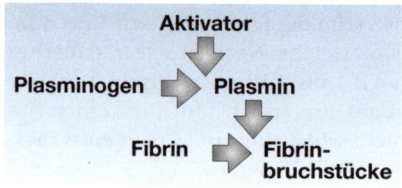

Abb. 48-1: *Die drei Stufen des fibrinolytischen Systems.*

48.2.1 Streptokinase

Dieses Ferment ist ein Produkt der hämolysierenden Streptokokken, die auch das Streptolysin herstellen. Streptokinase vermag, innerhalb eines bestimmten Zeitraumes gegeben (Stunden bis Tage), thrombotische oder embolische Gefäßverschlüsse aufzulösen. Die Anwendung erfolgt als i. v. Infusion in physiologischer NaCl-, Glukose- oder Plasmaexpanderlösung.

Da der menschliche Organismus laufend mit Streptokokkeninfekten fertig werden muss, besteht dauernd ein Antikörperspiegel gegen Streptokokkenprodukte, so auch gegen **Streptokinase**. Dieser muss entweder ausgetestet werden, oder man behandelt von vorneherein mit sehr hohen Dosen, damit in jedem Fall nach der Abbindung eines Teiles des zugeführten Stoffes durch die vorhandenen Antikörper noch genügend freie Streptokinase zur Verfügung steht. Diese aktiviert den oben angegebenen Mechanismus der Fibrinauflösung (Gegenmittel ☞ 47.1.6). Anfangsdosis 250 000 I.E. in der ersten halben Stunde, danach 100 000 I.E. stündlich über 24 Stunden und länger.
Ⓖ Kabikinase®, Streptase®

Urokinase: Wirkt wie Streptokinase, wird aus menschlichem Urin gewonnen.
Ⓖ, Actosolv®, Corase®, Rheotromb®

48.2.2 Plasminogen-Aktivatoren

Substanzen dieser Klasse aktivieren die körpereigenen Vorstufen der Auflösung von Blutgerinnseln (☞ Abb. 48-1).

Reteplase: Rapilysin®

Alteplase: Actilyse®

Tenecteplase: Metalyse®

49 Aggregationshemmer

Das Zusammenkleben von Blutplättchen (**Aggregation** von Thrombozyten) und deren Haften an der Gefäßwand (**Adhäsion**) ist ein wichtiger Faktor in der Entstehung von Embolien und Gefäßverschlüssen. Gefördert wird der Vorgang durch das hauptsächlich in den Blutplättchen vorkommende **Thromboxan**, gehemmt wird er durch das vor allem im Gefäßwandendothel vorkommende **Prostazyklin**. Substanzen, die Thromboxan hemmen und/oder Prostazyklin freisetzen, können in der Therapie und Vorbeugung von Gefäßleiden nützlich sein. Andere Substanzen greifen direkt an den Rezeptoren der Blutplättchen an.

Acetylsalicylsäure (ASS):
Die als Schmerzmittel wohlbekannte Substanz (☞ 2.1.3) hat nur in niedriger Dosierung aggregationshemmende Eigenschaften. Optimal scheinen 0,1 bis 0,3 pro Tag zu sein. Blutungen aus der Magenschleimhaut können aber auch bei dieser Dosis auftreten.
Ⓖ (ACETYLSALICYLSÄURE, ASS), ACESAL® 250 MG, ASPIRIN 100®, ASPIRIN 300®, ASPIRIN PROTECT®, ASPRO® 320, GODAMED 100®, HERZ ASS ®, MINIASAL®

Ticlopidin:
Dosierung 2 mal täglich 0,25. Kombination mit ASS möglich. Kann zum Absinken der weißen Blutkörperchen führen. Blutbildkontrollen alle 2 Wochen in den ersten Monaten der Anwendung erforderlich!
Ⓖ, DESITIC® LOPIDIN, TICLO-PUREN®, TIKLYD®
Iloprost: ILOMEDIN®
Zur Infusion in Spezialfällen.

Clopidogrel: Hemmt die Bindung von ADP (Adenosin Diphosphat) an den Thrombozyten-Rezeptor. Kombination mit ASS möglich. Dosierung 0,075 einmal täglich.
ISCOVER®, PLAVIX®
Tirofiban: AGGRASTAT®

Abciximab: Antagonist des Glykoprotein-Rezeptors an den Adhäsionsmolekülen. Vorsicht vor Blutungskomplikationen. REOPRO®

50 Blutbildung

50.1 Erythropoetin

Das in der Niere gebildete Hormon Erythropoetin regt die Neubildung roter Blutkörperchen an. Es wird vor allem bei Blutarmut eingesetzt, die von der Niere ausgeht.
Epoetin alfa: ERYPRO®
Epoetin beta: NEORECORMON®

50.2 Hämopoetische Wachstumsfaktoren

Stimulieren das Wachstum von Blut-Stammzellen und werden angewandt, wenn nach Chemotherapie die Blutbildung wieder angeregt werden soll.

Lenograstim: GRANOCYTE®.
Dieses wichtige Medikament wurde erst durch die Gentechnik ermöglicht.

51 Sera und Impfstoffe

Erkrankt ein Mensch (oder auch ein Tier) durch Kontakt mit bestimmten Viren oder Bakterien an einer Infektionskrankheit, bildet das Abwehr(Immun-)system Gegenstoffe gegen diese Erreger. Weil sie gezielt ausschließlich gegen den betreffenden Erreger gerichtet sind, bezeichnet man sie als spezifische Antikörper. Eine Impfung ahmt diesen Vorgang nach. Man erreicht dadurch eine spezifische Immunität (Unempfindlichkeit) gegen bestimmte Krankheiten, wie Tetanus oder Keuchhusten. Man unterscheidet dabei zwischen aktiver und passiver Immunisierung.

Bei der **passiven Immunisierung** werden Antikörper direkt in den Körper eingebracht, der Körper muss sie also nicht selbst bilden. Es handelt sich hierbei um bestimmte Eiweiße, sogenannte Immunglobuline. Diese Immunisierung bietet sofort einsetzenden Impfschutz, ist aber nur kurzzeitig wirksam, da der Körper die Immunglobuline wieder abbaut.

Bei der **aktiven Immunisierung** werden oral (Schluckimpfung) oder parenteral (Injektion) Impfstoffe in den Körper eingebracht. Dieser bildet daraufhin entsprechende Antikörper gegen die jeweilige Erkrankung. Die so erworbene Immunität hält meist lange vor. Wenn die Basisimpfung nicht zu einem ausreichenden Impfschutz führt, wird durch mehrfache Verabreichung eines Impfstoffes der Impfschutz verstärkt. Lässt der Titer (Menge der vorhandenen Antikörper) nach einigen Jahren nach, kann durch eine Wiederauffrischimpfung rasch ein wieder vollständiger Impfschutz erzeugt werden (Booster-Effekt).

Der Impfstoff zur aktiven Immunisierung kann aus lebenden oder toten Keimen hergestellt sein (**Lebend- oder Totimpfstoffe**). Bei Lebendimpfstoffen handelt es sich um spezielle Züchtungen von weniger krankheitserregenden (virulenten) Keimen. Lebendimpfstoffe sind sehr temperaturempfindlich und müssen in lückenloser Kühlkette transportiert werden. Wird die Kühlkette unterbrochen, muss der Impfstoff weggeworfen werden. Außerdem werden aktive Impfstoffe aus entgifteten Toxinen (**Toxoid-Impfstoffe**) und aus Teilen von Antigenen hergestellt (**Spaltimpfstoffe**).

51.1 Passive Immunisierung

51.1.1 Immunglobuline
sind Blutbestandteile, die durch biochemische Methoden von den übrigen Plasmaproteinen (Eiweißen) abgetrennt werden. Sie enthalten ein breitgefächertes Spektrum an Antikörpern und werden vor allem zur Substitutionstherapie (Ersatzbehandlung) bei Immundefekten eingesetzt, aber auch zur Vorbeugung bestimmter Erkrankungen, z. B. Hepatitis A. Hierbei sind jedoch Immunseren wirksamer.

BERIGLOBIN®, GAMMAGARD®, GAMMA-VENIN®, GAMMONATIV®, INTRAGLOBIN® F, SANDOGLOBULIN®, VENIMMUN®

Immunglobulin G: ENDOBULIN®, FLEBO-GAMMA®, OCTAGAM® IGG, POLYGLOBIN® 10 %

51.1.2 Immunseren
gewinnt man von Menschen (homologe Seren) oder Tieren (heterologe Seren), die durch Erkrankung oder Impfung in ihrem Blut gegen eine einzelne Erkrankung besonders viele Antikörper gebildet haben. Solche „Spezialisten" unter den Immunglobulinen nennt man **Hyperimmunglobuline**. Man verwendet sie zur passiven Immunisierung bei Personen, die einen entsprechenden Kontakt gehabt haben (Postexposition, z. B. nach einem Zeckenbiss). Bei heterolo-

gen Seren besteht die Gefahr von allergischen Reaktionen bis zum anaphylaktischen Schock.

Botulismus (Nahrungsmittelvergiftung mit Clostridium botulinum): BOTULISMUS-ANTITOXIN BEHRING

Cytomegalie-Virus:
CYTOGLOBIN®, CYTOTECT® BIOTEST®, GAMMAGARD® S/D

FSME (Frühsommer-Meningoenzephalitis, „Zeckenenzephalitis"):
FSME-BULIN®

 Zecken übertragen neben der Frühsommer-Meningoenzephalitis (FSME) immer häufiger eine weitere Krankheit, die Borreliose, die mit Antibiotika behandelt werden muss.

Hepatitis A: BERIGLOBIN®
Hepatitis B: HEPATECT®, HEPATITIS-B-IMMUNGLOBULIN BEHRING
Rhesus-Faktor: Durch Gabe von Immunglobulin wird die Sensibilisierung gegen den Rhesusfaktor verhindert; deshalb Verabreichung an Rhesus-negative Frauen, die ein Rhesus-positives Kind empfangen haben.
PARTOBULIN®, RHESOGAM®
Tetanus: TETAGAM®, TETANOBULIN®
Tollwut: BERIRAB®
Windpocken/Gürtelrose:
VARICELLON®, VARITECT®
Immunseren gibt es außerdem gegen bestimmte Schlangen- und Skorpiongifte.

51.2 Aktive Immunisierung/ Einzelimpfstoffe

Cholera: Die Impfung bietet keinen vollständigen Schutz;
CHOLERA-IMPFSTOFF BEHRING
(s.c. in den Unterarm)

Diphtherie: DIPHTHERIE-ADSORBAT-IMPFSTOFF BEHRING (i.m.)

FSME: ENCEPUR®, (i.m.), TICO VAC®

Gelbfieber: diese Impfung wird nur von besonders lizenzierten Stellen vorgenommen (Tropeninstitute oder niedergelassene Tropenmediziner) und bleibt 11 Jahre gültig: STAMARIL®

Hepatitis A:
EPAXAL®, HAVRIX®
(i.m. Schultermuskel), VAQTA®

Hepatitis B:
ENGERIX®-B, GEN H-B-VAX®
(i.m. Schultermuskel)

HIB (Haemophilus influenzae B): ACT-HIB®, HIBTITER®, PEDVAX HIB®

Keuchhusten (zur Schließung von Impflücken bei Kindern über 15 Monate bis 6 Jahre): PAC MÉRIEUX®

Kinderlähmung: Die früher übliche Schluckimpfung wurde durch eine Injektion ersetzt, bei der kein Risiko mehr für schwerwiegende Impfkomplikationen mit dauerhaften Schäden besteht.
IPV MERIEUX®, IPV-VIRELON®

Masern (Kühlkette!):
MASERN-IMPFSTOFF MERIEUX®

Meningokokken:
MENCEVAX ACWY®, MENIGITEC®, MENINGOKOKKEN-IMPFSTOFF A+C-MERIEUX®

Mumps (Kühlkette!): MUMPSVAX® (i.m.)

Pneumokokken: PNEUMOPUR®, PNEU-MORIX®, PNU-IMMUNE®, PREVENAR®

Röteln (Kühlkette!); keine aktive Impfung während der Schwangerschaft: RÖTELN-IMPFSTOFF HDC MÉRIEUX®, RUBELLOVAC®

Tetanus; Auffrischimpfungen möglichst nicht öfter als alle 10 Jahre: TETAMUN SSW®, TETANOL®, TETANUS-IMPFSTOFF MERIEUX®, TETASORBAT SSW® (i.m.)

Typhus abdominalis (Kühlkette!); keine gleichzeitige Einnahme von Antibiotika oder Sulfonamiden; Schluckimpfung: TYPHORAL L®, VIVOTIF®. Parenteraler Impfstoff mit längerer Wirkdauer: TYPHERIX®, TYPHIM VI®

Tollwut (Impfung nach Kontakt oder Biss von tollwutverdächtigem Tier möglich): RABIPUR®, RABIVAC®, TOLLWUT-IMPFSTOFF (HDC) INAKTIVIERT

Virusgrippe (die Zusammensetzung des Impfstoffes aus verschiedenen Influenza-A-Stämmen wird jedes Jahr den neuesten Empfehlungen der WHO angepasst): ADDIGRIP®, BEGRIVAC®, FLUAD® GRIPPE-IMPFSTOFF PD, INFLEXAL®, INFLUSPLIT®, INFLUVAC®, MUTAGRIP® (i.m. Schultermuskel)

Windpocken (für Patienten mit Immundefekten): VARILRIX®

51.3 Kombinations-Impfstoffe

Impfstoffkombinationen ermöglichen es, Kinder gleich gegen mehrere Krankheiten mit nur einer Injektion zu impfen. Häufig kombiniert sind Diphtherie, Keuchhusten (Pertussis) und Tetanus (im Handel als **DT** oder **DPT** von meh-

reren Herstellern). **DPT** gibt es auch zusammen mit einer Impfung gegen Haemophilus influenza B (**HIB-DT** oder **HIB-DPT**).

Auffrischimpfungen von Tetanus und Diphtherie sollen mit einem Impfstoff vorgenommen werden, der einen reduzierten Diphtherie-Antigen-Anteil enthält (**Td-Impfstoffe**).

Häufig kombiniert sind auch Masern-Mumps- und Röteln-Impfstoffe (**MMR**).

Neben den bisher üblichen Dreifach-Kombinationen kommen zunehmend Impfstoffe auf den Markt, die vier, fünf und neuerdings sogar sechs Einzelimpfstoffe enthalten und mit denen z. B. gleichzeitig gegen Diphterie, Tetanus, Keuchhusten, Hepatitis B, Kinderlähmung und Hib geimpft werden kann.

Welche Impfungen am selben Tag möglich und bei welchen Abstände zu berücksichtigen sind, entscheidet der Arzt. Generell gilt, dass bei bestehenden Infekten nicht geimpft werden soll.

 Jede Impfung ist ein Eingriff in den gesunden Körper und eine künstliche abgeschwächte Erkrankung. Entsprechende leichte und kurzdauernde Symptome sind möglich, schwere Nebenwirkungen selten. Lässt sich ein Patient impfen, sollte er über diese Tatsachen aufgeklärt werden.

Homöopathika

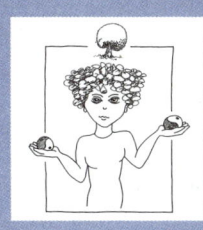

52 Homöopathische Mittel und ihre Wirkungsweisen

Die weitaus überwiegende Zahl der bisher besprochenen Substanzen gehört dem Gebiet der **Allopathie** an. Es handelt sich dabei um Stoffe, die eine – mehr oder weniger – nachweisbare und wiederholbare (reproduzierbare) pharmakologische Wirkung aufweisen. Ein Beta-Blocker beispielsweise wird unter vergleichbaren Umständen bei jedem Patienten die Beta-Rezeptoren besetzen und dadurch seine typischen Effekte zeigen. Ein Antibiotikum wird, sofern es zum Erreger gelangt und dieser nicht resistent ist, den Keim hemmen oder zerstören. Ein Diuretikum wird die Natriumausscheidung durch die Niere beeinflussen.

Der homöopathischen Therapie liegen völlig andere Überlegungen zugrunde. Es würde den Rahmen dieses Buches sprengen, wollte man die Grundlagen der **Homöopathie** ausführlich erörtern. Deshalb werden hier nur einige Prinzipien erwähnt.

Ärzte haben schon seit Jahrhunderten beobachtet, dass bestimmte Stoffe aus der Natur – Pflanzen, Mineralien, tierische Substanzen – am Menschen ganz bestimmte Wirkungen zeigen, wenn sie in ausreichender Dosis eingenommen werden. Isst man z.B. von einer Tollkirsche, so entsteht das typische Bild der Atropinvergiftung wie Erregung oder weite Pupillen. Die Homöopathie lehrt nun, dass sehr kleine Mengen **derselben** Substanz **gegen** das entsprechende Krankheitsbild wirksam sind. Wollte man also z.B. Brechreiz bekämpfen, so müsste man sehr kleine Dosen eines Stoffes verabreichen, der in hohen Dosen selbst Brechreiz verursacht. Soll eine chronische Mandelentzündung mit Schwellung, Abgeschlagenheit und Fieber behandelt werden, so wird der homöopathisch geschulte Arzt einen Stoff suchen, der eben diese Symptome hervorruft.

Was sind nun aber in der Homöopathie **kleine Dosen?** Sie sind so klein, dass sie oft mit klassischen Mengen der Arzneimittellehre nicht mehr messbar sind. Homöopathische Medikamente werden durch **Potenzieren** hergestellt. Dabei geht die Homöopathie von der Vorstellung aus, dass durch das Bearbeiten eines Arzneistoffes beim stufenweisen Verdünnen mit indifferenten Arzneiträgern eine Strukturveränderung des Trägermediums und ein Energiezuwachs erfolgen. Sie nennt deshalb die Verdünnungsstufen **Potenzen.** Die Verdünnungsschritte können im Verhältnis

1 : 10 (Dezimalpotenzen) oder 1 : 100 (Centesimalpotenzen) stattfinden. Die unverdünnte Ausgangslösung wird **Urtinktur** genannt. Eine D1-Potenz ist eine Verdünnung von einem Teil Arzneistoff mit neun Teilen Träger. Für die D2-Potenz nimmt man einen Teil der D1-Potenz und neun Teile Träger. So geht es weiter, bis man ungefähr bei D 23 eine so starke Verdünnung erreicht hat, dass Anteile des Ausgangsstoffes mit analytischen Methoden **nicht mehr nachweisbar** sind. Erhalten geblieben ist jedoch eine **Information**, so dass auch noch weitere Verdünnungen bis D 100, ja D 1 000 möglich sind.

Das **homöopathische Arzneibuch** macht genaue Vorschriften, welche Hilfsstoffe verwendet werden dürfen. Für flüssige Arzneiformen dienen meist Wasser-Ethanol-Gemische. Für Tabletten und Verreibungen **(Triturationen)** wird Milchzucker verwendet. Die für Kinder besonders geeigneten Streukügelchen **(Globuli)** bestehen aus Saccharose. Außerdem lassen sich Salben und Zäpfchen nach homöopathischen Vorschriften herstellen.

Die ideale homöopathische Therapie besteht darin, für das in Frage kommende Krankheitsbild **eine** Substanz zu finden, die entsprechende Effekte in hoher Dosis selbst hervorruft. Erfahrene Homöopathen haben einen außerordentlich umfangreichen Erfahrungsschatz an Tausenden von Substanzen, die verschiedenartigste Wirkungen haben. Doch damit nicht genug. Beurteilt werden müssen auch die **Persönlichkeit** des Patienten und seine **Reaktionsweise** auf die Umwelt. Im idealen Fall findet

der homöopathisch tätige Arzt – sofort oder nach einigem Suchen – das für diesen Patienten allein geeignete Mittel und bestimmt dessen Verdünnungsgrad (so könnte z.B. einem depressiven Patienten Johanniskraut D 8 helfen).

Wie auch in der Schulmedizin wird dieser Idealfall nicht immer erreicht. Unterschiedliche Schulen in der Homöopathie gestehen daher die gleichzeitige Verabreichung mehrerer Stoffe, die Mischung verschiedener Mittel und sogar die Gabe von Substanzen in Verdünnungen zu, die bereits einen pharmakologischen Effekt erwarten lassen. Man nennt dies **Komplex-Homöopathie.** Das Heilungsprinzip in der Homöopathie lässt eine sofortige Besserung in den wenigsten Fällen erwarten. Auch der entsprechend orientierte Arzt wird daher gelegentlich auf ein Antibiotikum oder ähnliches zurückgreifen.

Eine weitere Sonderform ist die **Similopathie.** Hier werden krankheitserregende Stoffe, z.B. Influenzaviren, in homöopathischen Mengen verabreicht. Man nennt dies **Nosoden.** Man könnte auch sagen, dass es sich hierbei um eine Art Impfung mit winzigen Dosen handelt.

Noch einige Worte über ein gelegentliches Missverständnis: **Homöopathie** ist nicht gleichzusetzen mit **Pflanzenmedizin** (Phytotherapie). Aus Pflanzen werden auch heute noch sehr viele nichthomöopathische Medikamente gewonnen. Arzneimittel pflanzlicher Herkunft machen etwa 40 Prozent des Weltumsatzes der Pharmaindustrie aus! Bei der Behandlung von Lungener-

Klassische Homöopathie (ein Stoff):   Sulfur D 20   Schwefel

Komplex-Homöopathie (mehrere Stoffe):

Antirheumatikum, REGENAPLEX NR. 21a®	Aconitum D 8	Eisenhut
	Anacardium D 20	Elefantenlausbaum
	Aesculus D 2	Kastanie
	Arnica D 8	Arnika
	Acid. sulfur. D 12	Schwefelsäure
	Berberis D 10	Berberitze
	Guajacum D 6	Guajakbaum
	Belladonna D 6	Tollkirsche
	Paeonia offic. D 4	Pfingstrose
	Thuja D 30	Lebensbaum
Antiallergikum, REGASINUM ANTIALLERGICUM®	Apis mellifica D 4	Biene
	Aralia racemosa D 3	Aralie, Pflanze
	Naja tripudians D 8	Schlange
	Acid. formicicum D 6	Ameisensäure
Analgetikum FORMISOTON®:	Acid. formicum	Ameisensäure
Venenmittel REGENAPLEX NR. 31c®	Aconitum D 10	Eisenhut
	Arnica D 12	Arnika
	Hamamelis D 3	Zaubernuss
	Aesculus D 4	Kastanie
	Pulsatilla D 8	Küchenschelle
	Thuja D 12	Lebensbaum
	Millefolium D 3	Schafgarbe
	Aloe D 12	Aloe
Antipsychotikum RÖWO RYTESTHIN 576®	Ambra D 4	Exkrement d. Pottwals
	Asa foetida D 4	Stinkasant
	Anacardium D 6	Elefantenlausbaum
	Coffea D 4	Kaffee
	Ignatia D 6	Ignatia, Pflanze
	Nux moschata D 4	Muskatnuß
	Sabadilla D 4	Lauskörner
	Sumbulus moschatus D 4	Persische Moschuswurzel
	Valeriana D 3	Baldrian
	Ammonium bromatum D 6	Ammoniumbromid
	Calcium bromatum D 6	Calciumbromid
	Lupulinum D 4	Hopfen
	Calcium hypophosphorosum D 8	Calciumhypophosphat
	Kalium bromatum D 6	Kaliumbromid
	Kola D 4	Kolanuss
	Cinnamomum D 4	Zimt
Grippale Infekte METAVIRULENT®	Influenzinum D 30	Grippe-Nosode
	Acid. sarcolacticum D 15	rechtsdrehende Milchsäure
	Aconitum D 4	blauer Eisenhut
	Ferrum phosphoricum D 8	phosphorsaures Eisen
	Gelsemium D 4	falscher Jasmin
	Luffa operculata D 12	Esponjilla
	Gentiana lutea = ø (Urtinktur)	gelber Enzian
	Veratrum album D 4	weiße Nieswurz

Tab. 52-1: *Auf dem Markt befindliche Homöopathika.*

krankungen werden beispielsweise Medikamente pflanzlicher Herkunft mit großem Erfolg eingesetzt, weil sie Inhaltsstoffe wie Theophyllin, Parasympathikolytika oder Sympathikomimetika – wie Ephedrin – enthalten. Pflanzenteere spielen in der Dermatologie eine große Rolle. Die chemische Definition der Wirkstoffe ist jedoch häufig problematisch. Reinheitsgrad und Zusammensetzung der Pflanzenextrakte hängen oftmals vom Standort sowie von den Wachstumsbedingungen ab.

Auf dem Arzneimittelmarkt der Bundesrepublik Deutschland befinden sich zahlreiche Homöopathika als fertige Zubereitungen. Die in Tabelle 52-1 aufgeführten, willkürlich ausgewählten homöopathischen Medikamente vermitteln einen Eindruck von der Vielfalt der verwendeten Inhaltsstoffe.

Anhang

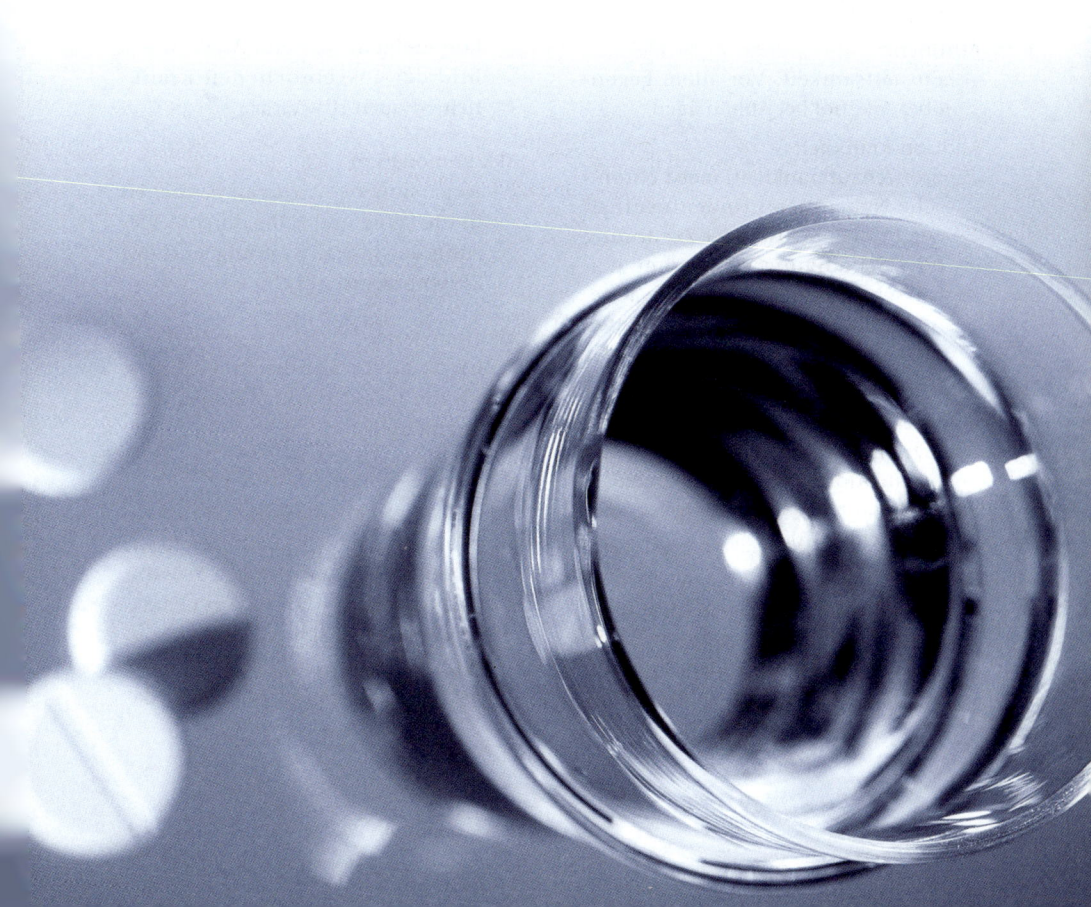

Glossar

Abdomen
Bauch

Abort
Fehlgeburt (ohne Lebenszeichen) vor der 28. Schwangerschaftswoche, die kleiner als 35 cm und leichter als 1000 g ist

Abrasio
Abschabung, Ausräumung; z.B. Ausräumen der Gebärmutter nach einem Abort

Absence
nur Sekunden andauernde Bewußtseinseintrübung; Form der Epilepsie

Abstinenz
Enthaltsamkeit. Vor allem gegenüber Alkohol bei Abhängigen

Addison-Krankheit
Bronzehautkrankheit; meist chronische Nebennierenrindeninsuffizienz infolge beidseitiger Zerstörung oder Schädigung; Symptome u.a. fortschreitende Muskelschwäche, Abmagerung, bräunliche Pigmentierung der Haut, verminderte Herzschlagfrequenz

Adsorbenzien
Arzneimittel, meist in Pulver- oder Granulatform, die Gase und gelöste Stoffe physikalisch binden, z.B. medizinische Kohle

Adstringenzien
an Wunden oder Schleimhäuten angewendete Arzneimittel, die durch Eiweißfällung oder -fixierung entzündungswidrig, bakteriostatisch, austrocknend und blutstillend wirken, z.B. Gerbstoffe, bestimmte Metallsalze

Agranulozytose
hochgradige Verminderung und Störung der Bildung von Granulozyten (einer Art weißer Blutkörperchen) als allergische Überempfindlichkeitsreaktion auf verschiedene Arzneimittel, z.B. Antibiotika, Analgetika

AIDS
Acquired Immune Deficiency Dyndrome, erworbene Immunmangelkrankheit. Ein durch Blut- oder Sexualkontakt übertragenes Virus beeinträchtigt die zellgebundene körpereigene Abwehr. AIDS ist das Bild der ausgebrochenen Krankheit, ☞ auch HIV-Virus

Akkommodation
Anpassung des Auges an das Sehen in die Ferne und Nähe durch Änderung der Linsenwölbung und des Linsenbrechwertes

Aktinomykose
nicht ansteckende, meist chronische Infektionskrankheit durch Strahlenpilze

Alkaloide
basische („alkaliähnliche") Pflanzenstoffe, mit einer in der Regel komplizierten chemischen Struktur (stickstoffhaltig); sie haben charakteristische, oft sehr starke Wirkungen auf den menschlichen und tierischen Organismus (meist auf das

Nervensystem), z.B. Belladonna-Alkaloide, Chinin, Curare, Colchicin

Alkoholdelir
Delirium tremens; Alkoholpsychose nach chronischem Alkoholmissbrauch; Symptome: Unfähigkeit, sich in Raum und Zeit zu orientieren, Bewegungsdrang, Zittern, Halluzinationen, gestörte Bewegungsabläufe; ein lebensbedrohlicher Zustand

Alzheimer-Krankheit
im Alter auftretender, langsam fortschreitender Verlust geistiger Fähigkeiten, von leichter Vergesslichkeit bis zur Unfähigkeit, sich zu kleiden, zu essen usw.

Anabolika
Stoffe, die den Aufbau körpereigener Substanzen, insbesondere Eiweiß, fördern bzw. deren Abbau hemmen

Anazidität
das Fehlen von Salzsäure im Magensaft

Anämie
Blutarmut; die Verminderung der Zahl und/oder des Hämoglobingehaltes (roter Blutfarbstoff) der roten Blutkörperchen unter die Norm;

Analeptika
Arzneimittel mit anregender Wirkung auf bestimmte Gebiete des Zentralnervensystems, z.B. auf das Atem- und Kreislaufzentrum

Analgetika
Schmerzmittel

Anaphylaktischer Schock
lebensbedrohlicher Schockzustand, der durch eine akute allergische Allgemeinreaktion ausgelöst wird; Symptome: Ödembildung, Herzrhythmusstörungen, Verkrampfung der Bronchialmuskulatur, Kreislaufversagen, Störungen der Blutgerinnung

Androgene
männliche Keimdrüsenhormone

Angina
im engeren Sinne die „Halsentzündung" als Entzündung des lymphatischen Rachenrings; Symptome: Schluckbeschwerden, Schmerzen im Rachenraum, Rötung und Schwellung der Mandeln und des Rachens, Fieber

Angina pectoris
Stenokardie; organisch bedingte Herzerkrankung; es treten Schmerzen meist anfallsweise in der Herzgegend auf, die mit einem charakteristischen Beengungs- und Vernichtungsgefühl verbunden sind und in typischer Weise ausstrahlen

Angiotensin
bei zu niedrigem Blutdruck sondert die Niere das Hormon Renin ab, welches die Bildung von Angiotensin I veranlasst. Dies setzt das blutdrucksteigernde Angiotensin II frei

Antagonist
Stoff, der die Wirkung z.B. eines Medikamentes hemmt

Antazida
magensäurebindende bzw. -neutralisierende Arzneimittel

Antiadiposita
Abmagerungsmittel

Antiallergika
Arzneimittel zur Behandlung allergischer Reaktionen, z.B. Antihistaminika

Antianämika
Arzneimittel gegen „Blutarmut"

Antiarrhythmika
Mittel zur Behandlung von Störungen der regelmäßigen Herzschlagfolge

Antiasthmatika
Mittel gegen Asthma;

Antibiotika
natürliche Stoffwechselprodukte
(und deren halb- und vollsstntheti-
sche Nachbildungen) von Bakteri-
en, Pilzen, Flechten u.a.; sie sind
mehr oder weniger spezifisch wirksam („Wirkungsspektrum") gegen
krankheitserregende Mikroorganismen; sie können diese abtöten (=
bakterizid) oder in ihrem Wachstum
hemmen (= bakteriostatisch);

Anticholinergika
☞ Parasympathikolytika

Antidepressiva
Arzneimittel zur Behandlung von
Depressionen

Antidiabetika
Heilmittel, die den Blutzuckerspiegel senken und damit zur Behandlung des Diabetes mellitus geeignet
sind; hierzu gehören die nur parenteral wirksamen Insuline und orale
Antidiabetika

Antidot
Gegengift; vor allem gebrauchs-
fertige, pharmazeutische Spezial-
präparate, z.B. gegen Insektizid-,
Morphin- und Metallvergiftungen

Antiemetika
Mittel gegen Erbrechen, z.B. bei
Reisekrankheit

Antiepileptika
Mittel gegen Epilepsie (☞ Antikonvulsiva)

Antigen
Bezeichnung für jede Substanz, die
aufgrund bestimmter chemischer
Gruppierungen vom Organismus
als fremd erkannt werden kann und
die die Fähigkeit hat, eine Immu-
nantwort auszulösen;

Antihelminthika
Mittel gegen Würmer

Antihidrotika
Mittel gegen übermäßige Schweiß-
bildung

Antihistaminika
Substanzen, die die Histaminwirkung hemmen; Anwend.: z.B. bei
allergischen Reaktionen

Antihypertensiva
☞ Antihypertonika

Antihypertonika
Arzneimittel gegen krankhaft erhöhten Blutdruck

Antihypotonika
Arzneimittel gegen zu niedrigen
Blutdruck

Antikoagulanzien
Substanzen mit Hemmwirkung auf
die Blutgerinnung

Antikörper
Eiweißkörper, die vom Körper als Reaktion auf ein Antigen spezifisch gegen dieses gebildet und ausgeschieden werden; sie besitzen die Fähigkeit zu spezifischer Bindung des Antigens (Antigen-Antikörper-Reaktion)

Antikonvulsiva
Mittel mit hemmender bzw. mildernder Wirkung gegenüber zentral bedingten, vor allem epileptischen Krämpfen

Antileukotriene
Mittel gegen Leukotriene, örtlich wirksame entzündungsfördernde Substanzen, die im Stoffwechsel entstehen. Antileukotriene hemmen vor allem die Entzündung bei Asthma

Antimykotika
Mittel gegen Pilzerkrankungen

Antiphlogistika
Mittel gegen Entzündungen

Antipruriginosa
Mittel gegen Juckreiz;

Antipyretika
fiebersenkende Mittel

Antirheumatika
Mittel gegen rheumatische Erkrankungen

Antiseptika
äußerlich anzuwendende, keimtötende Mittel

Antisense-Präparate
spiegelbildliche Form eines asymmetrischen Moleküls, kann dieses ersetzen ohne seine Eigenschaften zu haben

Antitussiva
Arzneimittel, die das Hustenzentrum dämpfen und den Hustenreflex hemmen, z.B. **Codein**

Antivertiginosa
Mittel gegen Schwindel

Anxiolytika
angstlösende Arzneimittel

Apathie
Teilnahmslosigkeit

Aphrodisiaka
Mittel zur Anregung und Stärkung von Geschlechtstrieb und Potenz

Apomorphin-HCl
APOMORPHIN®; Anwend.: Brechmittel bei Vergiftungen; Hinweis: nicht bei Säuglingen und Kleinkindern anwenden; Antidot: Opiatantagonist NARCANTI®

Arterien
Blutgefäße, die das Blut vom Herzen wegtransportieren; sie sind im „großen Kreislauf" mit sauerstofffreiem, hellrotem („arteriellem") Blut gefüllt und bringen das Blut in die angeschlossenen Organe; im „kleinen Kreislauf" (Lungenkreislauf) sind sie mit sauerstoffärmerem, dunklerem („venösem") Blut gefüllt und bringen das Blut vom Herzen zur Lunge

Aromatasehemmer
auf hormoneller Ebene wirksame Hemmstoffe in der Behandlung von Brustkrebs bei Frauen nach den Wechseljahren

Arteriosklerose
"Arterienverkalkung"; durch Veränderungen und Ablagerungen an den Gefäßwänden verhärten sich diese, die Arterien verlieren an Elastizität und bekommen einen kleineren Durchmesser

Askariden
Spulwürmer

Atemdepression
Abflachung der Atemzüge bis hin zum Atemstillstand aufgrund mangelnder Leistung des Atemzentrums, z.B. bei einer Barbituratvergiftung

Atemlähmung
Ausfall der Atemtätigkeit durch Lähmung des Atemzentrums, z.B. durch Atemgifte oder durch Störungen der Funktion der Atemmuskulatur

Atropinsulfat
Anwendung: Antidot bei Vergiftungen mit Phosphorsäureestern, z.B. E 605® und Parasympathikomimetika

Azidose
Verschiebung des Säure-Basen-Gleichgewichts zugunsten des sauren Bereichs; kann stoffwechselbedingt, z.B. bei Diabetes mellitus, oder atmungsbedingt sein

Bakteriostastika
Substanzen, die Bakterien an ihrer Vermehrungsfähigkeit hemmen

Bakterizide
Substanzen, die Bakterien abtöten

BfArM
Bundesamt für Arzneimittel und Medizinprodukte; früher BGA – Bundesgesundheitsamt

Bilharziose
Erkrankung durch Bilharzien (=Schistosomen) bei Ansteckung durch Baden in tropischen Wasserläufen. Heißt auch Schistosomiasis

BSE
eine Infektionskrankheit, die bei Rindern zum Tod führt (Rinderwahnsinn). Als Auslöser von BSE werden sog. Prione, eiweißverändernde Proteine, angesehen. Ein ähnliches Krankheitsbild beim Menschen ist die Creutzfeld-Jakob-Krankheit. Deren Sonderform (Variante, vCJk) wird offenbar von BSE-kranken Tieren auf den Menschen übertragen.

Bradykardie
langsame Herzschlagfolge

Bronchosekretolytika
☞ Sekretolytika

BPH
benigne Prostatahyperplasie; gutartige Vergrößerung der Vorsteherdrüse des Mannes; führt zu Beschwerden beim Wasserlassen.

BtM
das Arzneimittel unterliegt der Betäubungsmittel-Verschreibungs-Verordnung (☞ 1.3.2)

Calcium-trinatrium-pentetat
DITRIPENTAT®; Antidot bei Metallvergiftungen

Cholagoga
"galletreibende" Mittel; sie sind vorwiegend pflanzlich zusammengesetzt;

Choleretika
Mittel, die die Gallesekretion der Leberzellen steigern

Chorea
"Veitstanz"; extrapyramidale Bewegungsstörung nach Schädigung bestimmter Gehirnabschnitte; es kommt zu schnellen, unwillkürlichen Kontraktionen von Muskel (- gruppe)n in fast allen Körperregionen; bestimmte Formen erblich (Chorea Huntington)

Chorionkarzinom
bösartige Wucherung fetaler Zellen im mütterlichen Organismus

Chronic Fatigue Syndrome
chronisches Müdigkeitssyndrom (CFS). Unklares Krankheitsbild mit Drüsenschwellungen und Müdigkeit, wahrscheinlich langsam wirksames Virus

Colchicum, Colchicum autumnale (Herbstzeitlose)

enthält das Alkaloid Colchicin; wird in der Gichttherapie eingesetzt

Colitis ulcerosa
Erkrankung des Dickdarms mit ungeklärter Ursache; meist chronischer Verlauf mit schleimig-blutig-eitrigen Durchfällen

Compliance
Bereitschaft des Patienten, bei diagnostischen und therapeutischen Maßnahmen mitzuwirken, z.B. Zuverlässigkeit der Arzneimitteleinnahme

Convallaria,
Convallaria majalis = Maiglöckchen; findet als Herzmittel Verwendung

Cornea
Hornhaut des Auges

COX-2-Hemmer
hemmen die Gruppe 2 der Zyklooxygenase, einem örtlich wirksamen Stoff, der bei rheumatischen Prozessen im Gewebe entsteht

DAB
Deutsches Arzneibuch; herausgegeben vom Bundesminister für Jugend, Familie und Gesundheit; enthält Vorschriften über Prüfung von Arzneistoffen und über die Herstellung von Arzneimitteln

Darmmotilität
unwillkürliche Bewegungsvorgänge des Darms

Deferoxaminmesilat
DESFERAL®; Anwend.: Antidot bei Eisenvergiftungen

Dermatika
Hautmittel

Dexa...
Vorsilbe zur Kennzeichnung eines Zusatzes von **Dexamethason**

Dextran
wasserlösliches Polysaccharid; wird in verarbeiteter Form als Flüssigkeitsersatzmittel (Plasmaexpander) eingesetzt

Diabetes insipidus
„Wasserharnruhr"; durch Vasopressinmangel wird der Harn in der Niere nicht konzentriert, es kommt zu einer enormen Steigerung der Wasserausscheidung

Diarrhö
Durchfall

Digitalis
Digitalis lanatae und purpureae (Fingerhut); einzelne Inhaltsstoffe finden Anwendung als Herzmittel, z.B. **Digoxin, Digitoxin**

Diuretika
harntreibende Mittel

diuretisch
harntreibend

DMPS
DIMIVAL®
Anwend.: Antidot bei Quecksilbervergiftungen

Dysfunktion
Funktionsstörung

Dyskinesie
Störungen oder schmerzhafte Fehlfunktionen eines Bewegungsablaufs, besonders an den Hohlorganen, z.B. Gallenwegsdyskinesien

Dyspepsie
Verdauungsstörungen durch veränderte Enzymproduktion oder Störungen der Darmmotilität und -flora; Symptome: Blähungen, Durchfälle, Leibschmerzen

Eisen(III)hexacyanoferrat(II)
Anwend.: Thalliumvergiftungen;
ANTIDOTUM THALLII®

Ektoparasiten
befallen den Körper von außen, zum Beispiel Läuse, Flöhe, Milben

Embolus
„Gefäßpfropf", der zum Verschluss eines Blutgefäßes führt (Embolie), z.B. Blutgerinnsel, Fremdkörper

Endokarditis
Entzündung der Herzinnenhaut

endokrin
in den Blutkreislauf absondernd; endokrine Organe geben die von ihnen produzierten Stoffe (insbesondere Hormone) an den Blutkreislauf ab, z.B. Schilddrüse und Nebenniere

Endometrium
Gebärmutterschleimhaut

Enteritis
Entzündung der Darmwand, vor allem des Dünndarms

Enzym = Ferment
für den Stoffwechsel aller Organismen unentbehrliche Eiweißkörper; sie wirken bei biochemischen Vorgängen als Biokatalysatoren durch Senkung der Aktivierungsenergie; sie beschleunigen biochemische Reaktionen und lassen diese nur in eine Richtung ablaufen; sie selbst werden dabei nicht verändert; sie sind durch ihre Eiweißstruktur in der Lage, ihre jeweiligen Reaktionspartner zu erkennen; sie werden meist nach der von ihnen katalysierten Reaktion benannt, z.B. Oxidase, Dehydrogenase

Epilepsie
ein in zahlreichen Formen vorkommendes Anfallsleiden, bei dem wiederholt „zerebrale" Krämpfe auftreten; bei den Anfällen kommt es zu einer Bewußtseinseintrübung; diese kann mit allgemeinen (generalisierten) Krämpfen einhergehen (Grandmal); die Krämpfe können aber auch begrenzt sein bzw. treten auch Anfälle ohne Krämpfe auf (Petitmal)

Euphorie
gesteigertes, dem objektiven Zustand nicht entsprechendes Lebens- und Glücksgefühl, u.a. auch als Nebenwirkung von Medikamenten

Europäisches Arzneibuch
☞ Ph. Eur.

Exanthem
Hautausschlag

Expektoranzien
Heilmittel, die die Entfernung von Schleim aus den oberen Luftwegen fördern; sie wirken schleimverflüssigend (Sekretolytika) oder fördern den Schleimabtransport (Sekretomotorika)

extrapyramidaler Symptomenkomplex
Krankheitsbilder, die durch Schädigung oder Erkrankung des extrapyramidalmotorischen Systems (bestimmte Gehirngebiete) entstehen; Symptome: parkinsonartig (bei der hypokinetischen Form) oder schleudernde Bewegungen (bei der hyperkinetischen Form)

Extrasystolen
vorzeitige Kontraktion des Herzmuskels (oder von Teilen davon) durch gestörte Erregungsbildung

Ferment
☞ Enzym

Fibrinolyse
die Auflösung von Fibringerinnseln durch körpereigene oder körperfremde Enzyme im Organismus

Fibrinolytika
Substanzen, die eine beschleunigte Auflösung von Blutgerinnseln in einem Blutgefäß bewirken

Flatulenz
vermehrter Abgang von Darmgasen

Flumazenil
ANEXATE®; Benzodiazepinantagonist, eingesetzt in der Anästhesie und in der Notfallmedizin bei Vergiftungen

Flush
Hautröte, die spontan, nach körperlicher Anstrengung oder als Arzneimittelnebenwirkung auftritt, z.B. bei Nicotinsäure

Fructose
Fruchtzucker; kann vom Körper insulinunabhängig verarbeitet werden und dient deshalb als Süßmittel für Diabetiker

Fungistatika
Mittel, die das Pilzwachstum hemmen

Gamma-Globulin
☞ Immunglobuline

Gangrän
    Gewebsuntergang, der durch
    Minderdurchblutung, mechanische
    oder thermische Schädigung verur-
    sacht wird; es kommt zu Gewebser-
    weichung, Schrumpfung, Vertrock-
    nung und Schwarzfärbung

Gastritis
    Magenschleimhautentzündung

Gastroenteritis
    gleichzeitige Entzündung von Ma-
    gen- und Dünndarmschleimhaut

Generika
    Fertigarzneimittel, die nach Ablauf
    des Patentschutzes des Originalprä-
    parates von anderen Herstellern
    nachgemacht und dann zu meist er-
    heblich günstigeren Preisen als das
    Originalpräparat angeboten wer-
    den. Die Nachahmerpräparate sind
    häufig unter dem INN-Namen, dem
    international empfohlenen Freina-
    men der enthaltenen Substanz im
    Handel, das sind international ein-
    heitliche und von Herstellern unbe-
    einflusste Bezeichnungen (☞ 1.1.2)

Geriatrika
    Arzneimittel, die der Steigerung der
    körperlichen und geistigen Lei-
    stungsfähigkeit des alten Menschen
    dienen

Glaukom
    grüner Star; Augenerkrankung mit
    erhöhtem Augeninnendruck als
    Leitsymptom

Glukagon
    Peptidhormon, das in den Inselzel-
    len der Bauchspeicheldrüse gebil-
    det wird; Gegenspieler des Insulins;
    es fördert den Abbau von Glykogen
    zu Glukose und erhöht so den Blut-
    zuckerspiegel; Anwend.: beim hypo-
    glykämischen Schock

Glukose
    Dextrose, Traubenzucker

Glukosetoleranz
    die Fähigkeit, die Zufuhr einer defi-
    nierten Menge von Glukose ohne
    das Auftreten sicher krankhafter
    Blut- und Harnzuckerwerte zu ertra-
    gen

Gonadotropine
    nicht geschlechtsspezifische Hor-
    mone, die im Hypophysenvorder-
    lappen bzw. in der Plazenta gebildet
    werden; sie fördern das Wachstum
    der männlichen und weiblichen
    Keimdrüsen

Gonorrhö
    „Tripper"; bakterielle Infektion (Go-
    nococcus), die meist durch Ge-
    schlechtsverkehr übertragen wird

Granulozytopenie
    Verminderung der Granulozyten
    (einer Art von weißen Blutkörper-
    chen) im Blut; extrem starke Ver-
    minderung (Agranulozytose)

Gynäkologika
    Mittel zur Anwendung in der Frau-
    enheilkunde

Gynäkomastie
    abnorme Größenzunahme der
    männlichen Brust, z.B. nach der
    Einnahme bestimmter Arzneimittel

Gyno...
    häufige Vorsilbe für Präparate zur
    lokalen Anwendung in der Gynä-
    kologie

HAB
Homöopathisches Arzneibuch; enthält u.a. genaue Vorschriften über die Herstellung homöopathischer Arzneimittel

Hämoglobin
roter Blutfarbstoff

hämorrhagische Diathese
erbliche oder erworbene Blutungsneigung; äußert sich z.B. in spontanen, kleinen Haut- und Schleimhautblutungen (Kapillarblutungen)

Hepatitis
Leberentzündung; kann durch Viren (Virushepatitis) oder andere Erreger (z.B. Bakterien) hervorgerufen werden; aber auch durch bestimmte Arzneimittel und bei chronischem Alkoholmissbrauch; Symptome u.a.: Störungen des Allgemeinzustandes, Appetitverlust, Lebervergrößerung, Veränderung der Leberparameter des Blutes

Herzinsuffizienz
bei Belastung oder in Ruhe ist das Herz nicht mehr in der Lage, den für den Stoffwechsel erforderlichen Blutauswurf aufzubringen bzw. den venösen Rückfluss aufzunehmen

Herzminutenvolumen
das vom Herzen pro Minute ausgeworfene Schlagvolumen; beträgt beim Erwachsenen ca. 3 – 5 l/min

Histamin
stark basisches biogenes Amin, das beim Menschen weit verbreitet ist, z.B. in Haut, Magen-Darm-Trakt und Blut (in den Mastzellen); durch verschiedene Auslöser, z.B. allergische Reaktionen wird es freigesetzt; es bewirkt ein Zusammenziehen der glatten Muskulatur, die Erschlaffung der Blutkapillaren (Blutdrucksenkung), Quaddel- und Ödembildung, Steigerung der Herzschlagfrequenz und Steigerung der Magensäuresekretion

HIV-Virus
Human Immundeficiency Virus, ein Virus, der monate- bis jahrzehntelang nach der Ansteckung die Krankheit AIDS verursachen kann. Klinisch noch nicht kranke Patienten bezeichnet man als HIV-positiv

Hodgkinsche Krankheit
bösartig verlaufende Erkrankung der lymphatischen Gewebe

Höllenstein
Silbernitrat; wirkt als Adstringens und als bakterizides Mittel durch Bildung oberflächlicher Silber-Eiweiß-Komplexe

Humanalbumin
aus menschlichem Blut gewonnene Eiweißlösung, die fast nur Albumin enthält; Anwend.: als Infusionslösung zur Therapie von Volumenmangel, z.B. nach Blut- oder Plasmaverlusten bzw. bei Schock

Hydrophilie
ausgeprägte, durch Atomgruppen polaren Charakters (-OH, -COOH, -NH) bedingte Neigung zur Wasseraufnahme, z.B. als Eigenschaft von Salbengrundlagen

Hyperazidität
Übersäuerung des Magensaftes

Hyperkaliämie
  erhöhter Kaliumgehalt des Blutes

Hyperkinese
  übermäßige Bewegungsaktivität

Hypernephrom
  endokrin aktive Geschwulst aus versprengtem Nebennierenrindengewebe

Hyperplasie
  Größenzunahme eines Organs oder Gewebes, z.B. Zahnfleischwucherungen durch **Phenytoin**einnahme

Hypertrichose
  übermäßige Körperbehaarung

Hyperurikämie
  erhöhter Harnsäuregehalt des Bluts, z.B. bei Gicht

Hypnotika
  Schlafmittel

Hypoglykämie
  Absinken des Blutzuckerspiegels unter Normalwerte

Hypokaliämie
  verminderter Kaliumgehalt des Blutes

Hypophyse
  Hirnanhangsdrüse

Immunglobuline,
  Gamma-Globuline eine bestimmte Gruppe von Plasmaproteinen, die als Antikörper der spezifischen körpereigenen Abwehr dienen

Immunglobulinfraktion = Immunglobulin
  aus dem Serum gesunder Spender durch biochemische Verfahren gewonnene Plasmaproteinanteile, die ein breit gefächertes Spektrum von

Antikörpern enthalten; wird zur Substitutionstherapie bei Immundefekten und Prophylaxe viraler Infektionen eingesetzt; es gibt auch Immunglobulinfraktionen, die mit Antikörpern gegen bestimmte Erreger oder Toxine angereichert sind, z.B. Immunglobulin gegen Tetanus, Tollwut, Masern

Immunstimulanzien
  Substanzen, die die Aktivität des Immunsystems erhöhen

Immunsuppressiva
  Substanzen, die die Immunreaktion des Körpers unterdrücken, z.B. nach Transplantationen

Infestation
  „Infektion" mit einem Parasiten, der sich nicht im Wirt vermehrt, z.B. Bandwurm

Implantation
  Einbringen von lebensunfähigem tierischem, menschlichem oder künstlichem Material in den Körper; z.B. Einpflanzen einer Gelenkprothese oder eines künstlichen Herzschrittmachers

Inkompatibilität
  Unverträglichkeit, z.B. von Blutgruppen oder von Arzneimittelmischungen

Insuffizienz
  ungenügende Funktion bzw. Leistung eines Organs

Intrinsic-Faktor
  Protein, das in der Magenschleimhaut gebildet wird und für die Resorption von Vitamin B_{12} im Körper wichtig ist

Inzision
Einschnitt; Durchtrennen von Ge-
websschichten, z.B. mit einem Skal-
pell, bzw. das Eröffnen von Hohlorganen

Ionenaustauscher
feste und unlösliche Substanzen,
die aus Elektrolyt-Lösungen Ionen
im Austausch gegen eigene Ionen
gleicher Ladung aufnehmen, z.B.
Kunstharz-Ionenaustauscher zur
Wasserenthärtung, Colestyramin
zum Binden von Gallensäuren im
Magen-Darm-Trakt

Isotonie
Zustand gleicher bzw. konstanter
molekularer Konzentration und
gleichen osmotischen Drucks von
Lösungen (☞ Osmose)

Kachexie
„Auszehrung"; Zeichen: starke Abmagerung, allgemeiner Kräftever-
fall, Apathie

Kammerflimmern
unkoordinierte Herzmuskeltätig-
keit mit „Flimmerwellen" im EKG;
tritt z.B. nach Infarkt, Starkstrom-
unfällen und bei Lungenembolie
auf

Karzinom
bösartige Geschwulst

Kardiaka
Herzmittel

Karminativa
blähungstreibende Mittel aus pflanzlichen Bestandteilen; wirken im
Magen-Darm-Trakt gärungswidrig,
verdauungsfördernd und krampflösend

Knoblauch
Allium sativum, in der Knolle sind
Wirkstoffe enthalten, die die Blutgefäße günstig beeinflussen (Plättche-
naggregation, Blutfette, Blutdruck).
Regelmäßiger Genuss großer Mengen frischer Zehen erforderlich,
Wirkung von Knoblauch-„Pillen"
umstritten

Konkrement
Stein, z.B. Gallenstein

Kontrazeptiva
Mittel zur Empfängnisverhütung;
z.B. Kondome, Ovulationshemmer
(„Pille"), Intrauterinpessare

Koronarsklerose
Arteriosklerose (☞ dort) der Herzkranzgefäße

Lävulose
☞ Fructose

Laxanzia
Abführmittel

Lepra
sehr langsam verlaufende Infektionskrankheit, die zum Gewebezer-
fall mit Entstellung an verschiedenen Körperstellen führt

Leukämie
bösartige Erkrankung der blutbildenden Organe mit verschiedenen
Verlaufsformen; es kommt zum Teil
zu einem enormen Anstieg der weißen Blutkörperchen

Leukopenie
(Leukozytopenie) Verminderung
der Zahl der „weißen Blutkörperchen" im peripheren Blut;
☞ auch Agranulozytose

Lipasen
Sammelbezeichnung für fettspalten-
de Enzyme

Lipidmembran
Grundstruktur der Zellmembran;
Doppelschicht aus Fetten und fett-
ähnlichen Stoffen, wobei deren hy-
drophobe Anteile sich zueinander
anordnen, während die hydrophi-
len Gruppen nach außen weisen

lipophil
in Fett bzw. organischen Lösungs-
mitteln löslich, Fette lösend, mit
Neigung zu Fett

Lues
☞ Syphilis

Lymphome
Erkrankungen des lymphatischen
Gewebes; können gut- oder bösartig
(z.B. Hodgkinsche Krankheit) sein

Makrolide
Breitbandantibiotika hauptsächlich
für Atemwegserkrankungen

Makromolekül
Molekül, das aus 1000 und mehr
Atomen zusammengesetzt ist, z.B.
zahlreiche Naturstoffe

Mamma
weibliche Brust

Meningitis
Entzündung der Hirn- und/oder
Rückenmarkshäute; Symptome:
Kopf- und Rückenschmerzen, Nak-
kensteife, Fieber

Meteorismus
Blähsucht; übermäßige Gasansammlung im Magen-Darm-Trakt

Minutenvolumen
☞ Herzminutenvolumen

Miotika
pupillenverengende Mittel; Anwendung bei Glaukom, z.B. Pilocarpin

Monoklonale Antikörper
durch gentechnische Maßnahmen
gelingt es, von einem bestimmten
Antikörper eine sehr große Zahl
gleichartiger (identischer) Exempla-
re herzustellen und als Medikament
zu verwenden

Morbus Bechterew
chronische, entzündlich-degenera-
tive Erkrankung der Wirbelsäulen-
gelenke und wirbelsäulennaher Gelenke

Morbus Crohn
schubweise-chronisch verlaufende
Entzündung der unteren Dünn-
darmabschnitte; betrifft häufig junge
Erwachsene; Symptome: schleich-
ender Beginn, Schmerzen im Unter-
bauch, Durchfall, blutige Stühle

Motilität
das Bewegungsvermögen, vor allem
die unwillkürlichen Bewegungsvorgänge, z.B. im Magen-Darm-
Trakt

Müdigkeitssyndrom
☞ Chronic Fatigue Syndrom

Myasthenia gravis
fortschreitende Muskelerkrankung
mit gesteigerter Ermüdbarkeit und
daraus resultierender zunehmender
Lähmung der quergestreiften Muskulatur

Mydriatika
pupillenerweiternde Mittel, z.B. zu diagnostischen Zwecken

Myom
gutartige Geschwulst; häufige Kurzbezeichnung für ein Myom in der Gebärmutter (Uterusmyom)

Naltrexon
NEMEXIN® Opiatantagonist

Narkolepsie
Erkrankung, bei der es zu anfallsweise auftretendem unüberwindlichen Schlafzwang am Tage und zu plötzlichem Tonusverlust der Muskulatur kommt

Natriumchlorid
Kochsalz; die 0,9%ige wässrige Lösung hat den gleichen osmotischen Druck wie das Blut (= isotonisch), deshalb Anwendung zur Infusion (= physiologische Kochsalzlösung)

Natriumcitrat
in 3,8%iger Lösung als gerinnungshemmender Zusatz zu Blutproben

Natriumthiosulfat
Anwend.: Antidot bei Vergiftungen durch Blausäure, Schwermetalle, Thallium, Lost (Giftgas), Jod

Nesselsucht Urtikaria
häufige Erscheinungsform der allergischen Überempfindlichkeitsreaktion der Haut und Schleimhäute; ausgelöst durch z.B. Fremdeiweiß, Arzneimittel oder physikalische Reize; typisch ist die stark juckende Quaddel

Neuroleptika
Psychopharmaka zur Behandlung von Psychosen

Neuropathie
Nervenschädigung; die Ursachen können z.B. degenerativer oder toxischer Art sein

neurotoxisch
wirkt auf das Nervengewebe giftig, z.B. bestimmte Arzneimittel

Obidoximchlorid
TOXOGONIN® , Anwend.: Antidot bei bestimmten Insektizidvergiftungen, z.B. durch E 605®

Obstipation
Stuhlverstopfung

Ödem
Gewebswassersucht; Ansammlung größerer Flüssigkeitsmengen, z.B. in den Gewebsspalten von Haut und Schleimhaut; bei erhöhter Gefäßdurchlässigkeit infolge einer Entzündung, einer Allergie oder bei erhöhtem Gefäßdruck

Okklusivverband
dicht abschließender Verband als Schutz vor Schädlichkeiten und vor Zugriff

okkult
verborgen; z.B. okkultes Blut im Stuhl

Ophthalmika
Heilmittel, die in der Augenheilkunde verwendet werden, z.B. Augentropfen, Augensalben

Orthostase
aufrechte Körperhaltung

Orthostase-Syndrom
durch mangelnde Anpassung des
Kreislaufsystems an das Sitzen oder
Stehen kommt es u.a. zu Schwindel-
zuständen, Ohrensausen, evtl. auch
zu Bewusstseinsstörungen

Osmose
in einem Gefäß sind durch eine se-
mipermeable (teildurchlässige)
Membran zwei Lösungen unterschiedlicher Konzentration voneinander getrennt; da die Tendenz
besteht, diese Konzentrationsunter-
schiede auszugleichen, drängen
Wassermoleküle auf die Seite der
höher konzentrierten Lösung, um
diese zu verdünnen; kommt im Körper beispielsweise zwischen Blutgefäßen und umgebendem Gewebe
vor, auf der höher konzentrierten
Seite steigt der Druck

Osteoporose
vermehrte Knochenbrüchigkeit verursacht durch Calciumverarmung

Ovar
Eierstock

Oxyuren
Madenwürmer

Parasympathikolytika = Parasympatho-
lytika
Stoffe, die die am parasympathi-
schen Nervenende durch **Acetyl-
cholin** bewirkte („cholinerge")
Übertragung hemmen bzw. die
Wirkung von Acetylcholin an den
Rezeptoren der postsynaptischen
Membranen blockieren, z.B. **Atro-
pin**

Parasympathikomimetika = Parasympathomimetika
Stoffe, die das parasympathische
(cholinerge) Nervensystem direkt
stimulieren, z.B. **Acetylcholin, Pilocarpin**

Parästhesie
abnorme Empfindung, z.B. Taub-
heitsgefühl oder Kribbeln

Parkinson-Krankheit
Degeneration eines Gehirnabschnit-
tes (Substantia nigra) mit Verminderung der Transmittersubstanz Dopamin; Symptome: charakteristischer
Tremor (Zittern), Steifheit und Star-
re bei passiver Bewegung (Rigor),
Bewegungsarmut (Akinese), psychische Veränderungen

PCP
primär chronische Polyarthritis,
rheumatoide Arthritis; Erkrankung
des Bindegewebes, mit Entzündungen großer und kleiner Gelenke; Ursache wahrscheinlich Immunvor-
gänge

Peristaltik
Kontraktionswellen im Verdauungs-
trakt und im Harnleiter, um einen
Weitertransport des Inhalts zu bewirken

Perniziosa
(perniziöse Anämie); Blutbildstö-
rung u.a. mit abnorm großen roten
Blutkörperchen (Megaloblasten),
bei normalen Eisen-, aber zu niedrigen Vitamin-B_{12}-Werten im Blut

Pfortader
Blutgefäß, das das Blut aus den Venen von Magen, Darm, Milz und Bauchspeicheldrüse der Leber zuführt

Ph.Eur.
Europäisches Arzneibuch; Inhalt ☞ DAB

Photosensibilisierung
die Haut wird z.B. durch bestimmte Arzneimittel lichtempfindlicher und kann bei Lichteinwirkung mit Hauterscheinungen reagieren

pH-Wert
übliche Bezeichnung für die Wasserstoffionenkonzentration; neutrale Lösungen weisen einen pH von 7 auf, saure Lösungen einen pH von 0 bis 7 und alkalische Lösungen einen pH von 7 bis 14

Phytopharmaka
aus Pflanzen gewonnene Wirkstoffe

„Pille danach"
Interzeptivum, ☞ 44.6

Plasmaexpander
Präparat zur Auffüllung des Kreislaufs, z.B. nach Blutverlust, Verbrennungen, Schock; sie sind kolloidal, biologisch indifferent und haben den gleichen osmotischen Druck wie das Blut, z.B. Präparate auf Dextran- oder Gelatinebasis

Pneumonie
Lungenentzündung

Polyarthritis
Gelenksentzündung, die gleichzeitig oder nacheinander in mehreren Gelenken auftritt

Polyneuropathie
degenerative Erkrankung der peripheren Nerven, z.B. durch chron. Alkoholismus, Diabetes mellitus und Schwermetallvergiftungen

Prämedikation
Gabe von Arzneimitteln vor einem operativen Eingriff, z.B. zur Unterdrückung von Nebenwirkungen der Narkosemittel, zur Sedierung, zur Ausschaltung störender Reflexe; Prophylaxe Vorbeugung

Prostaglandine
Stoffe, die in den verschiedensten Körperteilen mit Hilfe des Enzyms Cyclooxygenase aus Arachidonsäure gebildet werden und die bereits in kleinsten Mengen vielfältige Wirkungen auslösen

Prostata
Vorsteherdrüse des Mannes; produziert ein alkalisch-schleimiges Sekret

Proteinurie
Ausscheidung von Eiweiß durch die Nieren

Protozoen
krankheitserregende Kleinstlebewesen, z.B. Malariaerreger

Psychopharmaka
Arzneimittel, die auf die Psyche bzw. psychische Phänomene einwirken; dazu gehören z.B. Tranquilizer, Neuroleptika und Antidepressiva

Psychose
vorübergehende oder sich stetig verschlechternde psychiatrische Erkrankung oder Abnormalität; psychische Funktionen sind erheblich beeinträchtigt, vor allem gestörter Realitätsbezug, mangelnde Einsicht und Fähigkeit, üblicher sozialer Norm bzw. Lebensanforderung zu genügen

Psychostimulanzien
Substanzen mit anregender Wirkung, insbesondere Weckamine und einige Appetitzügler

Quick-Wert
Maß für die Blutgerinnungszeit; die bei Gesunden ermittelte Gerinnungszeit des Blutplasmas wird als 100% gesetzt; bei Leberstörungen oder durch Medikamente bewusst herabgesetzt

Rachitis
englische Krankheit; durch Vitamin-D-Mangel verursachte Krankheit mit typischen Skelettveränderungen

Relaxation
„Entspannung"

respiratorisch
mit der Atmung zusammenhängend

Retention
Zurückhaltung

Reversible Transkriptase
Begleitstoff von Retroviren (z.B. HIV), der ihnen in der Zelle die Vermehrung ermöglicht

Rezeptor
„Empfangseinrichtung" einer Zelle, eines Organs bzw. Systems, die für bestimmte Reize empfindlich ist; er besitzt entsprechend seiner Funktion und Lokalisation einen besonderen Aufbau; Rezeptoren werden nach der Art des zu registrierenden Reizes bezeichnet, z.B. als Chemo- oder Thermorezeptoren; an Rezeptoren der Zellmembran oder im Zellinneren können körpereigene Stoffe wie z.B. Hormone, aber auch bestimmte Arzneimittel angreifen

Rezidiv
„Rückfall" einer Krankheit, d.h. ihr Wiederauftreten nach völliger Abheilung

Rhagade
Hautschrunde; winziger, gerader Riß in der Haut; häufig im Bereich natürlicher Körperöffnungen, z.B. in den Mundwinkeln

rheumatisches Fieber
akut-fieberhafte Erkrankung mit Gelenkentzündungen und häufig chronischem Verlauf, Folgeerkrankung einer Streptokokkeninfektion

Rhinologika
Mittel zur Anwendung in der Nasenheilkunde

Rinderwahnsinn:
☞ BSE

Ringer-Lösung
isotone Salzlösung zur Infusion bei Volumenmangel; sie enthält **Natrium-, Kalium-, Calciumchlorid und Natriumbicarbonat**

Roboranzien
Kräftigungsmittel

Saccharose
   Rüben-, Rohrzucker

Schizophrenie
   schwere psychische Erkrankung;
   Persönlichkeitsspaltung

Scilla, Scillae Bulbus
   (Meerzwiebel) einzelne Inhaltsstoffe
   werden als Herzmittel verwendet

Sedativa
   Beruhigungsmittel

sedierend
   beruhigend

Sekretolytika
   Mittel zur Verflüssigung des Bron-
   chialschleims, z.B. Ambroxol

Sinusarrhythmie
   vom Sinusknoten ausgehende Herz-
   rhythmusstörung

Sinusknoten
   physiologischer Schrittmacher des
   Herzens, in welchem ohne Anregung durch das Nervensystem die
   Erregungsbildung erfolgt

Sinusknotensyndrom
   Gruppe komplizierter Herzrythmus-
   störungen, verursacht durch gestörte Funktion des Sinusknotens

Sklerose
   krankhafte Verhärtung von Geweben oder Organen, z.B. Arterio-,
   Hirn-, Lungensklerose

Skorbut
   Vitamin-C-Mangelkrankheit; Symptome: Müdigkeit, Muskelschmerzen, allgemeine, spontane Blutungen, Hautveränderungen

Sonnenallergie
   laienhafter Ausdruck für entsprechend veranlagte Menschen, die
   unter Sonneneinwirkung einen
   Bläschenausschlag bekommen, ist
   keine Allergie

Soor
   durch den Soorpilz hervorgerufene
   Pilzinfektion; befällt häufig den
   Mund

Spasmolytika
   krampflösende Heilmittel; sie senken den Spannungszustand der
   glatten Muskulatur bzw. lösen deren
   Verkrampfung

Sphinkter
   Schließmuskel, z.B. Afterschließ-
   muskel

Sputum
   Auswurf; Bronchialsekret, das durch
   Abhusten abgestoßen wird

Stand-By-Therapie
   abwarten und erst dann behan-
   deln, wenn sich Krankheitszeichen
   zeigen. Riskante Selbstbehandlung
   als Notmaßnahme, z.B. bei Malaria

Stenokardie
   ☞ Angina pectoris

supraventrikulär
   funktionell oberhalb der Herzkammer; z.B. Tachykardien, die ihren
   Erregungsursprung im Sinusknoten
   haben

Sympathikolytika
  ☞ Sympatholytika; Substanzen, die
  die Wirkung von **Adrenalin** und
  Noradrenalin auf die Erfolgsorgane hemmen; nach dem Ort ihrer
  Hemmung werden sie als Alpha-
  oder Beta-Rezeptoren-Blocker bezeichnet

Sympathikomimetika = Sympathomimetika;
  Substanzen, die an den Erfolgsorga-
  nen die gleiche Wirkung wie Adrenalin und Noradrenalin auslösen; je
  nachdem ob Alpha- oder Beta-Rezeptoren stimuliert werden, entfalten sie verschiedene Wirkungen

Syphilis Lues
  chronische Infektionskrankheit, die
  fast immer durch Geschlechtskon-
  takt übertragen wird; verläuft in
  charakteristischen Krankheitsstadi-
  en

Tachykardie
  Herzjagen; Beschleunigung der
  Herzfrequenz auf über 100 Schläge
  pro Minute

teratogen
  Substanzen, die bei Embryonen
  Missbildungen hervorrufen

Tetanie
  schmerzhafter, tonischer Muskel-
  krampf (mit gleichmäßiger Muskel-
  kontraktion); mit Pfötchenstellung
  der Hände, Spitzfußstellung und Te-
  taniegesicht

Thorn-Test
  Test zur Funktionsprüfung der Nebennierenrinde

Thrombose
  Bildung eines „Blutpfropfens" im
  Kreislaufsystem; bevorzugte Orte
  zur Bildung solcher Thromben sind
  u.a. die Herzklappen, die Herzkranz-
  gefäße, bestimmte Hirngefäße, die
  Beinarterien sowie die Venen des
  Beckens und der Beine

Thymoleptika
  Psychopharmaka mit stimmungs-
  aufhellender Wirkung

Thyreostatika
  Substanzen, die die Bildung und/
  oder die Ausscheidung von Schild-
  drüsenhormonen hemmen, z.B. die
  Hormone selbst, Jodide, anorgani-
  sche Anionen

TNF
  Tumor-Nekrose-Faktor. Wirkstoff
  bei immunologischen Vorgängen,
  z.B. der Entstehung von Geschwülsten (Tumoren). Wird auch in der
  Rheumabehandlung eingesetzt

Toloniumchlorid
  TOLUIDINBLAU®, Anwend.: Antidot
  bei der Vergiftung durch Nitrate, Ni-
  trite, aromatische Amine, u.a.

Toxizität
  Giftigkeit

Tranquillanzien
  Beruhigungsmittel

Transplantation
  dem Patienten werden operativ le-
  bende Zellen, Gewebe oder ganze
  Organe eingepflanzt

Tremor
  Zittern

Trichomonaden
einzellige Erreger einer Infektion, die Blase, Harnröhre, Prostata bzw. Scheide und Schambereich befällt

Ulzeration
Entwicklung eines Geschwüres (Ulkus) aus einem nicht-heilenden Haut- oder Schleimhautepitheldefekt

Urikosurika
Stoffe, die die Ausscheidung von Harnsäure durch die Niere steigern

Urogenitalinfekte
Infektionen im Bereich der Harn- und Geschlechtsorgane

Urologie
Erforschung, Diagnostik und Behandlung der Krankheiten der Niere, der ableitenden Harnwege und des männlichen Genitals

Urologika
Mittel zur Anwendung in der Urologie

Urtikaria
☞ Nesselsucht

Uterus
Gebärmutter

Vagus
Parasympathikus;

Vaskulitis
Entzündung der Wand eines Blut- oder Lymphgefäßes

Vasodilatatoren
Stoffe, die eine Erweiterung der Blutgefäße verursachen und dadurch blutdrucksenkend wirken können

Vasokonstriktoren
Stoffe, die eine Verengung der Blutgefäße verursachen und dadurch blutdruckerhöhend wirken können

Venen
Blutgefäße, die das Blut wieder dem Herzen zuführen; im „großen Kreislauf" enthalten sie sauerstoffärmeres, dunkleres („venöses") Blut; im „kleinen Kreislauf" (Lungenkreislauf) transportieren sie „arterielles" Blut von der Lunge zum Herzen; ☞ auch Arterien

ventrikulär
beim Herzen: die Herzkammern betreffend

Virustatika = Virostatika
Chemotherapeutika, die gegen Viren in der Vermehrungsphase wirksam sind

Weckamine
anregende, zu den Psychostimulanzien zählende Mittel, z.B. **Amphetamin**

WHO
Abkürzung für (engl.) **W**orld **H**ealth **O**rganization, Weltgesundheitsorganisation

W-P-W-Syndrom
Herzfunktionsstörung mit Neigung zu plötzlicher Tachykardie;

Zerebralsklerose
Arteriosklerose der Hirngefäße und ihre Folgezustände, z.B. Schlaganfall; führt zu Kopfschmerzen, Schwindel, Leistungsminderung, Parkinsonismus, Persönlichkeitsabbau

Zyanose
Blausucht; bläuliche Verfärbung der
Haut durch Sauerstoffarmut des
Blutes

Zytostatika
Substanzen, die die Zellteilung in
verschiedenen Stadien verhindern
oder erheblich verzögern bzw. stören; Anwendung z.B. in der Krebs-
therapie

Sachverzeichnis

Neben wichtigen Grundbegriffen enthält dieses Verzeichnis die Substanznamen aller Medikamente, die im Text erwähnt sind. Handelsnamen sind nicht verzeichnet; dafür wird auf die Rote Liste bzw. die Gelbe Liste verwiesen.

Stichwörter, die mit einem lateinischen Buchstaben oder einer arabischen Ziffer anfangen (L-Thyroxin, 5-Aminosalicylsäure), sind unter dem Hauptwort aufgeführt.